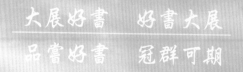

大展好書　好書大展
品嘗好書　冠群可期

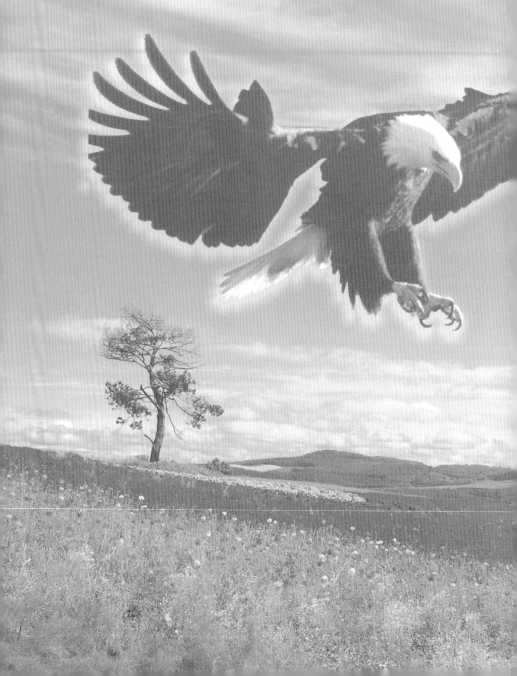

大展好書　好書大展

品嘗好書　冠群可期

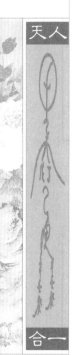

# 編委會

| 指導老師 | 陳　昕 | | |
| --- | --- | --- | --- |
| 主　　編 | 王占偉 | 仲　任 | |
| 副主編 | 崔建莊 | 畢淑芹 | 林存禮 |
| | 冠　雲 | 王津津 | |
| 編　　委 | 崇海慶 | 費興驗 | 張亞軍 |
| | 孫良珍 | 毛　燁 | 金　莉 |
| | 黃　冰 | 張林陽 | |

# 作者簡介

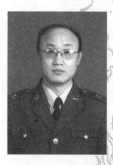

　　王占偉，1965 年 11 月出生，畢業於中國人民解放軍第四軍醫大學臨床醫學專業及遼寧中醫藥大學中西醫結合臨床專業碩士研究生班。現役部隊文職軍醫，曾服務於部隊老幹部及高級將領，從事醫療保健工作。

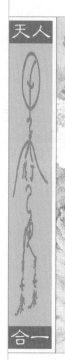

　　現任中國人民解放軍瀋陽軍區司令部門診部中西醫康復止痛科主任，副主任醫師。

　　多年師學於近代著名針灸家承淡安先生晚年弟子陳昕老中醫，得其真傳。擅長用指、針、灸三聯法治療各種疼痛性疾病、慢性病及許多疑難雜症。如頑固性頭痛症、面癱、三叉神經痛、面肌痙攣、鼻咽部疾病、胃腸疾病、前列腺病、婦科病、肩頸病、腰腿痛、風濕病、類風濕，方法簡捷、快速療效。用恩師獨創的接蹻針法配合舌針、耳針，治療高血壓、冠心病，腦中風後遺症、腦萎縮、脊髓空洞症、重症肌無力、運動神經元疾病，療效顯著。

　　多年來，研創出獨特細火針飛針點刺療法，微量藥液穴位衝擊療法，微針刀穴位疏解療法，都在臨床上產生神奇療效，解決了許多頑固疑難病症。在患者中產生強烈反響。被韓國全州大學校長金學滿先生譽

3

為「現代華佗（許俊）——神醫」。還對師門「綠色指、針、灸三聯法」進行研究與創新，使其更加體現現代社會的理念——簡便、不痛、速效。結合各種慢性病、常見病、疑難病的特點，挖掘師門寶藏，探索特色療法。

在國家級刊物上發表了20餘篇論文。主編了「常見病藥膳調養叢書」和《中老年疾病調治》一書。

天人

合一

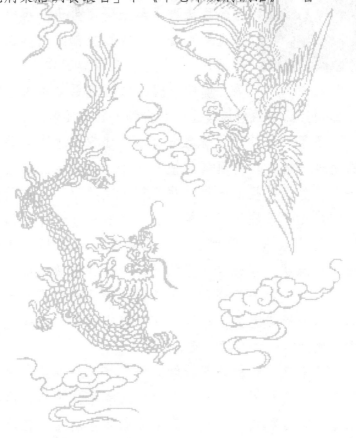

# 前　言

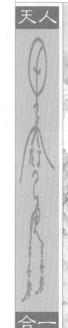

　　吾恩師陳昕先生是民國時期著名中醫針灸學家承淡安先生晚年弟子，盡得真傳。他從事針灸臨床治療與研究工作五十餘載，主要致力於「針經療法」的研究。對先師承淡安先生獨創的「大周天‧大爪指經絡激發導氣手法」及「微針快速點刺針法」有獨到研究，並有深刻發揮。幾十年來，恩師救人無數，無論高級首長還是貧民百姓，皆受其益頗多。他一直想在有生之年，把有關「針經療法」的治療經驗與研究心得教於後學同道，尤其想把心腦血管病、腦萎縮、脊髓疾病及其他諸多老年慢性病的治療研究成果、秘傳絕技傳於後學。此是吾受恩師教誨撰寫《承門中醫針經寶典圖譜》的指導思想。

　　吾恩師早年曾在遼寧省丹東市中醫院及黑龍江雞西礦物局醫院做過中醫臨床工作。在當地名望甚高，為老百姓及幹部解決了許多疑難病症。後來調到中外產品報社任職經絡研究員和中醫顧問。他繼承並發展了前輩的針灸手法，並豐富完善了「大周天經絡指針手法」，使按摩手法更具靈巧性、簡捷性、速效性。吾師在先師傳承的基礎上，研創了接蹺針法理論及獨特舌針、耳針，使許多難治疾病迎刃而解。他老人家還對先師許多中醫藥秘方有深入研究及發展。

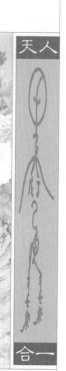

天人

合一

　　本書分上、下兩篇，上篇為名家精論，首先介紹了吾師陳昕先生幾十年來對中醫經絡及穴位的獨到認識及臨床體會，其中含有他一生的針灸經驗，定名為「針經雜說」，很值得同道們閱讀及研究。其次，講述了師門「指‧針‧灸」的獨特秘法及運針不痛心法，並詳解了十四經特定穴的臨床應用。最後，收錄了古醫籍《針灸大成》裏的一些經典歌訣及師門先師對《針灸大成》裏的百症賦、雜病穴位歌等的獨家注釋。下篇為承門臨床病症論治圖譜。其對內科、婦產科、小兒科、五官科、皮外科等近100種病症進行了辨證論治，配有臨床經驗針灸方及穴位圖譜。圖譜追求簡單、明瞭、實用，並且把深奧的靈龜八法配合八脈交會穴溶入到各種疾病臨證針灸方中，使用穴位少，療效更加顯著。另外，附有歷代古醫名家及現代針灸家之經驗針灸方，採集摘錄眾家精典。針灸方法簡單易操作，運用之療效甚佳。

　　本書注重師門的臨床治療經驗方的應用，資料新穎，內容翔實，是反映本門獨特針灸手法的實用性論著，適合中醫針灸臨床工作者參考。

　　筆者晚生後學，唯恐有不當之處，敬請各位中醫前輩多多指正。

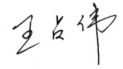

# 目　錄

名家精論

導　言 …………………………………………………… 14

一、針經雜說 ……………………………………………… 15

　　1. 督脈 ……………………………………………… 15

　　2. 任脈 ……………………………………………… 25

　　3. 手太陰肺經 ……………………………………… 37

　　4. 手陽明大腸經 …………………………………… 41

　　5. 足陽明胃經 ……………………………………… 50

　　6. 足太陰脾經 ……………………………………… 68

　　7. 手少陰心經 ……………………………………… 76

　　8. 手太陽小腸經 …………………………………… 79

　　9. 足太陽膀胱經 …………………………………… 86

　　10. 足少陰腎經 …………………………………… 110

　　11. 手厥陰心包經 ………………………………… 121

　　12. 手少陽三焦經 ………………………………… 125

　　13. 足少陽膽經 …………………………………… 134

　　14. 足厥陰肝經 …………………………………… 147

二、師門指針經八法秘語 ……………………………… 152

　　附：下手八法口訣──針灸大成 ………………… 155

三、師門運針不痛心法 ………………………………… 157

四、注釋十四經特定穴 ………………………………… 160

　　附：師門淺注臟腑井滎俞經合主治 ……………… 167

五、師門淺注《針灸大成》百症賦 …………………… 170

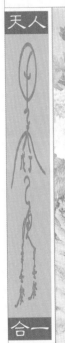

天人

合一

附：行針指要歌淺注 ……………………………… 179
　六、師門注釋《針灸大成》雜病穴法歌 ……………… 181
　　　　附：淺注《針灸大成》勝玉歌 …………………… 190
　七、靈龜取法飛騰針圖 ………………………………… 193
　八、八脈圖並治症穴 …………………………………… 194
　九、十二經治症主客原絡歌 …………………………… 212
　十、馬丹陽天星十二穴治雜病歌 ……………………… 217
　　　　附：回陽九針歌 ………………………………… 220
　　　　　　四總穴歌淺注 …………………………… 220
　　　　　　十二經氣血多少歌 ……………………… 220

## 承門臨床病症論治

一、內科病症 …………………………………………… 223
　1. 感冒 ………………………………………………… 224
　2. 咳嗽 ………………………………………………… 228
　3. 老年久咳 …………………………………………… 232
　4. 咳血 ………………………………………………… 234
　5. 咳喘 ………………………………………………… 236
　6. 自汗（陽虛型） …………………………………… 238
　7. 盜汗（陰虛型） …………………………………… 240
　8. 心絞痛 ……………………………………………… 242
　9. 心悸 ………………………………………………… 244
　10. 失眠 ……………………………………………… 246
　11. 胸脇痛（膽石症、膽囊炎） …………………… 248
　12. 水腫（陽水） …………………………………… 250
　13. 腹脹 ……………………………………………… 254
　14. 肝硬化腹水 ……………………………………… 256

15. 黃疸（陽證） …………………………………………258

16. 嘔吐 …………………………………………………262

17. 呃逆 …………………………………………………264

18. 噎嗝 …………………………………………………266

19. 胃脘痛（氣滯胃痛） ………………………………268

20. 泄瀉（慢性結腸炎） ………………………………72

21. 便秘 …………………………………………………274

22. 淋證（前列腺炎） …………………………………276

23. 癃閉（前列腺肥大） ………………………………278

24. 遺尿 …………………………………………………280

25. 遺精 …………………………………………………282

26. 早洩、陽痿 …………………………………………284

27. 消渴症（上消） ……………………………………286

　　消渴症（中消） ……………………………………288

　　消渴症（下消） ……………………………………290

28. 虛勞（羸瘦） ………………………………………292

29. 氣血虧虛（氣虛畏寒） ……………………………294

30. 氣虛萎靡（病後萎弱） ……………………………296

31. 虛勞（陽虛） ………………………………………298

32. 虛勞（陰虛） ………………………………………300

33. 眩暈 …………………………………………………302

34. 痙證（柔痙） ………………………………………304

35. 厥證（氣厥、熱厥） ………………………………308

　　厥證（食厥、痰厥） ………………………………310

　　厥證（寒厥） ………………………………………312

36. 癲證 …………………………………………………314

37. 狂證 …………………………………………………316

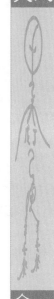

天人

合一

天人
合一

38. 癇證 ……………………………… 318

39. 痿證 ……………………………… 320

40. 痹證 ……………………………… 322

41. 面痛（三叉神經痛）…………… 324

42. 面癱（面肌痙攣）……………… 326

43. 頭痛（太陽經型）……………… 328

　　頭痛（陽明經型）……………… 330

　　頭痛（厥陰經型、高血壓）…… 332

　　頭痛（少陽經型）……………… 334

44. 癭氣、癭囊 …………………… 336

45. 頸痛 ……………………………… 338

46. 落枕 ……………………………… 340

47. 肩凝症（附：網球肘）………… 342

48. 肩臂痛（附：彈響指）………… 344

49. 腰背痛 …………………………… 346

50. 腰痛（腎炎）…………………… 348

51. 腰腿痛（坐骨神經痛）………… 350

52. 腿膝腫痛（滑膜炎、滑囊炎、風濕性關節

　　炎）……………………………… 352

53. 足跟痛 …………………………… 354

54. 腳氣（濕腳氣）………………… 356

55. 腦中風後遺症（一）…………… 360

　　腦中風後遺症（二）…………… 362

56. 重症肌無力（一）……………… 364

　　重症肌無力（二）……………… 366

57. 脊髓空洞症 ……………………… 368

二、婦產科病症 …………………………………………………371

　　1. 月經不調 ……………………………………………372

　　2. 崩漏 …………………………………………………374

　　3. 閉經 …………………………………………………376

　　4. 痛經 …………………………………………………378

　　5. 帶下症 ………………………………………………380

　　6. 乳癖（乳腺增生、乳腺炎）……………………………382

　　7. 子宮脫垂（卵巢囊腫、子宮肌瘤）……………………384

　　8. 陰癢（老年婦女尿道炎）………………………………386

　　9. 不孕症（預防流產）……………………………………388

　　10. 胎位不正、難產 ………………………………………390

　　11. 產後缺乳 ……………………………………………392

　　12. 惡露不下 ……………………………………………394

三、小兒科病症 …………………………………………………397

　　1. 小兒泄瀉（小兒疝氣）…………………………………398

　　2. 小兒嘔吐（小兒厭食）…………………………………400

　　3. 小兒流涎（小兒語遲）…………………………………402

　　4. 小兒脾疳（小兒肌軟無力）……………………………404

　　5. 小兒慢驚風 …………………………………………406

　　6. 小兒急驚風 …………………………………………408

　　7. 小兒夜啼（小兒爛喉痧）………………………………410

　　8. 小兒發熱（小兒氣喘）…………………………………412

四、五官科病症 …………………………………………………415

　　1. 鼻炎 …………………………………………………416

　　2. 鼻衄 …………………………………………………418

　　3. 口瘡（口臭）…………………………………………420

　　4. 牙痛 …………………………………………………422

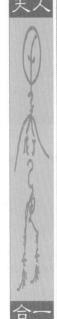

天人

合一

天人

合一

5. 失音 ······················································ 424

6. 咽喉腫痛（慢性咽炎） ···························· 426

7. 青盲（眼底出血） ·································· 428

8. 暴盲 ······················································ 430

9. 白內障 ··················································· 432

10. 目癢目痛 ·············································· 434

11. 目翳 ···················································· 436

12. 目偏視 ················································· 438

13. 迎風流淚（老花眼） ····························· 440

14. 上眼瞼下垂 ··········································· 442

15. 耳鳴耳聾 ·············································· 444

16. 中耳炎 ················································· 446

五、外科病症 ··················································· 449

1. 蛇串瘡（帶狀疱疹） ······························ 450

2. 丹毒 ······················································ 452

3. 附骨疽（脫骨症） ·································· 454

4. 蕁麻疹（皮膚瘙癢症） ··························· 456

5. 脂溢性脫髮 ············································ 458

6. 白癜風 ··················································· 460

7. 牛皮癬 ··················································· 462

8. 神經性皮炎 ············································ 464

9. 肥胖症 ··················································· 466

10. 股外側皮神經炎 ···································· 468

11. 痔瘡（痔瘡出血） ································· 470

12. 痔瘡腫痛（痔漏脫肛） ·························· 472

附錄　玉龍歌 ·················································· 474

參考文獻 ························································· 483

12

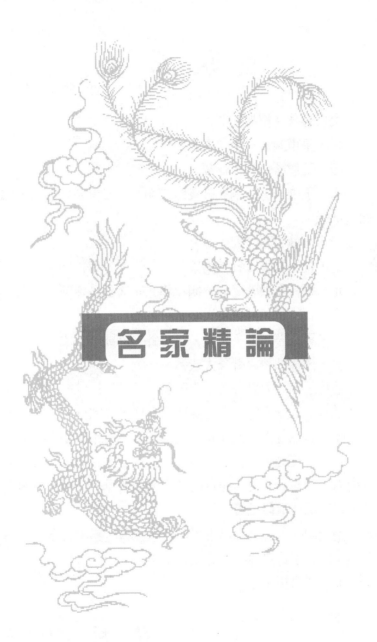

# 名家精論

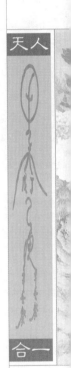

天人

合一

# 導　言

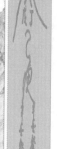

天人

合一

　　上自春秋《靈樞》問世。

　　晉・皇甫謐著《甲乙經》。

　　唐・王燾著《外台秘要》。

　　宋・王維一著《銅人針灸腧穴圖》，定針灸穴位名，以此為準繩。

　　宋・王執中著《資生經》。

　　金・竇漢卿著《針經指南》。

　　元・朝杜恩敬著《針灸摘英集》、《針灸捷要》二本。

　　明・朝徐鳳著《針灸大全》。

　　明・高式著《針灸聚英》、《針灸節要》二本。

　　明・楊繼洲著《針灸大成》。

　　清代至今，著針灸者不止千萬。

　　唯有承氏膽庵針灸學陰陽學說有序，經絡分明，辨證有條，配穴施治井然，頗有獨到之風，實為應用啟蒙之明珠。吾所著《針經雜說》，是供弟子探討穴位的命名，每穴主治與配方，經絡之交會，布行內外之所用所見之療效，細細記述，以志師徒這段因緣。

　　弟子向好，然吾已逾古稀，才學淺薄，錯誤必多。上恐有辱先師、承氏之尊，下恐誤人子弟。

　　敬請諸君指正。

　　　　　　　　　　陳　　昕　著於瀋陽

# 一、針經雜說

## 1. 督　脈

督是督綱之意，是陽經之總綱，統十四經之經氣布行內外之運行。共 27 個穴。起自尾閭長強穴，循脊上行命門大椎，上巔頂入百會，下齦交與任脈含。出承漿，走華蓋抵膻中入神闕，下會陰與督脈接。任督合一，其形如環，陰陽和，精氣生，定乾坤，統三陰，率三陽布行內外。

### (1) 長強穴

一名陰邪又名厥骨。任督相接如環無端，謂之長，經氣行而不息曰強，故名長強穴也。

《銅人》：針 3 分，轉針大痛為度。

《甲乙經》：針 2 分，留七呼。

《明堂》：灸五壯。

《針灸大成》：主治腸風下血，久痔瘻，腰脊痛，狂病，大小便難，頭重，洞泄，五淋，疳蝕下部，驚癇，瘈瘲，嘔血，驚恐失精，瞻視不正，慎冷食，房勞。

雜說：小兒瀉泄、驚癇針 2 分，灸 15 分鐘，其效尤佳。久痔瘻、洞泄體瘦者針 2～3 分，肥胖者針 4～5 分。配大腸俞灸 30 分鐘，有奇效。腰脊痛配大椎、灸命門其效尤佳。腸風下血配脾俞、八髎、天樞溫灸 1 小時甚效。足少陰與足少陽，長強相會君莫忘，別走任脈督脈絡，痔根截灸在長強。

(2) 腰俞穴

一名背解，一名髓孔，一名腰柱，一名腰戶。二十一椎上。俞即腧字，俞乃輸之變也。腰部諸經之樞軸，通達之意，如門樞，故名腰俞穴。

《銅人》：針8分，留三呼，瀉五吸。灸七至七七（49）壯。

《甲乙經》：灸百壯，針3分。

《明堂》：灸三壯。

《針灸大成》：主治腰髖腰脊痛，俯仰不得，溫瘧汗不出，足痺不仁，婦人月水閉，溺赤。

雜說：腰部轉動不利，鬱滯酸痛效佳。配八風、崑崙、照海、陽陵泉，治下肢痿症其效良好。配腎俞、關元、氣海、三陰交針補溫灸，治陽痿有奇效。

(3) 陽關穴

十九椎上，平大腸俞。關者隘也，必由之路曰關，此穴與太陽膀胱經交會處，故名陽關穴。

《銅人》：針8分，留三呼，瀉五吸。

《甲乙經》：針3分。

《明堂》：灸七壯。

《針灸大成》：主治膝外不可伸，風痺不仁，筋攣不行。

雜說：獨灸陽關溫下焦，虛寒腹瀉病自消，針瀉（治）胃經陽明燥，大灸夢遺並房勞（癒）。

(4) 命門穴

又名屬累。十四椎下，前對任脈神闕穴（臍），兩腎俞之間，足少陰經傍通。中醫陰陽學說「腎為先天之

本」，腎之門戶，故命名命門穴。足少陰會督脈於命門
（太陽根於至陰，結於命門穴《靈樞‧根結篇》）。

《銅人》：針5分，灸三壯。

《甲乙經》：針3分。

《明堂》：針5分，灸七壯。

《針灸大成》：主治頭痛如破，身熱如火，汗不出，
寒熱瘧，骨蒸五臟熱；小兒發癇，張口搖頭，角弓反張。

雜說：配志室、腎俞、委中、申脈與崑崙，治腰背酸
痛奇效。少陰根結於命門，溫灸志室滋腎陰，獨灸命門治
腹痛，對灸神闕治尿頻。

(5) 懸樞穴

自陽關至脊中仰臥空隙處，十三椎下。腰部轉動之戶
樞，故名懸樞穴。

《銅人》：針3分，灸三壯。

《針灸大成》：主治腰脊強不得伸屈，積氣上下行，
水穀不化，下利，腹中留積。

雜說：配內關、承山治背項強幾幾，不能伸屈（針承
山感傳委中，針內關感傳肘），針瀉立奏奇效。

(6) 脊中穴

一名神宗，一名脊俞。十一椎下，自大椎至尾閭二十
二椎，其穴居中，故名脊中穴。

《銅人》：針5分，禁灸。

《針灸大成》：主治風癇，黃疸，腹滿，不嗜食；五
痔下血，下利，小兒脫肛。

雜說：配百會灸小兒脫肛有奇效。

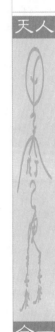

### (7) 中樞穴

十一柱上、脊中十椎下，腰部前後左右轉動之主軸，故名中樞穴。治同脊中。

### (8) 筋縮穴

九椎之下，平肝俞。肝藏血主筋，故名筋縮穴。

《銅人》：針 5 分，灸三壯。

《明堂》：灸 7 分。

《針灸大成》：主治癲疾狂走，脊急強，上視，目瞪，癇病多言，心痛。

雜說：輕針筋縮配長強，拘急抽搐立弛張，久病不眠心欲狂，重瀉肝俞入夢鄉。

### (9) 至陽穴

七椎之下，至陽穴與膈俞平，膈上為上焦，諸陽匯集之處，督為陽，至者極也達也，陽中之陽，故名至陽穴。

《銅人》：針 7 分，灸三壯。

《明堂》：灸七壯。

《針灸大成》：主治腰脊痛，胃中寒氣，不能食，胸脇支滿，背中氣上下行，腹中鳴，寒熱解亦，淫濼脛酸，四肢重痛，少氣難言，攻心痛。

雜說：祛病邪之陰，扶陽氣之正，必先取此穴。治黃疸之要穴。

### (10) 靈台穴

六椎之下內應心。靈台，為古時君主宣德布政之地，喻心。《內經》曰：「心為君主之官，神明出焉。」《莊子》曰：「靈台者，心也。」故命名靈台也。

《銅人》：缺治病。

《素問》：俗灸之，治喘不能臥，灸到即癒，禁針。

雜說：五十餘載吾常配肺俞、大杼、秉風，治肩背拘急和哮喘有奇效。

## (11) 神道穴

五椎之下，與心俞平，內應心。心主神，也藏神，督脈之氣上下通達，故名神道穴。

《銅人》：禁針，灸七七壯。

《千金》：灸七壯。

《明堂》：灸三壯，針5分。

《針灸大成》：主治傷寒發熱，頭痛，驚悸，牙車蹉，小兒驚風可灸七壯。

雜說：心悸蹉牙配心俞，小兒驚風配命門，百會百壯驚風好，百會灸法用艾條。

## (12) 身柱穴

三椎下，與肺俞平，人身立、臥、坐，其脊如柱而立，故名身柱穴。

《銅人》：針5分，灸百壯。

《明堂》：灸五壯。

《針灸大成》：主治腰脊酸痛，小兒驚癇，心煩怒躁，癲病狂走。

雜說：中氣下陷補此穴，氣虛哮喘灸使安，督脈正氣衰可灸，陰平陽泌神形寬。

## (13) 陶道穴

胸一椎下，與風門俞平。人項頸前後左右搖擺，自如靈活，督有陶道，任有璇璣佐證。陶道、璇璣是製陶器古代用的工具，前後轉動靈活如頸首自如。製大陶器的機器

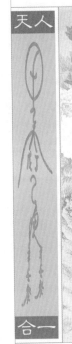

叫陶道，製小陶器的機器叫璇璣。督脈為陽經之總綱，經氣盛，神氣足，陽氣充盈，下齦交與任交璇璣之運行，下達會陰任督通，故命名陶道穴。

《銅人》：針5分，灸五壯。

《甲乙經》：灸七七壯。

《針灸大成》：主治瘧疾寒熱，灑淅，脊強，煩滿，汗不出，頭重，目瞑，瘈瘲。

雜說：督脈之會足太陽，神志不清此穴當，灑灑淅淅灸九壯，傷風頭重病可消（足太陽之會穴）。

(14) 大椎穴

第一胸椎上，上接頸椎其節最大，故名大椎穴也。

《銅人》：針5分，灸五壯，留三呼，瀉五吸，灸以年為壯。

《甲乙經》：同上。

《針灸大成》：主治肺脹脅滿，嘔吐上氣，五勞七傷，乏力，溫瘧咳瘧，氣注背膊拘急，頸項強不得回顧，風勞食氣，骨熱，前齒燥。

雜說：醫聖仲景曰：太陽與少陽並病，頸項強痛或眩冒，時如結胸心下痞硬者，當刺大椎第一間。手足三陽會大椎，陽中之陽堪稱最，調益諸陽精氣血，退熱欲汗補瀉分。大椎配合谷、後谿補法，治盜汗有奇效。

(15) 啞門穴

《甲乙經》：「禁針灸，針灸令人啞。」故名啞門穴。一名舌厭、一名舌橫、一名暗門。項後入髮際五分處。

《素問》：灸之令人啞。

《銅人》：針2分，繞針8分，留三呼，瀉五吸，瀉

盡更留針取之。禁灸，灸之令人啞。

《針灸大成》：主治舌急不語，重舌，諸陽熱氣盛，衄血不止，寒熱風啞，脊強反折，瘈瘲、癲疾，頭重風汗不出。

雜說：督脈陽維會啞門，更入舌系針莫深，失語之症瀉得氣，合谷天突應配全。

## (16) 風府穴

一名舌本。在第一頸椎上，入髮際 1 寸，與風池穴、翳風穴平。風邪傳入之門戶，腠理之關，內應三焦。因風起之疾，取此穴為主，故命名風府穴。

《銅人》：針 3 分，禁灸，灸之使人失音。

《明堂》：針 4 分，留三呼。

《素注》：針 4 分。

《針灸大成》：主治中風，舌緩不語，振寒汗出，身重惡寒，頭疼，項急不得回轉，偏風，半身不遂，鼻衄，咽喉腫痛，傷寒狂走，欲自殺，目妄視。頭中百病，黃疸。

雜說：足太陽督會陽維，頭疼偏風配風池，身熱惡寒瀉大椎，魏武項急華佗醫。

## (17) 腦戶穴

一名合顱。枕骨上，強間穴下 1 寸處。穴下既後腦大枕孔，入腦之門戶，故命名腦戶穴。是足太陽經、督脈之會穴。

《銅人》：禁針灸。

《素問》：刺腦戶，入腦立死。

《明堂》：針 3 分。

《針灸大成》：此穴針灸具不宜。

雜說：穴位針灸有禁忌，古傳經驗莫狐疑，風府啞門腦戶穴，願君謹慎莫蹉跎。

**(18) 強間穴**

又名大羽。後頂後 1.5 寸。後顱骨堅硬，穴置其上，故名強間穴。

《銅人》：針 2 寸，灸七壯。

《明堂》：灸五壯。

《針灸大成》：主治頭痛，目眩，嘔吐涎沫，狂走不臥。

雜說：配百會、前頂、風池穴，治腦空有奇效。

**(19) 後頂穴**

一名交衝。百會後 1.5 寸，頂端也尖也。百會前 1.5 寸是前頂穴，3 寸百會居中顛峰之最，三穴均在巔頂，故名後頂穴。

《銅人》：針 2 分，灸五壯。

《素注》：針 3 分。

《明堂》：針 3 分。

《針灸大成》：主治頭痛項急，惡風寒，目眩，額顱上痛，歷節汗出，頭偏痛，癇發。

雜說：太陽經頭痛配大椎，陽明經症頭痛配百會、頭維。少陽經症之頭痛配百會、風池、絲竹空。

**(20) 百會穴**

一名三陽，一名五會，一名巔上，一名天滿。穴在兩耳尖直上髮中央。諸陽經之總會，故命名百會穴。

《銅人》：針 2 分，灸七至七七壯。

《甲乙經》：針3分，灸五壯。

《針灸大成》：主治頭風中風，言語謇澀，口噤不開，半身不遂，心煩悶，心悸健忘，癲癇抽搐，角弓反張，腦重鼻塞，百病皆治。

雜說：手足三陽督脈之會。穴如繁星，百會如北斗，居三百六十穴之首。瀉則陽經經氣下降，補則陰經經氣上行。故能調陰陽平泌、氣血之儲溢。

## (21) 前頂穴

囟會穴後1.5寸陷中，顱後有後頂，百會居中，故名前頂穴。

《銅人》：針1分，灸三壯。

《素注》：四分針。

《針灸大成》：主治腦虛冷，飲酒過多，腦痛如裂，衄血，面赤暴腫，頭腫，眩瞑，驚悸，目呆。

雜說：幼兒囟會切莫取，每日灸治10分鐘，7～10日，鼻炎頓消，腦清頭不再痛。

## (22) 上星穴

一名神堂。神庭後1寸。上星明如日月，神明之處，故名上星穴。

《銅人》：灸七壯，放血宣洩諸陽熱氣，無令上沖目。

《素注》：針3分，留六呼，灸七壯。

《針灸大成》：主治面赤腫，頭皮腫，頭風，面虛，鼻中息肉，熱病汗不出，目眩，目痛，口鼻出血不止。

雜說：上星百會配風池，諸般頭痛神效奇，若配神庭鼻淵止，頭痛項急配大杼。

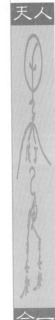

### (23) 神庭穴

直鼻上入髮際五分處。腦為神明之府,神者,智之淵也,故名神庭穴。

《銅人》:灸七至七七壯,禁針。

《素注》:灸三壯,禁針。

《針灸大成》:主治吐舌,角弓反張,癲疾風癇,目上視,頭風目眩,流涕不止,目淚出,寒熱頭痛,喘渴。

雜說:目腫目翳與目赤,上星百會前頂穴,細針輕刺配百會,以上之症立消失。

### (24) 素髎穴

(又名面正) 鼻端準頭處。素者白也,髎乃骨縫處,故名素髎穴。

《針灸大成》:主治多涕生瘡,針1分。

雜說:配迎香穴針得氣感治紅鼻頭。

### (25) 水溝穴

一名人中。水溝中央,額下眉上為天,下唇至骸下為地,面部中為人,天地人三侯。人溝居水溝之中,故稱為人中穴。手足陽明之會穴。

《素注》:針3分,灸三壯。

《銅人》:針4分,留五呼,得氣即瀉,針不用灸。

《針灸大成》:主治消渴,飲水無度,水氣遍身腫,面腫失笑無時,癲癇,中風口噤,牙關不開,卒中。

雜說:人中穴是督脈端,蘇醒卒中神志還,手足陽明交會處,口眼喎斜醫中風。

### (26) 兌端穴

唇赤肉中。端者盡頭,端正也,故名兌端穴。兌為澤

天人

合一

水（周易）。口內津液不絕，兌為口，為唇意也。

《銅人》：針2分，灸三壯。

《針灸大成》：治同人中穴。

### (27) 齦交穴

唇內門牙端下上各一穴與任脈交，故命名齦交也。是任督足陽明之會穴。

《銅人》：針3分，灸三壯。

雜說：任督相接之要穴，針之治鼻痔特效。

## 2. 任　脈

任督二脈是奇經，統帥諸陽諸陰經絡臟腑功能之運行。

《素問·骨空論》說：「任脈起於中極之下，上毛際、循腹裏上關元，至咽喉、上頤、循面入目。」

女子任者妊也，孕育之本也。共24個穴。

### (1) 會陰穴

又名屏翳。是任脈之起源，也是沖脈的起處，沖脈行腹中與任脈並行。沖任二脈皆屬陰，為陰脈之海，故名會陰穴。

《銅人》：灸三壯。

《指微》：禁針。

《素注》：針6分。主治男子失精，女子赤白帶下。

《針灸大成》：卒死、溺死者針1寸。主陰中諸病，不得大小便。

雜說：男子前列腺肥大，會陰穴上5分行，陰莖左右輕點刺，術後方知有神功。女子禁針灸。

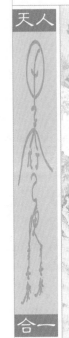

### (2)曲骨穴

橫骨上，中極下1寸，恥骨上凸，故名曲骨穴。

《銅人》：針2寸，灸七七壯。

《素注》：針6分，留七呼。

《針灸大成》：針1寸。主治失精，五臟虛弱，虛乏冷極，小腹脹滿，小便淋澀不通，疝，女子赤白帶下。

雜說：任脈之會足厥陰，女子痛經配公孫，男子失精腰俞配，腰冷腹痛艾條灸，袪寒散冷有奇功。

### (3)中極穴

一名玉泉，又名氣原。中極穴臍下4寸，關元1寸。中極穴處是人體的一半，內應胞宮精室，人身之極處，故名中極穴。

《銅人》：針8分，留十呼得氣即瀉，灸百壯至三百壯。

《明堂》：針不及灸，日灸三七壯。

《針灸大成》：針同《銅人》，灸百壯。

主治：冷氣積聚，時上沖心，腹中熱，臍下結塊，陰汗水腫，陽氣虛憊，小便頻數，失精絕子，疝瘕。婦人產後惡露不行，胎衣不下，月事不調，血結成塊，子門腫而不端，小腹苦寒，陰癢而熱，陰痛。羸瘦寒熱，轉胞不得尿。婦人斷續，四度針即有子。

雜說：膀胱之募在中極，足之三陰任脈會，女子寒極痛經症，能醫男子虛勞病。

### (4)關元穴

臍下3寸，陰陽元氣之交會處，精氣聚凝之所，養性之門戶也。道家稱此穴為玄關，諸氣之海，故名關元也。

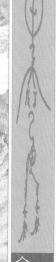

《銅人》：針8分，留三呼，瀉五吸。灸百壯。

《素注》：針1.2寸，留七呼，灸七壯。

《針灸大成》：針1寸，灸百壯。

主治：積冷虛乏，腹絞痛，漸入陰中，發作無時，冷氣結塊痛，寒氣入腹痛，失精白濁；溺血七疝，風眩頭痛，轉脬閉塞，小便不通，黃赤，勞熱，五淋，泄利；婦人帶下，月事不通，胎漏下血，惡露不止。

雜說：足之三陰會關元，小腸之募在此間，妊娠兩月勿針灸，墮胎不出針崑崙，羸瘦虛勞寒宜灸，多灸關元原氣壯，人活百歲勿多憂。

### (5) 石門穴

一名利機，一名精露，一名丹田，一名命門。臍下2寸，任者妊也，任主胞胎，女子針灸終無妊娠，石門之意緊固也，故命名石門也。

《銅人》：灸二七壯至百壯。

《甲乙經》：針8分，得氣即瀉。

《千金》：針五分。

《下經》：灸七壯。

《素注》：針6分，留七呼，婦人禁針灸，犯之絕子。

《針灸大成》：主治傷寒，小便不利，泄利不禁，小腹絞痛，陰囊入小腹，腹痛堅硬，卒疝繞臍，氣淋血淋，小便黃，嘔吐血，不食穀，穀不化，水腫，水氣行皮膚，小腹皮敦敦然，氣滿。

雜說：三焦之募在石門，女子針後無妊娠，男子針灸勿需忌，迎隨針瀉任君擬。

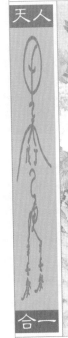

### (6)氣海穴

（一名脖胦、一名下盲）。臍下 1.5 寸，男子氣納臍下 3 寸，氣海關元二穴之中曰丹田，任督二脈統領諸經之氣歸氣海，名曰宗氣，宗氣生，氣之川也，故名氣海也。

《銅人》：針 8 寸，灸百壯。

《甲乙經》：針 1 寸，灸七七壯。

《千金》：針 1 寸，灸百壯。

《針灸大成》：主治傷寒，飲水過多，腹脹滿，氣喘，心下痛。冷病面赤，臟虛氣憊，真氣不足，一切疾久不瘥，肌體羸瘦，四肢力弱，賁豚七疝，小腸膀胱腎餘，症瘕結塊，狀如復杯，腹暴脹，按之不下，臍下冷氣痛，中惡，脫陽欲死，陰症卵縮，四肢厥冷，大便不通，小便赤，卒心痛，崩中，赤白帶下，月事不調，產後惡露不止，繞臍痛，閃著腰痛，小兒遺尿。

雜說：氣海多灸壯元陽，虛勞成病二百壯，婦科之疾宜溫灸，無病長灸助長生。

### (7)陰交穴

一名橫戶。臍下 1 寸。陰交穴是上中下三焦之募穴，任脈、足少陰經、沖脈皆屬陰在此相會，故名陰交穴。

《銅人》：針 8 分，灸百壯。

《明堂》：灸不及針，日三七壯至百壯。

《針灸大成》：主治氣痛如刀攪，腹堅痛，下引陰中，不得小便，兩丸騫，疝痛，陰汗濕癢，腰膝拘緊，臍下熱，鼻出血，婦人血崩，月事不絕，帶下，產後惡露不止，繞臍冷痛，絕子，陰癢，小兒陷囟。

雜說：三陰會後沖上行，上胸女子乳房豐，男上口角

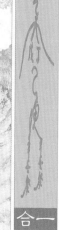

髭鬚生。氣海陰交有同功。

### (8) 神闕穴

一名氣舍。臍當中。闕者宮殿也，神之處所。母之精氣血通過臍帶供胎兒先天之成長，母之胞腹如神宮，故名神闕穴也。

《銅人》：禁針，灸百壯。

《甲乙經》：禁針，灸七壯。

《千金》：灸七七壯，禁針。

《素注》：灸七壯，禁針。

《針灸大成》：主治中風不省人事，腹中冷痛。傷敗臟腑，泄利不止，水腫鼓脹，腸鳴如流水聲，腹痛繞臍。小兒奶利不絕，脫肛，風癇，角弓反張。

雜說：神闕禁針宜多灸，上吐下瀉隔鹽灸，配穴天樞腹絞痛，抽搐反張承山救。

### (9) 水分穴

一名分水。臍上 1 寸，下脘下 1 寸，穴當小腸下口，泌別清濁，水由腎入膀胱，而渣滓入大腸，故曰水分穴。

《銅人》：針 8 分，留三呼，瀉五吸，水病灸大良。

《素注》：針 1 寸。

《明堂》：針 5 分，留三呼，灸七七至四百壯。

《資生》：灸七七壯，不針為是。

《針灸大成》：主治水病，腹堅腫如鼓，轉筋，不嗜食，腸胃虛脹，繞臍前沖心，腰脊急強，腸鳴狀如雷聲，上沖心，小兒囟陷。

雜說：針瀉陰陵灸水分，尿閉用後如有神，水病水分宜多灸，不針為上醫者存。

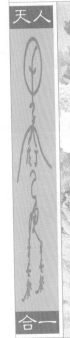

## (10) 下脘穴

臍上 2 寸，建里下 1 寸，本穴處胃下口，大彎處，足太陰經之會穴，絡胃。脘者彎也，故曰下脘穴。

《銅人》：針 8 分，留三呼，瀉五吸，灸七七壯至二百壯。

《甲乙經》：針 1 寸，灸二七壯。

《明堂》：針 6 分，灸百壯。

《針灸大成》：主治臍下厥氣動，腹堅硬，胃脹，羸瘦，腹痛，六腑氣寒，穀不化，不嗜食，小便赤，痞塊連臍上厥氣動，日漸瘦，脈厥動，反胃。

雜說：任脈下脘會太陰，絡胃上下升降門，宗氣下陷灸為上，胃下垂時灸更良。

## (11) 建里穴

一名閭里，臍上 3 寸，中脘下 1 寸。《靈樞經》云：「胃有五竅，閭里門戶也，建者為初起之處，里者止也，到也，是穀水由胃下達之所，故名建里穴。」

《銅人》：針 5 寸，留七呼，灸五壯。

《明堂》：針 1.2 寸。

《針灸大成》：主治腹脹，身腫，心痛，上氣，腸中痛，嘔逆，不嗜食。

雜說：內關建里配三里，腹急暴痛呃逆止，胃寒嘔酸建里灸，溫灸百壯消疾憂。

## (12) 中脘穴

一名太倉。上脘下 1 寸臍上 4 寸。胃下口曰下脘，上口曰上脘，此乃胃中，故曰中脘也。中脘穴是手太陽、少陽、足陽明、任脈之會穴，是胃之募穴。

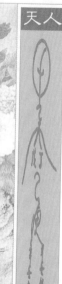
天人

合一

《難經》：腑會中脘。

《銅人》：針8分，留七呼，瀉五吸，疾出針，灸二百壯。

《明堂》：日灸二七壯至四百壯。

《素注》：針1.2寸，灸七壯。

《針灸大成》：主治五膈，喘息不止，腹暴脹，中惡，脾痛，飲食不進，反胃，赤白痢，寒癖，氣心痛，伏梁，心下如復杯，心膨脹，面色萎黃，傷寒熱不已，溫瘧先腹痛，先瀉，霍亂，瀉出不知，食飲不化，心痛，身寒，不可俯仰，氣發噎。

雜說：胃之募穴六腑會，後天之本長壽胃，養生之道飲食慎，胃病能導元氣虧。

東垣曰：「氣在於胃腸者，取之足太陰、陽明，不下，取三里、章門、中脘。」又云：「胃虛而致太陰無所稟者，與足陽明募穴中引導之。」

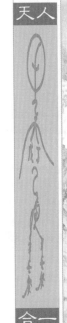

(13) 上脘穴

一名胃脘。臍上5寸，巨闕下1寸。穴處賁門，胃之上口處，故名上脘穴。上脘中脘屬胃絡脾，足陽明、手太陽、任脈之會。

《銅人》：針8分，灸百壯。

《素注》：針8分，灸二七壯至百壯。

《明下》：灸三壯。

《針灸大成》：主治腹中雷鳴相逐、食不化，腹部刺痛，霍亂吐利，身熱，汗不出，反胃嘔吐，食不下，腹脹氣滿，驚悸，痰多吐涎，奔豚，伏梁，三蟲，卒心痛，風癇，黃疸，積聚堅大如盤，虛勞吐血。

雜說：嘔吐反胃配百會，腹滿肚脹三里隨，腹中雷鳴天樞用，上下中脘腸胃通。

## （14）巨闕穴

臍上 6 寸，鳩尾下 1 寸，巨闕穴乃心之募穴，募者聚也，會也，簾也。心藏神，神門守護之穴，直於劍突之下，劍名號巨闕。此穴如立劍護守心神，故命名巨闕穴。

《銅人》：針六分，留七呼，得氣即瀉，灸七七壯。

《甲乙經》：灸七壯，針五分。

《針灸大成》：主治胸滿，癥瘕，霍亂，吐逆，痰飲，心痛。

雜說：三焦上焦為清腑，心之募穴神相護，嘔吐不止湧泉配，吐止方知是奇術。

## （15）鳩尾穴

一名尾翳，一名鶻骭。劍突骨下 5 分。鳩者布穀鳥也，停立時翼微張，其形如人之兩肋骨，尾下垂如劍突，故名鳩尾穴。

《銅人》：禁灸，灸之令人少心力，大妙手方針，不然針取氣多，令人夭。針 3 分，留呼五吸瀉。

《明堂》：灸三壯。

《素注》：禁針灸。

《針灸大成》：癲癇狂走，心中氣悶，噫喘，心驚悸，少年房勞，短氣少氣。

雜說：雙臂上舉深吸氣，膈肌上提莫差遲，短氣氣少氣不暢，慢針疾出氣順當。

《靈樞經》云：膏之原，出於鳩尾。

## (16) 中庭穴

膻中下 1.6 寸陷中。步廊穴是足少陰經穴,穴在中庭兩側,廊者房前之長廊也,中庭乃古人宮殿之前門。膻中諸氣之會,如氣之宮殿,膻中之下穴,故名中庭穴。

《銅人》:灸七壯,針 3 分。

《明堂》:禁針灸。

《甲乙經》:灸五壯。

《聚英》:針 5 分,灸七壯。

《針灸大成》:主治噎塞,氣短,嘔吐食出,小兒吐奶。

雜說:中庭步廊三陰交,擅治腎虛氣短妙,小兒吐奶灸三壯,幼兒化食吐奶消。

## (17) 膻中穴

一名元兒。玉堂下 1.6 寸。橫量兩乳中間陷中。是太陰(足)、少陰、手太陽、少陽、任脈之會穴。

《難經》:氣會膻中。

《素注》:膻中為臣使之官。禁針灸。

《靈樞》:膻中者,君主之宮庭也。

《銅人》:禁針灸。又云灸五壯。

《明堂》:灸七壯,禁針。

《針灸大成》:主治上氣短氣,噫氣,膈氣,婦人乳汁少。

雜說:膻中灸治針肩井,乳少乳閉乳腫消,肩井得氣乳頭至,足上臨泣見乳汁。

## (18) 玉堂穴

一名玉英。紫宮下 1.6 寸。清潔高尚貴為玉,堂者正

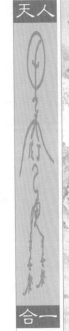

也，正氣之所主，心之居也。陽之變，陰之象徵也，故名玉堂穴。

《銅人》：灸五壯，針 3 分。

《針灸大成》：主治喘息不止，心煩咳逆，嘔吐寒痰。

雜說：玉堂先補瀉內關，心悸心煩躁不安。脈見代脈今早搏，還需三里和內關。

### (19) 紫宮穴

華蓋下 1.6 寸陷中。《內經》云：紫氣東來，以清、以爽、以涼為主之處，引腎氣上行會此穴。《周易》：「離為九紫。」離屬心火，紫為陽極之色，紅過為紫，紫是黯色，近黑，屬陰，陰極乃飲水，水剋火，變已也，故名紫宮穴。

《銅人》：針 3 分，灸七壯。

《明下》：灸七壯。

《針灸大成》：主治胸脅支滿，胸膺骨痛，飲食不下，嘔逆上氣，煩心，咳逆，吐血，唾如白膠。

雜說：紫宮屬火離已過，水剋火滅性屬陰，此穴溫補治虛咳，若瀉中脘痰少多。

### (20) 華蓋穴

璇璣下 1.6 寸處，肺居諸臟之上，其形如傘，帝王所有之傘名曰華蓋，肺心主，護神明之主，故名華蓋穴。

《銅人》：針 3 分，灸五壯。

《素注》：灸七壯。

《明下》：灸五壯。

《針灸大成》：主治喘急上氣、喘逆哮嗽，喉咽腫痛，水漿不下，胸脅支滿痛。

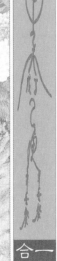

雜說：足少陰腎經之或中穴平，或者或也，氣之盛也。離九之心火以坎一之腎水相濟，則為陰平陽泌，精神乃治。胸滿，氣吐，華蓋針五分配或中補加內關其效尤佳。

### (21) 璇璣穴

天突穴下 1.6 寸。古代大陶器之曰陶道，製精器皿所用之機曰璇璣，督之陶道穴與璇璣穴前呼後應。璇璣穴如明珠，北斗星一二顆名曰璇璣，古代天文儀曰璇璣，也是珍珠之別名，璇璣穴應喉之發音意在明亮，故命名璇璣穴。

《銅人》：針 3 分，灸五壯。

《針灸大成》：胸脇支滿痛，咳逆上氣，喉鳴喘不能言，喉痺，咽痛，水漿不下，胃有積。

雜說：喉痛咽痛啞音重，胸中氣滿苦脇痛，三分針法見神功，良醫持針補瀉明。

### (22) 天突穴

一名天瞿。頸喉下 4 寸宛宛之中。胸曰天，腹曰地。胸腹而言：在上為天，在下為地。突者沖也，奔也，天突之意天之囱，故名天突穴。

《銅人》：針 3 分，留七呼，得氣即瀉。五臟之氣，傷人短壽。

《明堂》：針 1 分，灸五壯。

《素注》：針 1 分，當三呼。

《針灸大成》：主治氣敞不暢，頸腫，哮喘。

雜說：天突臟氣上下通，舌下拘急刺便應，喉中生瘡少商配，三分之數莫深用。

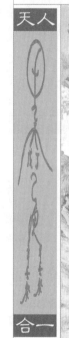

天人

合一

（23）廉泉穴

一名舌本。頸下結喉中央陰維、任脈之會穴。此穴內應舌下海泉。廉者濂也，氣道滋之一津，食道濟之一澤，源源不斷為津，沛然曰澤，故名廉泉穴。

《銅人》：針3分，灸三壯。

《素注》：低針取之針1寸。

《針灸大成》：主治舌下腫難言，口瘡，舌根縮緊不食。

雜說：舌腫舌縮重舌症，針灸皆效應分明，民間重舌病多見，針出病癒人安寧。

（24）承漿穴

一名天池，又名懸漿，一名漿泉。承受口中津液（左瓊漿右玉液）升顎堂入舌本下嚥，故名承漿穴。此穴是足陽明左右交叉、任督交會之穴。

《銅人》：灸七至七七壯，針3分。

《素注》：針2分，灸五壯。

《明堂》：針2分。

《針灸大成》：主治偏風，中風，半身不遂，口眼喎斜，暴喑不言，口生瘡。

雜說：此穴是交會之重穴，行任督周而復始之功，自強不息之能。任督五十有一穴，周而復始，如水之長流也。

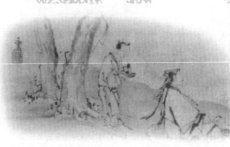

## 3. 手太陰肺經

《靈樞·經脈篇》：肺手太陰之脈，起於中焦，下絡大腸，還循胃口，上膈屬肺，從肺系。橫出腋下，循臑內行少陰心主之前，下肘中，循臂內上骨下廉，入寸口，上魚際，循魚際出大指端，多氣少血，寅時注此。

### (1) 中府穴

一名膺俞。雲門穴下 1.6 寸，乳上三肋間動脈應手陷中。去胸中行各 1.6 寸。足厥陽肝經之氣內循上膈屬肺，出表肝經會。本穴原名腑中俞，是肺之募府者之府，募者氣之匯也，氣之招募也，故名中府穴。

《銅人》：針 3 分，留五呼，灸七壯。

《針灸大成》：主治腹脹，食不下，喘氣胸滿，肩背痛，嘔啘，咳逆上氣，肺系急，肺寒熱，胸悚悚，膽熱嘔吐，咳唾濁涕，風汗出，皮痛面腫，少氣不得臥，傷寒胸中熱。

雜說：肺內通達諸臟，外主皮毛，肺為五臟之華蓋，聲音之所出，皮膚之潤澤。內傷七情，外感六淫，肺金則不清。刺此穴可使鬱氣結散，補之可使氣升降得平。

### ·(2) 雲門穴

中府上 1.6 寸，去中行 6 寸，俠氣戶旁 2 寸陷中，動脈應手，舉臂取之。此穴在於肺氣化布於表，氣出入之門戶，使太陰之氣，通達於表陽，氣在表行肺主皮毛之功，故名雲門穴也。

《銅人》：針 3 分，灸五壯。

《素注》：針 7 分。

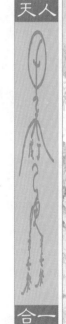

《針灸大成》：主治傷寒四肢熱不已，咳逆，喘不得息，氣上沖心，癃氣。

雜說：雲門深針人暈倒，胸膜刺傷須慎防，此穴針灸切莫用，中府代勞氣便暢。

### (3) 天府穴

腋下 3 寸，肘腕上 5 寸。天者肺居其上，府乃氣之聚散，化布升降之處，故名天府穴。

《銅人》：針 4 分，禁灸。

《針灸大成》：主暴痹，中風邪，泣出，目眩。

雜說：正氣不攝身虛症，虛汗盜汗風汗出，此穴莫灸宜針補，氣不守中配合谷，身腫氣逆針可補。

### (4) 俠白穴

肘上 5 寸，穴在上膊內側腋下，膊內白肉處，故名俠白穴也。是肺經行循之夾道也。

《銅人》：針 3 分，灸五壯。

《素注》：針 2 分，灸五壯。

《針灸大成》：主治心痛，煩滿，短氣，嘔逆。

雜說：結氣煩滿心不暢，氣短胸悶心悸恍，行針得氣天府至，心胸煩滿立通暢。

### (5) 尺澤穴

自肘橫紋至手腕橫紋同身 1.3 尺，寸關尺三部脈候取 3 寸，尺脈至上肘橫紋為同身寸 1 尺，手太陰肺脈所入為合水，澤者水也，故名尺澤穴。

《銅人》：針 5 分，灸七壯。

《明堂》：針 3 分，灸七壯。

《針灸大成》：主治肩臂痛，汗出中風，小便數，善

嚏，悲哭，寒熱風痹，臑肘攣，手臂不舉，喉痹，口乾，四肢暴腫，心疼臂寒，短氣，肺膨脹，心煩悶，少氣勞熱，喘滿，腰臂強痛，小兒驚風。

雜說：咽乾舌燥，通身津液失調，所謂之乾燥綜合徵患者，瀉尺澤、委中，補合谷、承漿其效良好。急性腹痛，上吐下泄，胃腸炎，尺澤、委中放血，其痛立止，上吐下瀉頓消。

## (6) 孔最穴

去腕上7寸，側取之。本穴是肺經之郄穴，孔者洞有通也，上達雲門中府之氣，下通少商之氣，是肺經行本經之氣上承下達之要穴，故名孔最穴。

《銅人》：針3分，灸五壯。

《針灸大成》：主治熱病汗不出，嘔逆，肘臂厥痛伸屈難，手不及頭，手不握，吐血，失音，咽腫頭痛。

雜說：上達天府下通商，肺金之別稱肺也。身熱疼痛孔最當，失語配穴天突好，咽腫喉燥配少商。

## (7) 列缺穴

以兩手交叉，食指盡處，兩筋骨罅中。手太陰之絡，別走陽明。穴在少陰，別走陽明，大有陽剛制約陰柔之象。古人雷電二神為列缺神，雖是陰經穴，卻有陽剛之功，治巔頂諸疾，故名列缺穴。

《銅人》：針2分，留五呼，瀉五吸，灸五壯。

《針灸大成》：主治偏風口面喎斜，手腕無立，半身不遂，掌中熱，口噤不開，寒熱瘧，嘔沫，咳嗽，善笑縱唇口，健忘，溺血精出，陰莖痛，小便熱，癇驚妄見，面目四肢臃腫，肩痹，胸背寒栗，少氣不足以息，屍厥寒

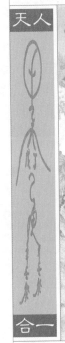

天人

合一

熱，交兩手而瞀。實則胸背熱，汗出，四肢暴腫，虛則胸背寒栗，少氣不足以息。

雜說：偏頭風痛病難醫，留針風池列缺瀉，翳風聽宮任君用，補瀉分明痛立止。

### (8) 經渠穴

寸口動脈陷中。經者肺脈之行徑，渠乃通而諸氣匯集之處，上疏肺氣與足厥陰之氣布於陽經而交會，故名經渠穴。

《銅人》：針2分，留三呼，禁灸。

《甲乙經》：針3分，禁灸。

《針灸大成》：主治瘧寒熱，胸臂拘急，胸滿脹，喉痹，掌中熱，咳逆上氣，傷寒，熱病汗不出，暴痹喘促，心痛嘔吐。

雜說：陰經入陽承剛氣，五心煩熱補莫遲，胸背拘急楚酸痛，經渠肺俞瀉即瘥。

### (9) 太淵穴

一名太泉。穴在掌後內側橫紋頭。太者大也，淵者，江河渠水之聚處曰淵，《難經》曰：脈會太淵，太淵是十二經之總匯，匯後而溢，分佈諸經而運行，故名太淵穴。

《銅人》：針2分，灸三壯。

《針灸大成》：主治胸痹逆氣，嘔飲食，煩悶不得眠，肺脹膨，臂內廉痛，目生白翳，眼赤痛，乍寒乍熱，缺盆中引痛，肩背酸痛，掌中熱。

雜說：肺脈所注為俞土，十二經脈氣血會，咽乾舌燥效果好，乳腫乳痛立見消。

### (10)魚際穴

大指本節後，散脈中。拇指後肉，其形如魚腹，上承澤淵，經渠，肺氣會諸經之氣於太淵，如龍入海，魚歸水渠，暢行無息之勢，行而無端之長，故名魚際穴。

《銅人》：針2分，禁灸。

《針灸大成》：主治酒病，惡風寒，心煩少氣，乳痛，胃氣下溜，五臟氣亂。

雜說：宗氣不足胃氣溜，心煩氣悶喉中乾，痺走胸背痛不止，魚際取後痛便安。

### (11)少商穴

大指內側，去爪甲角如韭葉。肺經所出為井木。肺在形為金在時為秋，在聲為商，故名少商穴。

《銅人》：輕刺微出血，不宜灸。

《針灸大成》：主治咽腫喉閉，汗出而寒，喉痛，小兒乳蛾（口瘡）。

雜說：酒後狂淫聲嘶啞，咽乾喉痛症立消。婦人乳頭如針刺，少商放血即安寧。

## 4. 手陽明大腸經

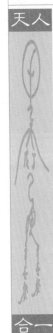

《靈樞‧經脈篇》：大腸手陽明之脈，起於大拇指外側出其端，循指上廉出合谷上兩骨之間，入兩筋之中，循臂上廉，入肘外廉，上循臑外前廉，上肩，出髃骨之前廉，上出柱骨之會上，下入缺盆絡肺，下膈屬大腸，其支者，從缺盆上頸貫頰，入下齒縫中，還出挾口，交人中左之右，右之左上挾鼻孔，循禾髎，迎香而終，以交於陽明。本經氣血俱多，卯時氣血注此，受手太陰之交。

### (1) 商陽穴

一名絕陽。手食指內側，去爪甲角如韭葉。手陽明大腸脈所出為井金。手陽明大腸經與手太陰肺經合谷會，肺金之氣傳入陽明，故陽中有陰，命名商陽穴。

《銅人》：針1分，灸三壯留一呼。

《甲乙經》：針1分，灸七壯。

《素注》：針1分，留二呼。

《針灸大成》：主治肺中氣滿，咳喘中滿，熱病汗不出，耳鳴聾，寒熱痎瘧，口乾頰頷腫，肩背急相引，缺盆中痛，目青盲，灸三壯，左取右，右取左，如食頃立已。

雜說：庚金之腑乃大腸，脈在右寸陰陽澤。實則脈實，因傷熱腸滿不通，用藥辛溫可瀉，然天樞、三里速瀉引以氣海而便立通。虛脈則虛，傷寒而腸鳴泄痛，補以酸涼，補三里瀉陰交而痛止，取長強而泄止。解酒毒，蒸黃連甚好，商陽尺澤放血更妙。炒厚朴而止便紅，溫灸天樞關元中極大腸俞，紅止腹脹亦輕。腸風用川烏荊芥，灸神闕天樞更靈。臟毒寄卷柏黃芪，氣海灸委中放血可行。痢中六神丸有效，溫灸八髎大腸俞立效。潤腸通秘，麻仁丸果有神效，行滯推堅六磨湯豈無奇神之功，大小腸俞針補，天樞歸來也妙。當瀉則瀉，當補則補。針藥源一理，辨標本識陰陽，自得其妙。

### (2) 二間穴

一名間谷穴。穴在食指本節前陷中，商陽在食指內側，而二間之意是手指二節間，故名二間穴。

《銅人》：針3分，留六呼，灸五壯。

《針灸大成》：主治喉痺，頷腫，肩背痛，鼻鼽出

血，多驚，齒痛，口乾口喎，急食不通，傷寒口結。

雜說：肺與大腸配表裏，爆結不通實肺火，泄瀉不止肺寒虛，二間內庭牙痛止。

### (3) 三間穴

又名小谷，一名少谷。食指本節後內側陷中。谷乃肉也。意同二間，故名三間穴。手陽明大腸脈所注為俞木。

《銅人》：針3分，留三呼，灸三壯。

《針灸大成》：主治喉痹，咽中如梗，下齒齲痛，嗜臥，胸腹滿，腸鳴洞泄，寒熱唇焦口乾，氣喘，目眥急痛，吐舌，戾頸，傷寒氣熱，身寒結水。

雜說：東垣曰：氣在臂足取之，先出血脈，後深取手陽明之滎俞二間三間。先去血脈實指避開血管。大腸之疾寒熱虛實，宜先診肺氣之虛實，配大腸俞穴，合足陽明之三里穴，虛則補之，實則瀉之，脹滿則配中脘尤效。

### (4) 合谷穴

又名虎口。少陰、陽明在此相會，故名合谷穴。次指岐骨間陷中，手陽明大腸脈所過為原，虛實皆拔之。

《銅人》：針3分，留六呼，灸三壯。

《針灸大成》：主治傷寒大渴，脈浮在表，發熱惡寒，頭痛脊強，無汗，寒熱瘧，鼻衄不止，熱病汗不出，目視不明，生白翳，頭痛，下齒齲痛，耳聾，喉痹咽腫，面腫，唇吻不收，暗不能言，口噤不開，偏風，風疹，痂疥，偏正頭痛，腰脊內引痛，小兒單乳蛾。

雜說：合谷手陽明大腸脈之要穴，承肺金之氣而上行，肺主皮毛，故為外感風寒內秘結不通，口面諸患之主穴。

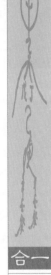

天人

合一

合谷、太衝各二穴名曰四關，與合谷、足三里相配，表裏諸症可取，扶正祛邪。

(5) 陽谿穴

一名中魁。腕中上側兩筋陷中。手陽明大腸脈所行為經火。《內經》云：「肉之小會曰谿。」穴在陽明，故命名陽谿穴。

《銅人》：針3分，留七呼，灸七壯。

《針灸大成》：主治狂言喜笑見鬼，熱病煩心，目風赤爛有翳，厥逆頭痛，胸滿不得息，寒熱瘧疾，寒嗽嘔沫，耳鳴，耳聾，驚掣肘臂不舉。

雜說：耳鳴如嘯兮，陽谿、聽宮翳風能醫，狂言無眠兮，取陽谿肝俞。臂不舉兮，陽谿曲池補肩髃。

(6) 偏歷穴

穴在腕中後3寸。手陽明絡脈，別走太陰，手太陰陽明之絡穴，陰氣盛而陽氣不足，則手指皆冷，反之掌指皆熱，經絡之通處，故名偏歷穴。

《銅人》：針3分，留三呼，灸三壯。

《明下》：灸五壯。

《針灸聚英》：針3分，灸五壯。

《針灸大成》：主治肩膊肘腕酸痛，齒痛，鼻衄寒熱瘧，癲疾多言，喉痹，耳鳴，汗不出，利小便。實則齲聾，瀉之；虛則齒寒痹膈，補之。

雜說：手指皆冷偏歷補，瀉治指掌熱有餘，陽氣不足手厥冷，陰氣虛時熱掌心。

(7) 溫溜穴

一名逆注，又名池頭。穴在腕後5寸。偏歷穴承上啟

下，溫溜承偏歷經氣，絡脈溫和而暢，故名溫溜穴。

《銅人》：針3分，灸三壯。

《針灸大成》：主治腸鳴腹痛，傷寒噦逆噫。膈中氣閉，寒熱頭痛，喜哭狂言，風逆四肢腫，吐舌口舌痛，喉痹。

雜說：散寒結膊臂酸痛，化鬱結三焦暢通，寒厥頭痛效果好，治腸鳴更有奇功。

(8) 下廉穴

輔骨下，上廉下1寸。廉是側邊，兩肌之交處，稱為廉，故名下廉穴。

《銅人》：斜針5分，留三呼，灸五壯。

《針灸大成》：主治飧泄，勞瘵，小腹滿，小便黃，便血，狂言，偏風熱風，冷痹不遂，風濕痹，小腸氣不足，面無顏色，痃癖，腹痛如刀刺難忍，腹脇痛滿，狂走，挾臍痛，食不化，唇乾涎出，乳痛。

雜說：獨取下廉治腹痛有效，若配天樞、陰交、關元，針灸大腸俞、足三里，其效更佳。手臂麻木不仁，先取井穴而後取合谷、曲池更妙。

(9) 上廉穴

手三里下1寸處。下廉上廉穴之名意相同，故名上廉穴。

《銅人》：斜針5分，灸五壯。

《針灸大成》：主治小便難，黃赤，腸鳴，胸痛，偏風半身不遂，骨髓冷，手足不仁，喘息，大腸氣，腦風頭痛。

雜說：治手足不仁，配後谿、合谷、曲池均補，下肢

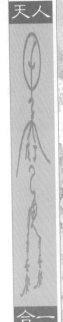

需配照海、崑崙，點刺井穴效更佳。

## （10）三里穴

又名手三里，因足有三里。穴在曲池下 2 寸處。里者實乃同身寸也，謂里之意經絡循行如人行程迢迢萬里，周而復始不息而行，故名三里穴。

《銅人》：針 2 分，灸三壯。

《針灸大成》：主治霍亂遺矢，失音，齒痛，頰頷腫，瘰癧，手臂不仁，肘攣不伸，中風口噼，手足不遂。

雜說：經絡如流水交匯，行程之循如山如谷，淵川泉溪海，水河之流，萬里形成而後歸任督一統。

《內經》云：「天樞之上天氣主之，天樞地令主之，令交之分人氣主之，萬物由之。」天樞之分乃三焦之分，故三里能治三焦之疾。

## （11）曲池穴

曲肘紋頭盡陷中。以手拱胸取之。手陽明大腸經所入為合土。曲肘而取穴氣之匯處，故名曲池穴。

《銅人》：針 7 分，得氣先瀉後補，灸三壯。

《素注》：針 5 分，留三呼。

《明堂》：日灸七壯至二百壯。

《針灸大成》：主治繞踝風，手臂紅腫，肘中痛，偏風半身不遂，惡風邪氣，泣出善忘，風癮疹，喉痺不能言，胸中煩滿，臂膊疼痛，筋緩提物不得，挽弓不開，屈伸難，風癖，肘細無力，傷寒餘熱不盡，皮膚乾燥，瘈瘲癲疾，舉身痛癢如蟲嚙，皮脫作瘡，婦人經脈不調。

雜說：傷寒熱不退曲池、大椎配。臂膊不舉肘不伸，曲池瀉，合谷肩髃針瀉，氣至肘痛消，秉風曲垣來相配。

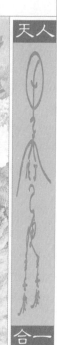

天人

合一

筋緩無力上穴補，應手立見氣力還。

### (12) 肘髎穴

肘外廉陷中，肘是人身大關節之一，處肘尖端窩中，肘外緣曰：按，內緣曰：拿。髎者大骨也，故名肘髎穴。

《銅人》：針3分，灸三壯。

《針灸大成》：主治風癆嗜臥，肘關節風痺，臂痛不舉，屈伸攣急，肘臂麻木不仁。

雜說：肘關節攣急，伸屈不利針肘髎曲池。外關瀉溫灸半小時，其效頗佳。

### (13) 手五里穴

肘上3寸，行向裏大脈中央。肘尖上5寸處，故名五里穴。

《銅人》：灸三壯禁針。

《素注》：灸五壯禁針。

《針灸大成》：主治風勞驚恐，吐血咳嗽，肘臂痛，嗜臥，四肢不得動，心下脹滿上氣，身黃，時有微熱，瘰癧。

雜說：余從針藥五十餘載，尚尊古訓，五里穴下有曲池可通達肩髃，肩髃上聯陽維、陽明。不取此穴。

### (14) 臂臑穴

一名肩臑。穴在胭肉端，肘上7寸，肩髃下1寸。筋兩骨陷中。凡肌肉不貼於骨者曰臑肉。舉臂取之。故名臂臑穴。臂臑穴是手陽明之絡，手足太陽、陽維之會穴。

《銅人》：針3分，灸三壯。

《明堂》：宜灸不宜針，日灸七壯至二百壯。若針不過三五分。

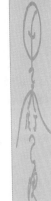

《針灸大成》：主治寒熱臂痛，頸項拘急。

雜說：深針傷骨膜，遺痛良久。臂肩胛引項強痛有奇效。

(15) 肩髃穴

一名中肩井，一名偏肩。穴在髆骨頭，肩端上，兩骨肩陷中。髃者髃也，肩頭曰髃。故名肩髃穴。

《銅人》：七壯至二七壯。

《素注》：針1寸，灸七壯。

《明堂》：針8分，灸不如針。

《針灸大成》：中風手足不遂，偏風，風癱，風痿，風病，半身不遂，熱風肩中熱。頭不可回顧，肩臂疼痛臂無力，手不能向頭，攣急，風熱癮疹，顏色枯焦，勞氣泄精，傷寒熱不已，四肢熱。

雜說：論肩髃、曲池、合谷：肩髃為手陽明、蹻脈之會，雖此一穴達頸而入腦，下通陽明合穴，借足陽明之氣走太陽自風池直通崑崙；合谷手陽明原穴，氣之虛實，血之盈虧皆可取之。故此經多言中風，半身不遂，固華蓋之清氣主之，肺之氣內通三焦臟腑，外聯筋骨皮毛，配穴有方，補瀉分明，針出即效。

(16) 巨骨穴

肩尖端上行，兩叉骨罅陷中，巨者：方圓方規曰巨。古矩字。穴在鎖骨、肩胛骨、髆骨之間，故名巨骨穴。

《銅人》：針0.5寸，灸五壯。

《明堂》：灸三至七壯。

《素注》：禁針。

《針灸大成》：主治吐血，臂髆疼痛，肩臂不得伸屈。

雜說：肩胛拘急頸強痛，手不及頭肩胛痛，風池秉風肩髃取，慎事謹行巨骨禁。

### (17) 天鼎穴

頸缺盆上，直扶突後 1 寸處，又名天蓋穴。鼎者：古代廟堂宮殿，殿前三腳之祭器，天鼎天者頭也，左右天鼎穴和督脈大椎穴形如三腳，故名天鼎穴。

《銅人》：針 3 分，灸三壯。

《素注》：針 4 分。

《明堂》：灸七壯。

《針灸大成》：暴暗氣哽，喉痹嗌腫，不得息，喉中鳴，飲食不下。

雜說：取天鼎穴，穴近頸動脈，下針時應倍加小心刺傷動脈，如出血數日紅腫脹痛，最好不取此穴。

### (18) 扶突穴

又名水穴。氣舍上 1.5 寸，在頸當曲頰下 1 寸，人迎後 1.5 寸，仰而取之。此穴所謂之水穴，水者泉，泉水湧出奔跳如頸動脈突突應手，故名扶突穴。

《銅人》：針 3 分，灸三壯。

《素注》：針 4 分。

《針灸大成》：主治同天鼎穴。

雜說：解同天鼎穴。

### (19) 禾髎穴

一名長頰。鼻孔下，水溝內旁 5 分處，穴在齒根，食穀物必先以牙齒咀嚼而後咽下，所食之物由此而過，穀物之膠乃精華，故名禾髎穴。

《銅人》：針 3 分，禁灸。

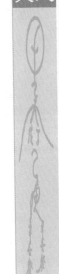

天人

合一

《針灸大成》：口不可開，鼻出血。

雜說：針後牙齦易出血，不用此穴。

### (20)迎香

穴在鼻孔旁 5 分，又有 8 分之說。鼻主呼吸辨別諸味，其穴在鼻旁，故名迎香穴。手足陽明之會穴。

《銅人》：針 3 分，禁灸。

《素注》：針 4 分。

《針灸大成》：主治不聞香臭，偏風口喎，面癢浮腫，面唇如蟲行。

雜說：嗅覺障礙味不辨，先取合谷瀉迎香，上星百會須針補，針出方知有奇術。

## 5. 足陽明胃經

《靈樞・經脈篇》：胃足陽明之脈，起於鼻旁交頞中，旁納太陽之脈，下循鼻外，上入齒中，環出夾口還唇，下交承漿穴，卻循頤後下廉，出大迎循頰車過客主人，循髮際，至額顱，其支者，從大迎下人迎，循喉嚨入缺盆，下膈，屬胃，絡脾。其支者，從缺盆下乳內廉，下夾臍入氣街中。其支者，起於胃口下，下循腹裏，下至氣街中而合。以髀關抵伏兔，下膝臏中，下循脛外廉，下足跗，入中趾內側，其支者，從下廉別跗上，入大趾間，出其端。多血多氣，辰時氣血注此。

### (1) 頭維穴

神庭旁 4.5 寸。此穴是足陽明、足少陽二脈之會。兩角鬢髮如生雙角，護頭及前額，故名頭維穴。

《銅人》：針 3 分。

《素注》：針3分，禁灸。

《針灸大成》：頭痛如破，目痛如脫，目瞤，迎風淚出，偏風，視物不明。

雜說：頭偏痛頭維風池，瀉列缺痛立止消，口眼喎斜頰車配，地倉醫風合谷穴。

(2) 下關穴

上關下，耳前動脈下廉，開口有空，閉口則無，側臥取之。下關穴是足陽明、少陽之會穴。關者開閉，樞機，樞紐曰關，上下牙齒閉合無不牽動上下二關，故名下關穴。

《銅人》：針4分，禁灸。

《素注》：針3分，灸三壯。

《針灸大成》：主治聤耳有膿汁出，偏風口目喎，牙車脫臼。

雜說：口噤牙關不開，先取上下二關穴，後針頰車，牙關即開。

(3) 頰車穴

一名機關，又名曲牙。穴在耳下8分處，曲頰端近前陷中。輔乃古之頰骨名，下頜骨其形如車，撬迎上顎，如車之轄，轄者車之軸也。古人下頜稱輔車，故名頰車穴。

《銅人》：針4分，灸七至七七壯。

《素注》：針3分。

《明堂》：灸三壯。

《針灸大成》：主治中風牙關不開，口噤不語，失音，牙車疼痛，頜頰腫，牙不可嚼物，頸強不得回顧，口眼喎斜。

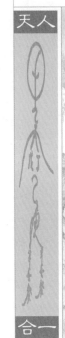

雜說：合谷頰車配內庭，頰車牙痛有奇功。聽宮翳風頰車用，耳如蟬鳴針即平。

### （4）承泣穴

目下七分，直瞳子陷中。此穴是足陽明、陽蹻、任脈之會穴。或悲或喜，心痛如絕而淚皆出，淚出必經此穴處，故名承泣穴。

《銅人》：灸三壯禁針。

《素注》：無記。

《明堂》：針4分，禁穴。

《資生經》：當不針不灸。

《針灸大成》：無論。

雜說：中風偏癱面中風，口喎眼斜垂涎出，上下眼皮合不得，眉上三針上皮動，睛明、承泣、絲竹空，能醫下眼皮不動，久治偏癱熟生巧，良醫取穴輕渺渺。

### （5）四白穴

直瞳子目下1寸。目下1寸處，人之面部正謂之臉，七情六慾，無不由之表情而見，四白之意，一目了然，故名四白穴。

《銅人》：針3分，灸七壯。又云：「凡用穩當，方可下針，刺太深，令人目烏色。」

《甲乙經》：針3分。

《素注》：針4分。

《針灸大成》：主治頭痛目眩，目赤痛，僻淚不明，目瞤目膚翳，口眼喎斜，不能言。

雜說：欲療口眼喎斜症，承泣四白不可少，下針常思古訓道，聚精會神針方妙。

## (6)巨髎穴

直瞳子，平人中，鼻孔旁 8 分。手足陽明、陽蹺脈之會穴。髎者骨之隙縫也，此在顴骨與顎骨交接處，骨骨相交有大縫隙而得名，故名巨髎穴。

《銅人》：針 3 分，灸七壯。

《素注》：針 3 分，灸七七壯。

《明堂》：灸七七壯。

《針灸大成》：主治瘈瘲，唇頰腫痛，口喎劈，目障無見，遠視不明，淫膚白膜，翳復童子，面風鼻頞腫，腳氣膝腫。

雜說：巨髎顎顴骨相處，針宜斜刺 4～5 分，得氣多酸脹，治面癱奇效。

## (7)地倉穴

俠口吻旁 4 分處，如近下脈微動。手足陽明、陽蹺之會穴。萬物生於大地，人食五穀山野畜禽皆從口入，兩腮如倉之蓄，故名地倉穴。此穴也是手足陽明之會，陽蹺脈也會此穴，承泣、巨髎地倉連會手足陽明經與陽蹺脈三會於口頰，盡言蹺之蹺捷超越之意。

《銅人》：針 3 分。

《明堂》：針 3.5 分，日灸二七壯。

《針灸大成》：主治偏風口喎，目不得閉，腳腫，失音不語，飲水不收，水漿漏落，目瞤動不止，瞳子癢，遠視不明，昏夜無見，病左針右，病右針左，頻針風盡為止。以正為度。

雜說：治諸癱，風池風府百會中，患側宜補，瘈側翳風風池宜瀉，留地倉大迎頰車取，上下二關迎香妙，虛補

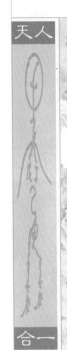

天人

合一

53

實瀉莫巔倒。

(8)大迎穴

頷前 1.3 寸，骨陷中有動脈是穴。

《靈樞·寒熱篇》云：「陽明有刁頄遍齒者，名曰大迎」。注（頄音求），顴骨也。對面為迎同向曰隨，說話時下頷骨先動，穴在口角下頷前，又面先覺，故名大迎穴。

《銅人》：針 3 分，灸五壯。

《素注》：針 3 分，灸三壯。

《針灸大成》：主治風痙，口噤不開，唇吻瞤動，頰腫牙痛，寒熱，頸痛瘰癧，齒齲面浮腫，目痛不得閉。

雜說：治面癱，大迎、迎香為上下唇之要穴。

(9)人迎穴

又名五會。穴在頸大動脈應手，挾結喉兩旁 1.5 寸處。人迎穴是天窗、天牖、天鼎、天容、天突之會穴。內應五臟外應五行，故名人迎穴。足陽明、少陽之會穴。

《銅人》：禁針。

《明堂》：針 4 分。

《素注》：刺過深殺人。

《針灸大成》：主治胸中滿，咽喉腫痛。

雜說：禁針。

(10)水突穴

又名水門。頸大筋前，直下人迎，氣舍上。飲、吞、咽、吐，喉必動飲咽下，吐上逆如泉水湧出，故名水突穴。

《銅人》：針 3 分，灸三壯。

《明堂》：針3分。

《素注》：針3分，灸七壯。

《針灸大成》：主治咳逆上氣，咽喉腫痛，瘰癧。

雜說：天突配內關治癭瘤奇效。

(11) 氣舍穴

頸直人迎下，挾天突陷中。古人謂提氣入舍，舍者君室也，故名氣舍穴。

《銅人》：針3分，灸三壯。

《素注》：針2分。

《針灸大成》：主治咳逆上氣，頸項強不得回顧，咽腫不消，癭瘤。

雜說：天突氣舍治癭瘤奇效，但須小心用針，以防刺入動脈，出血。

(12) 缺盆穴

又名天蓋穴。穴在肩下橫骨陷中。穴在鎖骨陷中，形如盆半，故名缺盆穴也。

《銅人》：針3分，灸三壯。

《素注》：針2分，留七呼，不宜太深，深則使人逆氣。

《素問》：刺缺盆中內陷，氣泄令人喘咳。

《針灸大成》：主治息奔，胸滿，喘急，水腫，瘰癧、喉痹，汗出寒熱，缺盆中腫，胸中熱滿，傷寒胸熱不已。

雜說：良醫術精慎而取之，不刺為宜。

(13) 氣戶穴

俞府兩旁各2寸陷中，去中行各4寸，仰而取之。氣戶穴雖是陽明經，穴在肺臟上，又與雲門穴平，故名氣戶

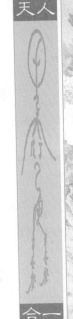

天人

合一

也。

《銅人》：針 3 分，灸五壯。

《素注》：針 3 分。

《針灸大成》：主治咳逆上氣，胸背痛，咳不得息，食不知味，胸脅支滿，喘急。

雜說：*胸脇苦滿、胸痛配內關，背痛配委中瀉，頗有良效。*

### (14) 庫房穴

穴在氣戶穴下 1.6 寸，去中行 4 寸。乳汁後天嬰兒之糧，庫者存也穴在母乳上，故名庫房也。

《銅人》：針 3 分，灸五壯。

《素注》：針 3 分，灸七壯。

《針灸大成》：主治胸脅滿，咳氣上逆，氣短唾膿血濁沫。

雜說：*因驚嚇或氣怒乳閉，取肩井得氣至乳中。補庫房穴，乳汁即滴出，速效。*

### (15) 屋翳穴

穴在庫房下 1.6 寸，去中行各 4 寸。屋者居室也，翳者華蓋也，以顯婦人乳房之尊貴，故曰屋翳穴。

《銅人》：針 2 分，灸三壯。

《素注》：針 4 分。

《針灸大成》：主治咳氣上逆，唾血多濁沫膿血，痰飲，身體腫，皮膚痛不可近衣淫濼，瘛瘲不仁。

雜說：*瀉三里（足）肩井瀉，屋翳瀉，治乳腺增生奇效。*

天人

合一

### (16) 膺窗穴

屋翳下 1.6 寸，去中行各 4 寸。膺也。言乳房豐隆雍滿。小兒哺乳時，橫臥母懷中，口含乳頭，眼正對母乳此穴。嬰兒眼如同從窗內外視，故名膺窗穴。

《銅人》：針 4 分，灸五壯。

《素注》：針 3 分，灸七壯。

《針灸大成》：主治胸滿氣短，唇腫腸鳴泄瀉，乳癰寒熱臥不安。

雜說：膺窗，乳中屬氣血旺盛處，最好不取此二穴。

### (17) 乳中穴

穴在乳頭正中，故名乳中穴。

《銅人》：微刺 3 分，禁灸。

《針灸大成》：主治引丹溪乳房論說。

### (18) 乳根穴

乳中下 1.6 寸。去中行各 4 寸。婦人乳房，乳汁之倉，上有庫房穴，乳下如基，故名乳根穴。

《銅人》：針 3 分，灸五壯。

《素注》：針 4 分，灸三壯。

《針灸大成》：主治胸下滿悶，胸痛膈氣。不下食，噎病，臂痛腫，乳痛，乳癰，淒慘寒熱，痛不可安，咳逆，四肢厥。

雜說：針肩井瀉留針，灸乳根，治乳房腫痛速效。

### (19) 不容穴

幽門旁相去 1.5 寸，去中行各 2 寸。胃不容納食，嘔吐，脹滿，反胃，消化不良，針後灸其效尤佳，故名不容穴。

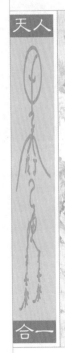

天人

合一

《銅人》：灸五壯。

《素注》：針 5 分。

《明堂》：針 8 分。

《針灸大成》：主治腹滿痃癖，吐血，肩脇痛，口乾，心痛，胸背相引痛，喘咳，不嗜食，腹虛鳴，嘔吐，痰癖，疝瘕。

雜說：腹脹滿，腹胸背相引痛，足三里針補，瀉左右不容穴，神效。

### (20) 承滿穴

不容下 1 寸，去中行 3 寸。此穴能治脹滿吐泄，胃逆，胸脹滿，故名承滿穴。

《銅人》：針 3 分，灸五壯。

《明堂》：針 3 分，灸五壯。

《素注》：針 5 分，灸七壯。

《針灸大成》：腸鳴腹脹，上氣喘逆，飲食不下，肩息唾血。

雜說：腸鳴陣陣，補三焦俞承滿針瀉，立效。

### (21) 梁門穴

承滿下 1 寸，去中行 3 寸處。消化不良，乃穀氣寒凝，諸腸痙拘之象曰橫樑，故名梁門穴。

《銅人》：針 3 分，灸五壯。

《針灸大成》：主治脇下積氣，食飲不思，大腸滑泄，完穀不化。

雜說：寒積腸鳴瀉泄，腸拘腹痛皆宜溫補，補三里梁門溫灸其效頗顯。

### (22) 關門穴

梁門下 1 寸，去中行 3 寸處。任脈建里穴與關門平，胃之兩側，形如關隘關口，故名關門穴。

《銅人》：針 8 分，灸五壯。

《針灸大成》：主治善滿氣積，腸鳴卒痛，泄利不欲食，腹中氣走，挾臍急痛，身腫，痰瘧振寒，遺溺。

雜說：於梁門同功異穴而矣。

### (23) 太乙門

關門下 1 寸，去中行各 3 寸。此穴太乙之謂是數也，太乙數（多門相聯）言之多也，故名太乙穴。非太乙針法。

### (24) 滑肉門

太乙下 1 寸，去中行 3 寸處。此穴在臍上 1 寸，腰部上，腹隆起處，脂雍之所，故名滑肉門也。

《銅人》：針 8 分，灸五壯。

《針灸大成》：主治癲狂，吐舌，嘔逆，舌強。

雜說：以上四門，皆處於橫結腸、升降結腸處，治寒凝腹痛，運化失調。滑肉門淺刺通胃經，深刺通腎經。

### (25) 天樞穴

一名長谿穴，又名谷門穴。去肓俞 1 寸挾臍兩旁各 2 寸陷中。大腸之募穴。此穴平臍（神闕穴：神闕乃先天之根），樞者樞機，胃腸疏泄功能，言樞機之要，以天字應神闕，故名天樞穴。

《千金》：魂魄之舍不可針。

《銅人》：針 5 分，灸百壯。

《針灸大成》：主治奔豚，泄瀉，脹疝，赤白痢，水

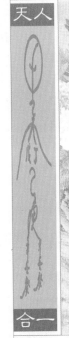

痢不止，食不下，水腫腹脹，腸鳴，上氣沖胸，不能久立，久積寒氣，繞臍切痛，時上沖心，煩滿嘔吐，霍亂，冬月感寒泄痢，瘧寒熱狂躁，傷寒飲水過多，腹脹氣喘，婦人女子症瘕，血結成塊漏下赤白，月事不時。

雜說：天樞配水道，得氣久留針，艾條各灸半小時，立見腹中腸鳴嘩嘩有聲，治腹脹滿、大網膜積水奇效。

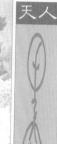

### (26) 外陵穴

天樞下 1 寸，去中行各 2 寸。陵者，指凸起處，天樞之外承四門天樞之功能上承下達之穴，故名外陵穴。

《針灸大成》：心下如懸，下引臍痛。

《銅人》：針 3 分，灸五壯。

雜說：天樞、外陵二穴均瀉留針溫灸，治腹中絞痛有奇效。

### (27) 大巨穴

外陵下 1 寸，去中行 2 寸。巨乃聚字，大巨穴小腸、膀胱諸疾之主穴，小腸、膀胱二經實為陽中之陽，陽中之最，故名大巨穴。

《銅人》：針 5 分，灸五壯。

《素注》：針 8 分。

《針灸大成》：主治小腹脹滿，煩渴，小便難，寒疝，偏枯，四肢不收，驚悸不眠。

雜說：補合谷瀉三陰交，水道大巨二穴瀉，灸半小時，治腹水速效。

### (28) 水道穴

大巨下 3 寸，去中行 2 寸。

膀胱乃州都之官，津液藏焉，氣化則能出，穴在膀胱

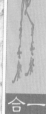

處，故名水道穴。

《銅人》：針3分，灸五壯。

《素注》：針2分。

《針灸大成》：主治腰骨強脊，膀胱有寒，三焦結熱，婦人小腹脹滿，痛引陰中，胞中瘕，子門寒，大小便不通。

雜說：《素問》云：「三焦者決瀆之官，水道出焉，上焦不治水溢高原，中焦不治水停中脘，下焦不治水溢膀胱。」

故水道、水分、水突三穴是治腹水之要穴。針宜補氣之運行，溫灸用之更為上策。

### (29)歸來穴

水道下2寸，去中行各2寸。老子養生之道納氣法即氣功之術，深吸氣時元氣上升吸入之氣下沉氣海、關元處，老子所言之丹田，呼而出之宗歸來丹田處，故名歸來穴。

《銅人》：針5分，灸五壯。

《素注》：針8分。

《針灸大成》：主治小腹奔豚卵上腹中，引莖中痛，七疝，婦女血臟積冷。

雜說：歸來針補法，灸半小時，治女子子宮脫出，男子提睪症奇效，用納氣法每日半小時相助其效尤佳。

### (30)氣衝穴

又名氣街。歸來下1寸，去中行各2寸。衝為歸來之氣上行而衝上，憑藉氣衝之功，故名氣衝穴。

《銅人》：灸七壯，禁針。

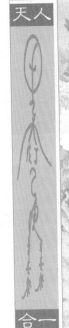

天人

合一

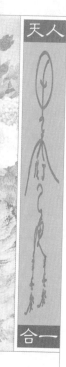

《素問》：刺中脈血不出，則為鼠仆。

《明堂》：針3分，留七呼，灸三壯。

《針灸大成》：主治腹滿不得正臥，癩疝，大腸中熱，身熱腹痛，陽痿莖痛，兩丸騫痛，小腹奔豚，腹有逆氣上攻心，腹脹滿，上搶心，痛不得息，腰痛不得仰臥，淫濼，傷寒胃中熱，婦人無子，小腹痛，月水不利，妊娠子上沖心，產難胞衣不下。

《銅人》：禁針，其意為勿傷元氣。

雜說：東垣云：「脾胃虛弱，感濕成痿，汗大泄，妨食，足三里、氣衝以三棱針出血，立癒。」

### (31) 髀關穴

伏兔後交叉中是穴。此穴在膝上1.2尺處，足陽明胃經出少腹之陰斜出髀股外側，達於股陽前下行處，故名髀關穴。

《銅人》：針6分，灸三壯。

《針灸大成》：主治腰痛，足麻木不仁，膝寒不仁，痿痹，股內筋絡急，不伸屈，小腹引喉痛。

雜說：髀關配內庭治足麻木不仁，針後即效。配足三里、豐隆穴治小腿拘緊麻木，立效。

### (32) 伏兔穴

膝外側上6寸處。正跪坐時股大肌形如兔臥之勢，故名伏兔穴。

《針灸大成》：引用《此事難知》云：「定癰疽死地分有九，伏兔居一。」又引劉宗厚曰：「脈絡所會也。主膝冷不得溫，風癆痹逆，狂邪，手攣縮，身癮疹，腹脹少氣。頭重腳氣，婦人諸疾。」

《銅人》：針5分，禁灸。

雜說：兩腿股直肌麻木不仁，酸楚疼痛，風痹，虛補實瀉，配風市得氣至膝立癒。

### (33) 陰市穴

又名陰鼎。膝上3寸，伏兔下陷中，拜而取之。陽明經穴，陰字何來？此穴主治腰腿膝如在冷水之中，寒痹，風濕諸疾，主治陰性寒疾，故名陰市穴。

《銅人》：針3分，禁灸。

《針灸大成》：主治腳如冷水，膝寒，痿痹不仁，不屈伸，卒寒疝，力痿少氣，小腹痛，脹滿，腳氣，伏兔止寒消渴。

雜說：《甲乙經》、《針灸大成》等諸著皆言勿灸過多，其因胃與脾為表裏，此穴與脾經內側血海相對，表裏互病，灸多則血滯，婦人月事不調，氣不疏暢，雖治陰性之疾奇效，然必詳查。

### (34) 梁丘穴

膝上2寸兩筋間。骨高如山脊，俗稱山梁，兩筋起伏如山丘，故名梁丘穴。

《銅人》：針3分，灸三壯。

《明堂》：針5分。

《針灸大成》：主治膝腳腰痛，冷痹不仁，跪難屈伸，足寒大驚，乳腫痛。

雜說：治膝關節不能伸屈有特效，風市、梁丘、犢鼻、陽陵泉針後溫灸，治膝風濕性關節炎奇效。

### (35) 犢鼻穴

膝臏下，挾解兩筋陷中。脛骨上，兩筋陷中形如犢鼻，

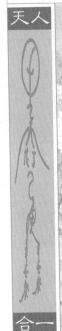

天人

合一

故名犢鼻穴。

《銅人》：針 3 分，灸三壯。

《素問》：刺犢鼻出液為跛。

《針灸大成》：主治膝中痛不仁，跪難起，足寒，腳氣，膝中腫潰者不可治，不潰者可治，此穴腫而堅硬者不可攻。先洗熨而後微刺可瘳。

雜說：膝關節腫痛、風濕、類風濕，淺刺加灸，約 1 小時，不宜過熱。其效尤佳。

(36) 足三里穴

膝眼下，三寸兩筋間。膝下三寸，故名足三里穴。屬足陽明胃經，所入為合穴為土。

《銅人》：針 5 分，灸三壯。

《素注》：針 1 寸，灸三壯。

《明堂》：針 8 分，灸百壯。

《千金》：灸五百壯，少則一至二百壯。

《針灸大成》：主治胃中寒，心腹脹滿，腸鳴髒氣虛憊，真氣不足，腹痛食不下，大便不通，心悶不已，卒心痛，腹有逆氣上攻，腰痛不得仰伸，小腸氣，水氣蠱毒，鬼擊，痃癖，四肢滿，膝胻酸痛，目不明，產婦血暈。

雜說：三里之功馬丹陽天星十二穴述之備矣。如中藥之甘草合諸藥而解百毒，犯大戟之忌，而三里氣血皆虛而補，實瀉則臟腑通，雖為陽明經穴能上達百會，下至諸陰陽之井穴。依法取之治病神效。

(37) 上廉穴

一名上巨虛。三里下 3 寸，兩筋骨罅中。廉者側也，隅也，兩大肌之隙縫中，故名上廉穴。兩大肌縫長而大，

故又名巨虛也。

《銅人》：針3分，灸三壯。

《明堂》：針8分，得氣即瀉，日灸七壯。

《針灸大成》：主臟氣不足，偏風腳氣，腳脛酸痛伸屈難，久立不能，風水膝腫，骨髓冷痛，大腸冷，食不化，殞泄，癆瘵，夾臍腹兩脇痛，腸中切痛雷鳴，氣上沖胸，喘息不能行。傷寒胃中熱。

雜說：下肢麻木不仁，足趾疼痛麻木不仁配井穴速癒。

(38) 條口穴

膝下8寸，下廉上1寸處。上有上廉，下有下廉，中有條口，條者直也，三穴一線，口者合也，條口居中，上廉合大腸經，下廉合小腸經，口乃眾合之意，故名條口穴。

《銅人》：針5分。

《明堂》：針8分，灸三壯。

《針灸大成》：主治小腸氣不足，面無顏色，偏風腿痿，足不履地，熱風冷痺不遂，風濕痺，喉痺，轉筋，足緩不收。

雜說：條口與上下二廉一脈相承，主治下肢痿症、麻木、酸痛之外，調和大小腸之運行功能顯著。

(39) 下廉穴

又名下巨虛。上廉下3寸，骨外緣陷中，下廉穴意與上廉同，故名下廉穴。

《銅人》：針8分，灸三壯。

《素注》：針3分。

《明堂》：針6分，得氣即瀉。

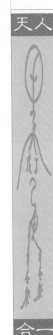

天人

合一

《甲乙經》：日灸七七壯。

《針灸大成》：小腸諸疾，腳氣不足，沉重，唇乾，涎出不覺，不得汗出，毛髮焦內脫，傷寒胃中熱，不嗜食，泄膿血，胸脇小腹控睾而痛。寒甚，獨肩上熱甚小指次指間熱痛，女子乳痛，足跗不收，跟痛。

雜說：其功主小腸諸患外，治提睾症頗效。

## （40）豐隆穴

外踝上 8 寸，下胻外廉陷中。此主氣之升降，豐隆是代雷神之名，豐隆借雷鳴之聲而得名豐隆穴。

《銅人》：針 3 分，灸七壯。

《明堂》：灸七壯。

《針灸大成》：主治厥逆，大小便難，怠惰，腿膝酸，屈伸難，胸痛如刺，腹若刀切痛，風痰頭痛，風逆四肢腫，足青身寒濕，喉痹不能言，登高而歌，棄衣而走，見鬼好哭，氣逆喉痹卒喑，實則狂癲，瀉之。虛則足不收，脛枯補之。

雜說：豐隆穴及足陽明之大絡，上可升諸陽之氣如雲，下則沛潤成雨，此穴升降之功頗大，「淮南子」《季春三月，豐隆乃出》。楚詞《天問》《召豐隆使先導兮！吾令豐隆乘雲兮》。古諭此穴氣之升隆如雷鳴沛雨，氣血實虛，補瀉分明，其功效可見。

## （41）解谿穴

衝陽後 1.5 寸，腕上陷中。穴在脛骨巨骨足上聯接凹處，高處曰山，底處曰谿，解者開也，脫也，散開也，此穴處易脫臼，故名解谿穴也。

《銅人》：針 5 分，灸三壯。

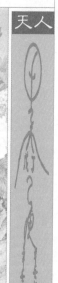

《針灸大成》：主治風面浮腫，顏黑，厥氣上沖，腹脹，大便下重，瘈驚，膝骨胻痛腫，轉筋，目眩，頭痛，癲疾，心煩悲泣，霍亂，頭風面赤，眉攢痛不可忍。

雜說：瀉解谿，能引上沖之鬱熱下行，配風池瀉留針，治偏頭風、頭痛難忍，針下立癒。

### (42) 衝陽穴

足跗上 5 寸，去陷谷 2 寸骨間動脈處，足陽明之原穴。此穴乃足陽明陽綱之穴，衝者猛也，穴在陽中之脈，故名衝陽穴。

《銅人》：針 5 分，留三壯。

《素注》：針 3 分。

《素問》：刺跗上動脈出血不止死。

《針灸大成》：主治偏風口眼喎斜，跗腫，齒齲，發寒熱，腹堅大，不嗜食，傷寒振寒而欠，癲狂奔走，身前痛。

雜說：治寒熱往來奇效，配大椎穴。

### (43) 陷谷穴

足大趾次趾外間，內庭後 2 寸，足陽明所注為俞木。岐骨凹處是穴，凹者陷也，故名陷谷穴。

《銅人》：針 3 分。

《素注》：針 5 分，灸三壯。

《針灸大成》：主治面目浮腫善噫，腸鳴腹痛，熱病無度，汗不出，振寒瘧疾。

雜說：治同衝陽穴。

### (44) 內庭穴

足大趾、次趾外間陷中。足陽明經所溜為滎穴。前穴

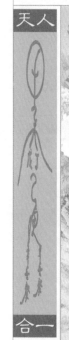

天人

合一

67

厲兌：兌者門也，先入門而後曰庭，故名內庭穴。

《銅人》：針3分，灸三壯，留十呼。

《針灸大成》：四肢厥逆，腹脹滿，數欠惡聞人聲，振寒，咽中引痛，口喎，上齒齲，瘧不嗜食，腦皮膚痛，鼻衄不止，傷寒，手足逆冷，汗不出，赤白痢。

雜說：內庭之功天星十二善盡。上下門牙痛瀉合谷，內庭瀉留針，針下即癒。

### (45)厲兌穴

足大趾次趾之端，去爪甲如韭葉，足陽明胃經所出為井穴。厲者《說文》曰：磨石也，悍石旱石皆也，磨厲鈍刃磨之以利。《師古》曰：厲疾飛也，諸疾從兌（兌，門也）而脫出，厲兌百疾癒之門戶也，故名厲兌穴。

《銅人》：針1分，灸十壯。

《針灸大成》：屍厥，口噤氣絕，狀如中惡，水腫，熱病汗不出，寒瘧不嗜食，面腫，足胻寒，喉痹，上齒齲，惡寒鼻不利，多驚好臥，狂欲登高而歌，棄衣而走，黃疸，鼽衄，口喎唇裂，頸痛，膝臏腫痛，循胸乳氣街、伏兔、胻外廉、足跗上皆痛。

雜說：厲疾磨難扃難醫，經絡十四皆通此。合匯制約榮與損，後天之本氣血根。匡正祛邪君自知。

## 6. 足太陰脾經

《靈樞·經脈篇》：脾太陰之脈，起於大指之端，循趾內側白肉際，過覈骨後，上內踝前廉，上腨內，循胻骨後，交出厥陰之前，上膝骨前內廉，入腹，屬脾，絡胃，上膈，抵咽，連舌本，散舌下。其支者，復從胃別上膈，

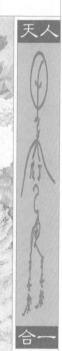

注心中。少血多氣，巳時氣血注此。

### (1)隱白穴

足大指端內側，去爪甲如韭葉。脾脈所出為井木。隱者藏也，脈藏胃陽之兌氣金，故名隱白穴。

《銅人》：針3分，灸三壯。

《素注》：針1分，留三呼。

《針灸大成》：主治腹脹，喘滿不得安臥，嘔吐食不下，胸中熱暴泄，衄血，屍厥不識人，足寒不能溫，婦人月事過時不止，小兒客忤，慢驚風。

雜說：補三里、灸隱白15～20分鐘，治月經過多、淋漓不斷有奇效。

### (2)大都穴

足大趾本節後，內側陷中，骨縫赤白肉際。脾脈所留為滎火。大都之意，病之所以起人之所以治，脾胃之疾多會聚於此，故名大都穴。

《銅人》：針3分，灸三壯。

《針灸大成》：熱症汗不出不得臥，身重骨痛，傷寒四肢冷，腹滿善嘔，煩熱悶亂，吐逆，目眩，腰痛不可俯仰，繞踝風，胃心痛，腹脹胸滿，心蛔痛，小兒客忤。

雜說：腹脹氣滿，消化不良，反胃，嘔吐，婦人痛經，經少，脾胃二俞均補、灸大都其效神明。

### (3)太白穴

足大趾內側，內踝前骸骨下陷中，脾脈所注為俞土。

太白金星也，金乃兵也刃也，如果脾胃不合，表裏失調，脾胃諸病叢生，當先用此穴，故名太白穴也。

《銅人》：針3分，灸三壯。

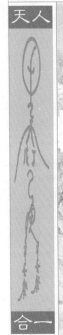

天人

合一

69

《針灸大成》：主治身熱煩滿，腹脹食不化，嘔吐，泄瀉膿血，腰痛大便難，氣逆，霍亂，腹中切痛，腸鳴，膝股胻痛酸轉筋，身重骨痛，胃心痛，腹脹胸滿，心痛緩。

雜說：大小腹疼痛，泄痢，裏急後重，取此穴立效。婦人女子赤白帶下，配關元、氣海均灸，先灸太白穴半小時、雙側後灸配穴，立效。

### (4) 公孫穴

足大趾本節後 1 寸，內踝前。足太陰絡脈，別走足陽明胃經，足太陰之絡穴，支而橫者為絡，別者為孫，每經都有它的配穴，故名公孫穴。

《銅人》：針 4 分，灸三壯。

《針灸大成》：主治寒瘧，不嗜食，好太息，多寒熱汗出，病至則喜嘔，嘔已乃衰，頭面腫起，煩心狂言，多飲，膽虛，厥氣上逆則霍亂，實者腸中切痛瀉之，虛則鼓脹補之。

雜說：補三陰瀉公孫痛經立止。

### (5) 商丘穴

足內踝骨微前陷中，前有中封，後有照海，其穴居中。脾脈所行為經金。商為秋季，在形為金，蕭殺之氣秋之狀也，踝骨如山，穴在底處，故名商丘穴也。

《銅人》：針 3 分，灸三壯。

《針灸大成》：主治腹脹，腸中鳴，不便，脾虛令人不樂，身寒善太息，心悲骨痹，氣逆，痔疾，骨疽蝕，魘惡夢，癲瘲，寒熱好嘔，陰股內痛，氣壅，狐疝走上下，引小腹痛，不可俯仰，痞積於脾，黃疸，舌本強痛，腹

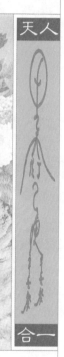

天人

合一

脹，寒瘧，溏泄，面黃，善思，善味，食不消，體重節重，怠惰嗜臥，婦人絕子，小兒驚風。

雜說：腸鳴如雷商丘補，歸來天樞久留針，虛補實瀉應手到，立見奇功腸鳴消。

### (6)三陰交穴

內踝上3寸，骨下陷中。足太陰、少陰、厥陰之會，故名三陰交穴。

《銅人》：針3分，灸三壯。

《針灸大成》：主治脾胃虛弱，心腹脹滿，不思飲食，脾痛身重，四肢不舉，腹脹腹鳴，溏泄食不化，疝痹，腹寒，小便不利，陰莖痛，足痿不能行，疝氣，小便遺，膽虛，食後吐水，夢遺失精，霍亂，手足逆冷，呵欠，頰車蹉開，張口不合。臍下痛不可忍，漏血不止，經脈閉塞不通，瀉之立通。

《銅人》：又云：針3分（灸百壯補氣血不足）。

雜說：經閉腹脹腰酸痛，八髎腰俞志室行，腰酸背痛應針解，三陰一針經脈通。

### (7)漏谷穴

一名太陰絡。內踝上6寸，漏者，隱也，白虎通聖人篇說：「禹耳三漏是謂大通。」脾主血，血行周身內外如沛潤，穴在兩肌之間，故名漏谷穴。

《銅人》：針3分，禁灸。

《針灸大成》：主治腸鳴，強欠，心悲逆氣，腹脹滿急，疝癖冷氣，飲食不為肌膚，膝痹足不能行。

雜說：漏谷補，瀉內庭，治療狂躁不安效果佳。

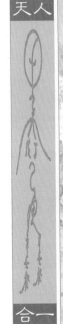

（8）地機穴

一名脾舍。足內側輔骨下陷中，伸足取之，足太陰郄穴，別走上 1 寸有空。脾為中央，五行為土，穴處陰陵泉合穴樞機之下，故名地機穴。

《銅人》：針 3 分，灸三壯。

《針灸大成》：主治腰痛不可俯仰，溏泄，腹脇脹，水腫腹堅，不嗜食，小便不利，精不足，女子症癖。

雜說：灸地機、針補長強，腹脹溏泄立見效。

（9）陰陵泉

膝下內側輔骨下陷中，屈膝取之，與陽陵泉相對。足太陰脾脈所入為合水穴。穴上輔骨端處山陵之高，下陷處是穴，合為水，脾屬太陰，故名陰陵泉穴。

《銅人》：針 5 分。

《針灸大成》：主治腹中寒不嗜食，脇下滿，水脹腹堅，喘逆不得臥，腰痛不可俯仰，霍亂，疝瘕，遺精，尿失禁不利，氣淋，寒熱不節，陰痛，暴泄，殄泄。

雜說：針瀉陰陵治尿閉，奇效。

（10）血海穴

又名百蟲窩。膝臏內廉，白肉際 2.5 寸處。脾統血，此穴善治男女血分之疾，故名血海穴。癢時如百蟲在皮下爬行蠕動，方知古人謂百蟲窩之深意。

《銅人》：針 5 分，灸三壯。

《針灸大成》：氣逆腹脹，女子月事不調，漏下惡血。

雜說：皮膚瘙癢症，癢甚鑽心，諸藥難醫，血海刺出血，日灸百壯，瘙癢止心神安。

### (11) 箕門穴

魚腹上越筋間，一云：股上起筋間。箕門者，星座名，北有北斗，南有箕門，前兩星寬，後兩星巨小，形如簸箕，膝上肌肉豐腴前大後小，門者開闔之意，謂脾經之氣出入處，故名箕門穴。

《銅人》：灸三壯。

《針灸大成》：主淋，小便不通，遺尿，鼠鼷腫痛。

雜說：伏兔風市瀉，箕門穴針補，治膝上肌麻木不仁，針下即癒。

### (12) 衝門穴

一名慈宮。府捨下 1 寸，橫骨兩端約紋中有動脈應手，去腹中行各 4.5 寸。此穴能升降脾脈本經之氣，並上沖入腹，故名衝門穴。

《銅人》：針 5 分，灸七壯。

《針灸大成》：主治腹寒氣滿，腹中積聚痛，癃，淫濼，陰疝，婦人乳痛，妊娠子沖心，不得息。

雜說：衝門與外側氣沖平，衝門氣沖針瀉治腹滿脹痛，奇效。

### (13) 府舍穴

腹結下 2 寸，去腹中行各 4.5 寸。穴在丹田少腹下，諸腑之氣藏之，故名府舍也。

《銅人》：針 7 分，灸五壯。

《針灸大成》：主治疝瘕，痹中急痛，循脇上下搶心，腹滿積氣。

雜說：府舍穴是足太陰、厥陰、陰維之會。以上三脈入腹處，絡肝脾，結心肺，從脇至肩上，太陰之郄，三

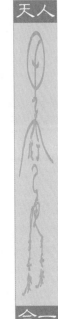

天人

合一

陰、陽明之別，故治諸腑之疾。

(14) 腹結穴

一名腸窟。大橫下 1.3 寸，去腹中行各 4.5 寸。

《銅人》：針 7 分，灸五壯。

《針灸大成》：主治繞臍痛，咳逆。

雜說：取腹結配天樞、氣海瀉，治腸鳴頗效。配天樞、支溝、足三里，治便秘，神效。

(15) 大橫穴

腹哀下 3.5 寸。去腹中行各 4.5 寸。大橫穴與足陽明胃脈天樞平，脾胃表裏相屬，橫與天樞平，故名大橫穴也。

(16) 腹哀穴

日月下 1.5 寸，去腹中行各 4.5 寸。

腸鳴磔磔，如哭如訴如歎息之音，故名腹哀穴。

《銅人》：針 3 分。

《針灸大成》：主治寒中食不化，腹中痛。

雜說：此穴足太陰、陰維之會。故腹中不通，下焦結痛，先瀉三里、後瀉腹哀，功效可見。

(17) 食竇穴

天谿下 1.6 寸，去腹中行各 6 寸。舉臂取之。竇者留也，不通暢曰竇，此穴能治消化不良，胃下不暢，故名食竇穴。

《銅人》：針 4 分，灸五壯。

《針灸大成》：主治胸脇支滿，膈間雷鳴，常有水聲，膈痛。

雜說：胃下水聲腸鳴動，膈逆氣沖不能通。先針膈俞通內竅，食竇瀉之疾可消。

(18) 天谿穴

胸鄉下 1.6 寸陷中，去胸中行各 6 寸，仰而取之。

三焦上焦為瀉，曰天。天谿平乳中，乳汁如溪之水，故名天谿穴。

《銅人》：針 4 分，灸五壯。

《針灸大成》：主治胸中滿痛，賈膺咳逆上氣，喉中作聲，婦人乳腫，潰癃。

雜說：治肋間痛其效留好。

(19) 胸鄉穴

周榮下 1.6 寸，去胸中行各 6 寸。

肺如華蓋居上，心藏神明曠而廣，故胸之寬大如鄉，故名胸鄉也。

《銅人》：針 4 分，灸五壯。

《針灸大成》：主治胸脇支滿，轉側難。

雜說：胸脇苦滿引背痛，氣鬱填胸側身疼。周榮大包亦相同，應手取穴有神功。

(20) 周榮穴

中府下 1.6 寸，去胸中行各 6 寸。仰而取之，脾統血，榮全身，合諸經，通臟腑，榮皮膚，潤發毛，故名周榮也。

《銅人》：針 4 分。

《針灸大成》：胸脇滿不得仰臥，食不下，喜飲。

雜說：治同胸鄉穴，針莫過三分。

(21) 大包穴

淵液下 3 寸。

大者，內連臟腑，外達皮毛，諸經絡無一不貫通，故

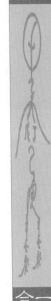

天人

合一

名大包也。

《銅人》：針3分，灸三壯。

《針灸大成》：主治胸脇中痛，喘氣，實則身痛瀉之，虛則百節皆縱補之。

雜說：百節皆痛配曲池、委中，婦人乳痛須配肩井。脇痛滿肝俞及膽，虛補實瀉古之盡然。

## 7. 手少陰心經

《靈樞・經脈篇》：心手少陰之脈，起於心中，出屬心系，下膈絡小腸。其支者，從心系上挾咽，出目系，其直者，復從心系卻上肺，出腋下，下循臑內後廉，行太陰心主之後，下肘內廉，循臂內後廉，抵掌後銳骨之端，入掌內後廉循小指之內，出其端。多氣少血，午時氣血注此。丁火之臟，脈在左寸。

(1) 極泉穴

臂內腋下筋間，動脈入胸。心血如泉水湧灌全身，故名極泉穴。

《銅人》：灸三壯。

《明堂》：灸七壯。

《甲乙經》：針2分，留三呼。

《素注》：灸五壯。

《針灸大成》：主治臂肘寒厥，四肢不收，心痛，乾嘔，煩渴，目黃，脇滿痛，悲愁不樂。

雜說：此穴左穴近心臟及包絡，不用為上。

(2) 青靈穴

肘上3寸，舉臂取之。少陰在卦為震，春生萬物復蘇

青色滿地，少陰君火，故名青靈穴。

《銅人》：灸七壯。

《明堂》：灸三壯。

《針灸大成》：主治目黃頭痛，振寒脇痛，肩臂不舉，衣不能帶。

雜說：青靈配曲垣曲池均瀉，肩背肘痛，即止。

(3) 少海穴

一名曲節。肘內廉節後，去大骨後 5 分，曲肘向頭得之。所入為合水。海者，諸氣多匯於此，曰海，少陰君主之穴，故名少海也。

《銅人》：針 3 分，灸三壯。

《甲乙經》：針 3 分，留三呼五吸。

《針灸大成》：主寒熱，齲齒痛，目眩發狂，嘔吐涎沫，項不得回，肘攣腋下痛，四肢不得舉。

雜說：針少海肩髃治臂臑酸痛難忍，奇效。

(4) 靈道穴

掌後 1.5 寸。手少陰心經所行為經金。

《銅人》：針 3 分，灸三壯。

《針灸大成》：主治心痛，乾嘔悲恐，相引瘈瘲，肘攣暴喑不能言。

雜說：欲治暴喑還須配合谷湧泉。

(5) 通里穴

掌後 1 寸陷中。少陰心脈之絡，別走太陽小腸經。心與小腸為表裏，通里絡穴，別走小腸，表裏相通，故名通里穴，又值掌 1 寸。

《銅人》：針 3 分，灸三壯。

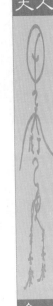

天人

合一

《針灸大成》：主治目眩，頭痛，熱病先不樂，面熱無汗頭風，暴喑不言，目痛心悸，肘臂酸痛，苦嘔喉痺，少氣遺尿，婦人經血過多崩中，實則支滿膈腫，瀉之，虛則不能言，補之。

雜說：少陰君火，口苦、咽乾、喉腫痛，配少商針，奇效。

### (6) 陰郄穴

掌後脈中，去腕5分。郄者，是隙也，縫也。穴在小指骨本節後陷中，少陰經脈，故名陰郄穴。注：郄即郤，後轉為卻又轉為郄。

《銅人》：針3分，灸七壯。

《針灸大成》：鼻衄吐，灑淅畏寒，厥逆氣驚，心痛霍亂，胸中滿。

雜說：氣虛盜汗無氣衰，合谷陰郄補莫遲，補則盛過參芪藥，瀉則明目清腦勝羚黃。

### (7) 神門穴

一名銳中，一名中都。掌後銳骨陷中。手少陰心脈所注為俞土。「玉房之中神門戶」道家稱心房為玉房，神之門，神之戶居也，少陰經心脈，故名神門穴。

《銅人》：針3分，灸七壯。

《針灸大成》：主瘧心煩，喜得冷飲，惡寒欲處溫中，咽乾不嗜食，心痛數噫，恐悸，少氣不足，手臂寒，面赤喜笑，掌中熱而啘，目黃脇痛，喘逆身熱，狂悲狂笑，嘔血吐血，振寒上氣，遺溺失音，心性癡呆，健忘，心積伏梁，五癇。

雜說：神門、合谷配肝俞瀉，治不寐，神效。

### (8) 少府穴

手小指本節後，骨縫陷中，平勞宮穴。手少陰心脈所溜為滎火。少乃少陰心經之意，心神本經之氣由神門入而府居，故名少府穴。

《銅人》：針2分，灸七壯。

《明堂》：灸三壯。

《針灸大成》：煩滿少氣，悲恐畏人，掌中熱臂酸，肘腋攣急，胸中痛，手踡不伸，疳瘧久不癒，振寒，陰挺出，陰癢，陰痛，遺尿偏墜，小便不利，太息。

雜說：少府歸來補，百會灸百壯（艾灸），治子宮脫垂奇效。

### (9) 少衝穴

一名經始。手小指內側去爪甲如韭葉。手少陰心脈所出為井木。少陰心脈之氣由井而出至通里橫絡小腸手太陽脈，陰陽合而平泌，少為少陰，衝者上也，故名少衝穴。故古人稱此穴曰經始也。

## 8. 手太陽小腸經

《靈樞·經脈篇》：小腸手太陽之脈，循手外側上腕，出踝中直上，循臑外後廉，出肘內側當兩筋之間，上循臑外後廉出肩胛交肩上，入缺盆絡心，循咽下膈抵胃，屬小腸。其支者，從缺盆循頸上頰，至目銳眥，入耳中。其支者，別頰上䪼，抵鼻，至目內眥，斜絡於顴（注顑音拙）。多血少氣，未時氣血注此。

### (1) 少澤穴

又名小吉。小指端外側，去瓜甲角下1分。手太陽小

腸脈所出為井金。澤者，水也，大水曰江河湖澤，沛也潤也，少陰心絡之氣衝入太陽之脈，氣血入沛（沛者霧也，細雨如霏之狀也），周布全身，在針為兌，故名少澤穴。

《銅人》：針1分，灸一壯。

《素注》：灸三壯。

《針灸大成》：寒瘧，汗不出，舌強，喉痹，口乾心煩，臂痛瘈瘲，咳嗽，口中涎唾，頸項急，不得回顧，目生膚翳復童子，頭痛。

雜說：瀉中脘、針少澤治口臭奇效。

(2) 前谷穴

手小指本節前陷中。手太陽小腸脈，所溜為滎水。小指本節骨後有後谿，故前陷處當稱為谷，故名前谷穴。

《銅人》：針1分，灸一壯。

《明堂》：灸三壯。

《針灸大成》：熱病汗不出，咳瘧癲疾，耳鳴項腫喉痹，頰腫引耳後，鼻塞不利，咳嗽吐衄，臂不能舉，婦人產後無乳。

雜說：補前谷瀉肩井氣感至乳中，乳汁即出。

(3) 後谿穴

小指外側本節後陷中，握拳取之，手太陽小腸脈所注為俞木。小指本節末骨高處為分界，前為前谷，後陷中為後谿穴，手太陽脈之氣潤澤，如溪涓涓長流，故名後谿穴。

《銅人》：針1分，灸一壯。

《針灸大成》：主瘧寒熱，目赤生翳，鼻衄，耳鳴，胸滿，頸項強，不得回顧，癲疾，臂肘攣急，痂疥。

雜說：補後谿、瀉風池、大杼，治背肩攣急、頸項強，立效。

### (4) 腕骨穴

手外側腕前起骨下陷中。手太陽小腸經所過為原。本穴在腕處，故名腕骨穴。

《銅人》：針2分，灸三壯。

《針灸大成》：主治熱病汗不出，脇痛不得息，頸頷腫，寒熱，耳鳴，目冷，目生翳，狂惕，偏枯，肘不得伸屈，痃痔，頭痛，煩悶，驚風，頭痛，五指掣，瘈瘲。

雜說：瀉腕骨、內關，醫治胸脇苦痛，其效神。

### (5) 陽谷穴

手外側腕中，銳骨下陷中。手太陽之脈，故名陽谷穴。手太陽小腸經所行為經火。《內經》云：「肉之大會為谷，小會曰谿。」

《銅人》：針3分，灸七壯。

《素注》：針2分，灸三壯。

《甲乙經》：針2分，留二呼。

《針灸大成》：主治癲疾狂走，熱症汗不出，脇痛，頸頷腫，寒熱，耳聾耳鳴，齒齲痛，肩外側痛不舉，吐舌戾頸，妄言，左右顧，目眩，小兒瘈瘲，舌強不嗍乳。

雜說：口舌生瘡、舌強肥大、舌腫、舌不利、中風舌癱，針之有特效。

### (6) 養老穴

腕骨後1寸，手太陽郄穴。小腸者「盛受之官」，攝取本之精華，少陰行君主之職，供養身軀氣血暢通，行太陽經脈氣血，有承上啟下之功，故名養老也。

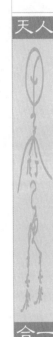

天人

合一

《銅人》：針3分，灸三壯。

《針灸大成》：主治肩臂酸痛欲折。

雜說：養老穴曲指轉腕取穴方準，故名暗穴。治肩胛諸疾，養老配秉風、肩髃針之，甚妙。

### (7) 支正穴

腕後5寸處。手太陽脈之絡，別走少陰。支者使也，支指五指其病時手指不得伸屈攝取，又居肘腕之中，故名支正穴。

《銅人》：針3分，灸三壯。

《明堂》：針2分，灸三壯。

《針灸大成》：主治風虛，驚恐悲愁，癲狂五勞，四肢虛弱，肘臂攣難屈伸，手不握，十指盡痛，熱痛，先腰頸酸，喜渴，強項，疣目，實者節弛肘廢，瀉之，虛者生疣，痂疥，補之。

雜說：針支正（補）、手之諸井穴點刺，治指不能伸屈、麻木，神效。麻木、偏風、偏癱之疾取支正有奇效。

### (8) 小海穴

肘內大骨外，去肘端5分陷中。手太陽小腸脈所入為合土。太陽脈合少陰脈會於此，海者氣聚之處也，故名小海穴。

《銅人》：針3分。

《素注》：針2分，留七呼。

《針灸大成》：主治頷腫，肩臑肘臂外後廉痛。寒熱，齒齦腫，目眩，項頸痛，瘍腫振寒，肘腋痛腫，小腹痛，癇發羊鳴，戾項，瘛瘲狂走，頷腫不可回顧，肩似拔，臑似折，耳鳴，目黃，頰腫。

雜說：小海治偏癱，臂舉不能，配頰車、秉風、風池合谷虛補實瀉，其效尤佳。

(9)肩貞穴

曲胛下兩骨解間，肩髃後陷中。貞者操也，責無旁貸，不二曰貞，指、手、臂、肩胛每動必用，操勞之所，故名肩貞也。

《銅人》：針5分。

《素注》：針8分，灸三壯。

《針灸大成》：主治傷寒寒熱，耳聾耳鳴，風痹，缺盆中痛，手足麻木不仁。

雜說：手指麻木不仁者，取肩貞、秉風、曲池、三間均瀉，麻木之感立消。

(10)臑俞穴

俠骨臑後大骨下，胛上廉陷中。舉臂取之。肉者臑也，肌肉不著骨處之肉曰臑。穴在肩胛下肉隙中，故名臑俞也。此穴是陽維、陽蹻、太陽脈之會穴。

《銅人》：針8分，灸三壯。

《針灸大成》：主治臂酸無力，肩痛引胛，寒熱氣腫頸痛。

雜說：取照海、崑崙、風池、臑俞穴，治半身麻木、半身不遂有奇效。

(11)天宗穴

秉風後大骨下陷中。《唐·天又大象賦》云：「注日月星為天宗，河海岱為地宗。」天宗曲垣秉風三穴，如天宗星、宗正星、宗人星之排列，故名天宗穴。

《銅人》：針6分，留六呼。

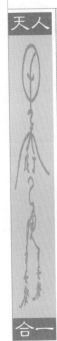

天人

合一

83

《針灸大成》：主治肩臂酸痛，肘後外廉痛，頰頷腫痛。

雜說：手臂不能舉，臂膊反背，曲垣秉風天宗均瀉、補曲池，臂能立舉，效驗如神。

## (12) 秉風穴

天髎外肩上小髎後，舉臂有空。秉者：綱直不亂，耿耿於職，承本經太陽、陽明之氣會手少陽、足少陽，四脈相會上達巔頂下抵足趾，秉陽蹻陽維超越之正氣，貫上下通內外，其穴之要可知也，故名秉風穴。

《銅人》：針5分，灸五壯。

《針灸大成》：主治臂肩不能舉。

雜說：諸風之疾病，秉風先覺不適之感，此乃正氣相維之功，故秉風乃治風疾要穴。

## (13) 曲垣穴

肩中央曲胛陷中，按之應手痛。不直曰曲，垣，牆也，居肩之中央彎曲如牆，故名曲垣穴。

《銅人》：針5分，灸三壯。

《明堂》：針8分。

《針灸大成》：主肩胛痛。

雜說：拘急寒痹、肩酸痛鑽心，其穴必用，多灸為善。

## (14) 肩外俞

肩胛上廉陷中，去脊3寸處。俞則輸之變，運也，通也，穴近膀胱經之俞穴，故名肩外俞穴也。

《銅人》：針6分，灸三壯。

《明堂》：灸一壯。

《針灸大成》：主治胛骨寒痛，濕痹寒至肘。

雜說：風寒濕痹灸半小時有奇效。

(15)肩中俞

大椎旁去脊 2 寸陷中。中者不偏，此穴近膀胱經之俞，位於大杼俞、肩外俞之中，故名肩中俞穴。

《銅人》：針 6 分，灸三壯。

《素注》：灸三壯。

《明堂》：灸一壯。

《針灸大成》：寒熱，目視不明。

雜說：肩胛背酸痛，久咳不止之疾，針灸之奇效。

(16)天窗穴

又名天空一名窗籠。頸大筋間前曲頰下，扶突後動脈應手陷中。上巔通七竅如窗，故名天窗穴。

《銅人》：針 3 分，灸三壯。

《素注》：針 6 分。

《針灸大成》：主治痔痛，頸痛，肩痛引頸不回顧，耳聾頰腫，喉中痛，暴瘖不能言，齒噤中風。

雜說：先取天窗穴瀉後取頰車，開牙關奇效。

(17)天容穴

耳後曲頰下即是穴。尖巔曰天容者納也，盛也，轉承容納交會諸經之職，故名天容穴。

《銅人》：針 1 分，灸三壯。

《針灸大成》：主治喉耳項諸疾。

雜說：取聽宮天容治耳鳴特效。

(18)顴髎穴

面頄骨下廉銳骨端陷中。張口取陷中即穴。穴在顴骨下隙中，因位得名顴髎穴。

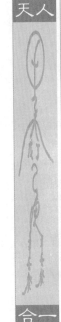

《銅人》：針2分。

《素注》：針3分。

《針灸大成》：主治齲齒腫痛。

雜說：顴髎治面癱症不可不用。

(19) 聽宮穴

一名所聞。平外皆耳缺前陷中。耳外輪納盈諸之聲入內宮而辨其音，故名聽宮穴。

《銅人》：針3分，灸三壯。

《甲乙經》：針2分。

《素注》：針1分。

《明堂》：針1分。

《針灸大成》：耳塞，耳聾，耳鳴，失音。

雜說：聽宮穴是手足少陽、手太陽三脈之會，故三焦經穴膽經穴皆有治耳疾之功。

## 9. 足太陽膀胱經

《靈樞·經脈篇》：膀胱足太陽之脈，起於目內眥，上額交巔上。其支者，從巔至耳上角，其直行者，從巔入絡腦，還出別下項，循肩髆內俠脊抵腰中，入循膂，絡腎屬膀胱；其支者，從腰中下挾脊，貫臀入膕中。其支者，從髆內左右別下貫胛，挾脊內，過髀樞，循髀外後廉，下合膕中，以下貫腨內，出外踝之後，循京骨，至小趾外側，出其端。多血少氣，申時氣血注此。

(1) 睛明穴

穴在目內眥眼上。又名淚孔。膀胱經之起處，治眼諸疾，故名睛明穴。

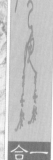

《銅人》：針1分，禁灸。

《明堂》：針1.5分，禁灸。

《針灸大成》：主治近視，惡風淚出，憎寒頭痛，目眩內眥赤腫，視物不明，眥癢，淫膚白翳，大眥攀睛胬肉，侵睛雀目，瞳子生瘡，小兒疳眼，大人氣眼冷淚。

雜說：夫膀胱經之睛明穴乃五經之總會處，氣盈血盛之所，陰蹻陽蹻自足上巔會於睛明，手足太陽、足之陽明會此，治眼疾勿忘諸經之穴，三里明目療眼疾可考可證，其餘可類推。

### (2) 攢竹穴

一名始光，一名員桂，又名光明。兩眉頭陷中。攢者捻也撫也，目上之眉形如竹葉，清而且秀，雅而端莊。清頭之諸風，目之諸疾，故名攢竹穴也。

《銅人》：針1分，留三呼，瀉三吸。

《素注》：針2分，留三呼，灸二壯。

《針灸大成》：主治視物不明，淚出目眩，瞳子癢，目瞢，眼中赤痛，眼瞤動不得臥，頰痛，面痛，屍厥癲邪，神狂鬼魅，風眩。

雜說：攢竹魚腰絲竹空，偏癱眉眼皮不動，輕捻銀針取穴正，補瀉分明眉頭動。

### (3) 眉沖穴

直眉頭上神庭、曲差之間。睛明始出上攢竹直上曰沖，故名眉沖。

《銅人》：針2分。

《針灸大成》：主治五癲，頭痛鼻塞。

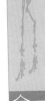

雜說：治面癱奇效。

### (4)曲差穴

入髮際神庭旁 1.5 寸。曲乃不直,差錯不齊言前額髮乃鬢角而言,故名曲差穴。

《銅人》:針 2 分,灸三壯。

《針灸大成》:主治脊強反張,目不明。

雜說:治頭風目赤頗效。

### (5)五處穴

上星旁 1.5 寸。睛明、攢竹、眉沖、曲差直上五穴,故名五處穴。

《銅人》:針 3 分,留七呼,灸三壯。

《明堂》:灸五壯。

《針灸大成》:目不明,頭痛,瘛瘲癲疾。

雜說:手足太陽、足陽明三經而代雙蹻上巔頂挾背下腰間,故五處穴有治頭諸疾、偏頭風、頭痛之功。

### (6)承光穴

五處後 1.5 寸處。五經會於睛明上光明(攢竹穴),前五穴多治眼疾,眼明則物見,承本經之正氣上行於巔,故名承光穴。

《銅人》:針 3 分,禁灸。

《針灸大成》:主治風眩頭痛,嘔吐心煩,鼻塞不聞香臭,口喎,鼻多清涕,目生白翳。

雜說:配合谷、風池、上星留針,治鼻炎特效。

### (7)通天穴

承光後 1.5 寸。目為心靈之窗,頭為天萬靈源,由睛明上巔頂,故名通天穴。

《銅人》:針 3 分,留七呼,灸三壯。

《針灸大成》：主治頸項轉動難，鼻衄，鼻瘡，鼻窒，鼻多清涕，鼻旋。

雜說：此穴配上星治鼻諸疾。

(8) 絡却穴

一名強陽，又名腦蓋。通天後 1.5 寸。却即郄字，後變為卻又轉為郤（出版年代不同用字不一之因）。本穴橫絡督之大會百會穴，却者袪邪扶正之意，故名絡却穴。

《銅人》：灸三壯。

《素注》：針 3 分，留五呼。

《針灸大成》：主治頭痛耳鳴，狂走瘛瘲，腹脹，目無所見，青盲內障。

雜說：項頸拘緊背痛，頭不能轉者，風池、大杼、百會瀉即癒。

(9) 玉枕穴

絡却後 1.5 寸，腦戶旁 1.3 寸，起肉枕骨上。入髮際 2 寸。枕骨堅如玉，故名玉枕穴。

《銅人》：針 3 分，灸三壯，留三呼。

《針灸大成》：主治目痛欲脫，不能遠視，內連系急，頭風痛不可忍，鼻窒不聞。

雜說：膀胱經主周身之表正氣，清肺主皮毛。風池、絲竹空、玉枕瀉，治偏頭風奇效。

(10) 天柱穴

後髮際，大筋外廉陷中。三部九侯：頭為天，頸項如柱如擎天之柱，故名天柱穴。

《銅人》：針 5 分，得氣即瀉。

《素注》：針 2 分，留二呼。

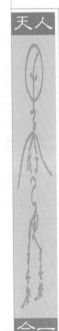

天人

合一

《針灸大成》：主治足不任其身，肩背痛欲折，目瞑視，目如脫，項如拔，頭風，項強不得回顧。

雜說：絡卻橫絡百會，大杼會督脈之大椎，承督脈與本經之氣上行下達，故治頸椎病之要穴。

### (11) 大杼穴

項後第一椎下，去脊去中行 1.5 寸陷中。正坐取之督脈別絡手足太陽、少陽之會。《難經》曰：骨會大杼。頭項左右前後伏仰自如，其形如杼，故名大杼穴。

《銅人》：針 5 分，灸七壯。

《素注》：針 3 分，留七呼，灸七壯。

《明堂》：禁灸。

《資生經》：非大急不灸。

《針灸大成》：主治膝痛不得伸屈，傷寒汗不出，腰背痛，胸中鬱鬱，熱甚不已，頭風振寒，項強不可俯仰，痎瘧，頭眩，勞氣咳嗽，身熱目眩，腹痛，僵臥不能久立，煩滿裏急，身不安，筋攣癲疾，身蜷攣急脈大。

雜說：背項強，熱不休，汗不出者瀉大杼、大椎、身柱、命門。灸大椎大杼汗出熱退。

### (12) 風門穴

一名熱府。二椎下，去脊中行 1.5 寸。風門穴與督脈陶道乃督脈上之氣之動穴，導本經與肺氣外行周表皮毛，內養諸之需，故名風門穴。

《銅人》：針 5 分。

《明堂》：灸五壯。

《素注》：針 3 分，留七呼。

《針灸大成》：主治發背癰疽，身熱，氣喘，咳逆，

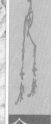

天人

合一

胸背痛，風癆嘔吐，鼻衄出清涕，傷寒頭項強，目瞑，胸中熱，臥不安。

雜說：風池、風門均瀉，治項強、背痛尤效，傷風發熱不退時補三里，灸大椎、風門汗出熱消。

## (13) 肺俞穴

三椎下去脊中行 1.5 寸。俞者，通達也，肺之通達於表之所，故名肺俞穴。

《素問》：刺中肺三日死，動則為咳。

《銅人》：漏。無可考。

《明下》：灸三壯。甄權氏：灸百壯。

《針灸大成》：主治癭氣，黃疸，癆瘵，口舌乾，癆熱上氣，腰脊強痛，寒熱喘滿虛煩，傳屍蒸骨，肺痿咳嗽，肉痛皮癢，嘔吐，支滿不嗜食，狂欲自殺，背痿，肺中風，僂臥，胸滿氣短，食後吐水，小兒龜背。

雜說：風門肺俞左右穴各灸百壯治氣喘，對過敏性哮喘、支氣管炎、支氣管擴張有特效。

## (14) 厥陰俞

一名厥俞。四椎下去脊各 1.5 寸。少陰者心也，心之護神包絡也，陰中之陰乃厥陰也，故名厥陰穴。

《銅人》：針 3 分，灸七壯。

《針灸大成》：主咳逆牙痛，心痛，心滿嘔吐。

雜說：背痛氣短，聯腰脊酸痛有奇效。

## (15) 心俞穴

去脊中行各 1.5 寸。五椎下。神為心主，與督脈神道平，心主之通路，故名心俞穴。

《銅人》：針 3 分，不可灸。

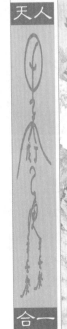

《明堂》：灸三壯。

《千金》：中風心急可灸。

《針灸大成》：偏風半身不遂，心氣亂恍惚，心中風，偃臥不得傾側，汗出唇赤，狂走發癇，語悲泣，心胸悶亂，咳吐血，鼻衄，目瞤目昏，嘔吐不下食，健忘。小兒心氣不足，數歲不語。

(16) 督俞穴

六椎下去脊中行各 1.5 寸，顧名思義，督之俞穴，故名督俞穴。

《銅人》：灸三壯。

《針灸大成》：主治寒熱心痛腸鳴氣逆。

雜說：督脈拘急大椎、命門瀉，連背腰痛者配督俞。

(17) 膈俞穴

去脊中行各 1.5 寸七椎下，其名意同膀胱經之他俞，故名膈俞穴。

《銅人》：針 3 分，留七呼，灸三壯。

《素問》：刺中膈心傷肝，其病難癒，不過一歲必死。

《針灸大成》：主治心痛周痹，吐食，反胃，自汗盜汗。

雜說：《難經》血會膈俞。上心俞，心生血，下則肝俞，肝藏血，故太陽經多血。治膈逆頗效。

(18) 肝俞穴

九椎下去中行脊各 1.5 寸，本髒之俞，故名肝俞穴。

《銅人》：針 3 分，灸三壯。

《素問》：刺中肝五日死，其動為欠。

《明堂》：灸七壯。

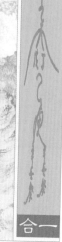

《針灸大成》：主治多怒黃疸，熱病目暗淚出。目眩，氣短咳逆，目上視，咳逆，口乾，寒疝，熱莖，筋急相引，轉筋入腹將死。

雜說：陽陵泉崑崙肝俞瀉，治腿轉筋及腹肌攣拘急奇效。

(19) 膽俞穴

十椎下去中行脊各 1.5 寸，俞者通也，膽之通道，故名膽俞穴。

《銅人》：針 5 分，灸三壯。

《明堂》：針 3 分。

《素問》：刺中膽一日半死，其動嘔。

《針灸大成》：主治頭痛，振寒汗不出，腋下腫，口苦舌乾，咽痛乾嘔吐，目黃，骨蒸勞熱食不下。

雜說：治勞瘵平取四花穴。四花者，上二穴即膈俞，下二穴是膽俞穴，治血之疾，皆可取之，肝膽相連一病俱損。取膈肝膽三俞穴，不可過，深刺不可。

(20) 脾俞穴

十一椎下去脊旁開各 1.5 寸。內通脾，故得名脾俞穴。

《銅人》：針 3 分，灸三壯。

《明堂》：灸五壯。

《素問》：刺中脾十日死，其動為吞。

《針灸大成》：主治引胸背痛，多食身瘦，痃癖積聚，脇下滿，泄痢，痰瘧寒熱。水腫氣脹引脊痛。

雜說：腹脹滿，腸鳴，消化不良，補脾俞，瀉三里頗效。

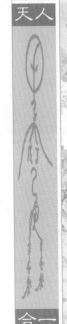

天人

合一

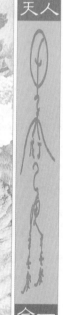

天人

合一

(21) 胃俞穴

十二椎下去脊中行各 1.5 寸，通胃之俞，故名胃俞穴。

《銅人》：針 3 分，灸隨年為壯。

《明堂》：灸三壯。

《針灸大成》：主治霍亂，胃寒，腹脹而鳴，反胃嘔吐，多食羸瘦，目不明，腹痛，胸脇支滿，脊筋攣，小兒羸瘦，不生肌肉。

雜說：脾胃不合，取二俞配三里、公孫，療經痛、腹痛良效。

(22) 三焦俞

十三椎下去脊旁開 1.5 寸，手少陽三焦經之俞穴，故名三焦俞穴。

《銅人》：針 5 分，灸三壯。

《明堂》：針 3 分，灸五壯。

《針灸大成》：主治臟腑積聚，脹滿羸瘦，不能飲食，傷寒頭痛，飲食吐逆，肩背急、脊強不得俯仰，水穀不化，泄注下利，腹脹腸鳴，目眩頭痛。

雜說：三焦經雖無形，然上中下三焦各焦之症虛。補虛實瀉依法而調三焦則和順，補中焦益脾胃，清上焦心肺明，滋下焦陰平陽沁，上焦虛火平。應慎之。

(23) 腎俞

十四椎下去脊中行各 1.5 寸。腎之俞門戶也，故名腎俞穴。

《銅人》：針 3 分，灸以年為壯。

《明堂》：灸三壯。

《素問》：刺中腎六日死，其動為嚏。

《針灸大成》：治虛勞羸瘦，耳聾腎虛，水臟久冷，心腹膜滿脹急，兩脇引小腹急痛，脹熱，小便淋，目視不明，溺血，少氣，小便濁，出精夢遺，腎中風踞坐腰痛，消渴，五勞七傷，虛憊，腳膝拘急，腰寒如冰，頭重身熱，振慄，食多羸瘦，面黃黑，腸鳴，腰中四肢淫濼，洞泄食不化，身腫如水，女人積冷氣成勞，寒熱往來。

雜說：腎為先天之本。腰背強直，小便不利諸淋症，女子赤白帶下、月經不調、痛經，不孕症皆可用。灸效尤佳。

### (24) 氣海俞

十五椎下，去脊中行各 1.5 寸。氣海穴之俞穴，故名氣海俞穴。

《銅人》：針 3 分，灸五壯。

《針灸大成》：主治腰痛，痔瘻。

雜說：本穴與任脈氣海穴相應，氣海乃氣之會穴，氣入丹田與肺氣相聯，有前呼後應之功，虛補實瀉，久灸多功。

### (25) 大腸俞

十六椎下，去脊中行各 1.5 寸。伏而取之。內應大腸，故名大腸俞。

《銅人》：針 3 分，留六呼，灸三壯。

《針灸大成》：主治脊強不得仰臥，腰痛，腹中氣脹，繞臍切痛，多食身瘦，腸鳴，大小便不利，洞泄食不化，小腹絞痛。

雜說：東垣云：「大腸俞治中燥。」大便秘結，乾燥數日不便者，虛補實瀉，日灸百壯，其效佳也。

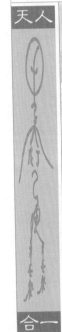

（26）關元俞

十七椎下，去脊中行各 1.5 寸。應關元，故名關元俞穴。

《銅人》：針 3 分，灸三壯。

《針灸大成》：主治風勞腰痛，泄痢，虛脹，小便難，婦人腹痛，症瘕。

雜說：治元氣不足，任督不交，宗氣下陷，男子遺精，早泄，女子月經諸病。

（27）小腸俞

十八椎下，去脊中行各 1.5 寸。內應小腸，故名小腸俞穴。

《銅人》：針 3 分，留六呼，灸三壯。

《針灸大成》：主治膀胱，三焦津液少，大小腸寒熱，小便赤不利，淋瀝遺溺，小腹脹痛，泄痢膿血，五色赤痢下重，腫痛，腳腫，五痔，頭痛，虛乏，消渴，口乾不可忍，婦人帶下。

雜說：本穴醫治頭足之疾，理三焦失調，虛補實瀉，調陰陽，合氣血，三焦之氣陰平陽泌。其效佳也。

（28）膀胱俞

十九椎下，去脊中行各 1.5 寸。內應膀胱，故名膀胱俞穴。

《銅人》：針 3 分，灸三壯。

《明堂》：灸七壯。

《針灸大成》：主治風勞脊急強，小便赤黃，遺溺，陰生瘡，少氣脛寒拘急，不得屈伸，腹滿，大便難，泄痢腹痛，腳膝無力，女子瘕聚。

雜說：尿熱小腹急痛，其痛如裂，膀胱俞、氣海、中極均瀉，針後神效。

## (29) 中膂俞

一名脊內俞。二十椎下，去脊中行各 1.5 寸。注：膂音書也。脊旁之肉曰膂肉，腰肌中乃折中之意，身長之半，故名中膂俞也。

《銅人》：針 3 分，灸三壯。

《明堂》：腰挾脊里痛，上下按之應者，從項至此穴，皆宜灸。

《針灸大成》：主治腎虛，消渴，腰脊強不能俯仰，腸冷，赤白痢，疝痛，汗不出，腹脹脅痛。

雜說：八髎、中膂俞、腎俞、命門多灸，治療腰背酸痛、腰急拘緊、尿頻、短赤有特效。

## (30) 白環俞

二十一椎下，去脊中行各 1.5 寸。白者潔而精，玉之魂也，太陽主周身之表，自大杼穴至白環穴內聯臟腑，經絡通氣血行如環無端，皮膚白而潔如美玉之堅，如人之魂魄無瘕，故名白環俞穴。

《銅人》：針 5 分，灸三壯。

《素注》：針五分。

《明堂》：灸三壯。

《針灸大成》：手足不仁，腰脊痛，疝痛，大小便不利，腰髖痛，腳膝不遂，溫瘧，腰脊冷痛不得臥，勞損虛風，腰脊不便，筋縮攣痹，虛熱閉塞。

雜說：治婦女月事不調，痛經，赤白帶下，針補，灸效尤佳。

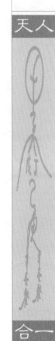

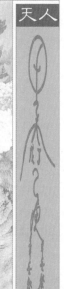

天人

合一

### (31) 上髎穴

第一空腰髁下1寸，挾脊陷中，足太陽、少陽之絡。髎者骨空，隙，縫之稱，在薦骨上，上下排列有序，左右各四孔，故名上、次、中、下四髎，左右其八穴，共稱為八髎穴。中髎為足厥陰、少陽所結之會穴。

雜說：針後加灸，治腰痛、婦科疾患、盆腔積液多灸其效頗好。

### (32) 會陽穴

一名利機。陰尾尻骨兩旁。會陰穴是諸陰之會，此穴在督脈為諸陽之會，故名會陽穴。

《銅人》：針8分，灸五壯。

《針灸大成》：主治腹寒，熱氣冷氣，泄瀉，腸澼下血，陽氣虛乏，陰汗濕，久痔。

雜說：治久痔奇效。針刺2分善補諸陽之虛，小兒泄利按摩即效。成人按摩此穴，蘊熱上至神闕覺有熱衝之氣，治少腹痛奇效。

### (33) 附分穴

一名附陽穴。與大椎穴平，旁開3寸，平大杼。附者副也，依附俞穴二次排例，故名附分穴。

《銅人》：針3分。

《素注》：針8分，灸五壯。

《針灸大成》：治肘不仁，肩背拘急，風冷客於腠理，項痛不得回顧。

雜說：取風池、大杼附分，治頸項拘急奇效。

### (34) 魄戶穴

三椎下去脊旁各3寸處。肺藏魄平肺俞，故名魄戶穴

也。

《銅人》：針5分，日灸七壯至百壯，針時得氣即瀉，宜久留針。

《素注》：灸七壯。

《針灸大成》：主治背膊痛，虛勞肺痿，項強急不得回顧，喘息咳逆，嘔吐煩滿。

雜說：大杼肺俞魄戶久留針，補三里治哮喘、氣管炎、呼吸不利奇效。

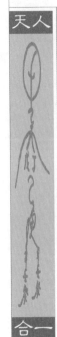

(35) 膏肓穴

四椎下兩旁去脊各3寸。《內經》云：「肓，鬲也」又云：「連心脂膏也。」心俞上，厥陰俞下，穴處二陰之間，故名膏肓穴。

《銅人》：灸百壯至五百壯。

《針灸大成》：主無所不療。羸瘦，虛損，傳屍蒸骨，夢中遺精，上氣咳逆，發狂，健忘，痰病。

雜說：膏肓穴將兩臂後背齊腰正坐，穴在三肋四肋之間去脊4寸處，斜針5～6分得氣出針，灸百壯，遺精加三陰交（補）、氣海、關元針後灸其效頗佳。氣虛勞損配三里脾俞胃俞針補。補脾俞胃俞足三里，補氣活血助消化有良好效果。

(36) 神堂穴

去脊中行各3寸，五椎下。心藏神，故名神堂穴。

《銅人》：針3分，灸五壯。

《素注》：針5分。

《明堂》：灸五壯。

《針灸大成》：主治腰背脊強急不得俯仰，灑淅寒熱，

胸滿氣逆上攻，時噎。

雜說：神堂志室配委中瀉，治腰痛背強急神效。

(37) 噫嘻穴

肩膊內廉，六椎下，去脊各 3 寸。噫者長歎呻引之聲，嘻者，痛吟之音，穴平督俞，心俞之下，故名噫嘻穴。

《銅人》：針 6 分，灸二七壯至百壯。

《明堂》：灸五壯。

《針灸大成》：主治大風汗不出，勞損不得臥，溫瘧寒瘧，背悶氣滿，腹脹氣眩，胸中痛引腰背，腋拘脅痛，目眩，目痛，鼻衄，喘逆，臂膊內廉痛，不得俯仰，小兒食時頭痛。

雜說：噫嘻穴配肝俞針瀉，得氣後留針半小時，治失眠奇效。

(38) 膈關穴

七椎下去脊中行各 3 寸處。穴處胸腹之交又平膈俞穴，故名膈關穴也。

《銅人》：針 5 分，灸三壯。

《針灸大成》：主背痛惡寒，脊強俯仰難，飲食不下，嘔噦多涎唾，胸中噎悶，大便不節，小便黃。

雜說：此穴處胸腹之交，中上二焦之分，膈逆胸滿配內關立效，腹脹胸悶三里中脘並取，立見其功。

(39) 魂門穴

九椎下，去脊中行旁 3 寸。平肝俞，肝藏魂，故名魂門穴。

《銅人》：針 5 分，灸三壯。

《針灸大成》：主治屍厥走疰，胸背連心痛，飲食不

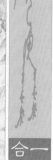

下，腹中雷鳴，大便不節，小便赤黃。

雜說：治屍厥走疰（疰音主）。屍有氣曰體，無氣曰屍，疰乃疾病，屍厥走疰其意：因疾病而休克或卒中，七情六欲之疾皆能使人屍厥（休克）。故魂魄之俞皆治癥瘕抽搐、昏厥之疾。

### （40）陽綱穴

十椎之下，去脊中行旁開各 3 寸。十椎之下至陽穴為督脈之督綱，該穴平至陽、膽俞二穴，故名陽綱穴。

《銅人》：針 5 分，灸七壯。

《下經》：灸七壯。

《針灸大成》：主治腸鳴腹痛，飲食不下，小便赤澀，腹脹身熱，大便不節，泄痢赤黃，不嗜食，怠惰。

雜說：配三里、膽肝二俞穴瀉，治膽囊炎效果很好，其痛立消。

### （41）意舍穴

十一椎下，去脊中行各 3 寸。十一椎旁膀胱經之脾俞平，脾主思，思為意之源，故名意舍穴。

《銅人》：針 5 分，灸五十壯至百壯。

《明堂》：灸五十壯。

《下經》：灸七壯。

《素注》：灸三壯。

《甲乙經》：針 5 分，灸三壯。

《針灸大成》：主治腹滿虛脹，大便滑泄，小便赤黃，背痛，惡風寒飲食不下，嘔吐消渴，身熱目黃。

雜說：補脾胃俞、瀉三里治腹鳴虛脹，加配關元中脘治腹痛立效。

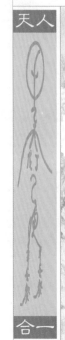

### (42) 胃倉穴

十二椎下，去脊中行各 3 寸。胃為水穀之海，納物之腑，平胃俞，故名胃倉穴。

《銅人》：針 5 分，灸五十壯。

《甲乙經》：灸三壯。

《針灸大成》：主治腹滿虛脹，水腫，飲食不下，惡寒，背脊痛不得仰臥。

雜說：胃痛引背，瀉脾胃二俞、足三里，留針 1 小時，其效尤佳。

### (43) 肓門穴

十三椎下，去脊中行各 3 寸。《內經》云：「肓者鬲也，心下為肓。」上有膏肓，下有胞肓，與三焦俞平，故名肓門也。

《銅人》：針 5 分，灸三壯。

《針灸大成》：主治心下痛，大便堅，婦人乳痛。

雜說：此穴平三焦，太陽主周身之表，內通三焦，故清上焦，治乳疾，下調二便之疾，止腹痛，理下焦不通之症。

### (44) 志室穴

十四椎下，去脊中行各 3 寸。《內經》云：「腎藏志，此穴平腎俞與命門，故名志室穴。」

《銅人》：針 9 分，灸七壯。

《明堂》：灸七壯。

《針灸大成》：主治陰腫，陰痛，淋痛，背痛腰背強直，仰臥不得，飲食不消，腹強直，夢遺失精，嘔逆，兩脇急痛，霍亂。

雜說：補三陰交，瀉志室灸百壯，治遺精久治不癒奇效。

### (45)胞肓穴

十九椎下去脊中行各 3 寸。穴與膀胱俞平，肓者膏也，胞者子宮也，胞肓乃膀胱經與人生之本處內通外達之位也，故名胞肓穴。

《銅人》：針 7 分，灸七壯。

《甲乙經》：灸七壯。

《明堂》：灸三壯。

《針灸大成》：主治腰脊急痛，食不消，腹堅急，淋瀝，腸鳴，大小便不得，癃閉下腫。

雜說：百會灸五十壯，補三陰交，胞肓針補灸百壯，治子宮脫垂頗效。

### (46)秩邊穴

二十椎下，去脊中行旁開各 3 寸，秩者序也，膀胱經於背後左右各排列二行井然有序，並與督脈臟腑命名穴平，故名秩邊穴。

《銅人》：針 5 分，灸五壯。

《明堂》：針 3 分，灸三壯。

《針灸大成》：主治五痔發腫，小便赤，腰痛。

雜說：針瀉委中、秩邊穴灸二十壯，治腰痛速效。

### (47)承扶穴

一名肉郄，又名陰關，又名皮部。穴在尻臀下陰股上紋中。穴在臀下橫紋中央，膀胱經自背入腿第一穴，有承上啟下之功，扶者助也，故名承扶穴。

《銅人》：針 7 分，灸三壯。

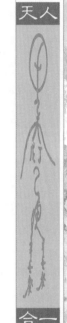

《針灸大成》：主治腰脊相引如解，灸痔尻臀腫，大便難，陰胞有寒，小便不利。

雜說：膀胱脈與少陰經為表裏。故治腰腿諸疾委中配承扶為主穴。

（48）殷門穴

肉郄下6寸處。穴在臀下肉多之處，殷多也，實也。此穴內達少陰，故名殷門穴。

《銅人》：針7分。

《針灸大成》：主治腰脊不可仰俯，舉重，惡血，泄注，外股腫。

雜說：肉多之處，風痹症多，凡腰腿風痹皆可用之。

（49）浮郄穴

委陽上1寸，展膝取之。膀胱經自承扶至合陽穴，足少陰脈並行膀胱經之下，膀胱經脈行於表謂之浮，深即少陰脈，淺而是之意，故名浮郄穴也。

《銅人》：針5分，灸三壯。

《針灸大成》：主治霍亂轉筋，小腸熱，大腸結，脛外筋急，髀樞不仁，小便熱大便堅。

雜說：浮郄配委中、志室，治久勞腰痛。

（50）委陽穴

在承扶下1.6尺，足太陽之前，少陽之後，出膕中外廉兩筋間，三焦輸（俞）。足太陽之別絡。

委者托也，委中之上太陽經穴，故名委陽穴。

《銅人》：針5分，灸十壯。

《素注》：針7分，灸三壯。

《針灸大成》：主治腋下腫痛，胸滿膨膨，飛屍遁疰，

筋急身熱，痿厥不仁，小便淋瀝。

雜說：腎與膀胱之疾皆可取之。

(51) 委中穴

一名血郄。膕窩中央橫紋陷中。下肢以伸屈之功皆在膕之動，腿動無一不托於膕動之功，故名委中穴。委中穴是足太陽經所入為合土。

《銅人》：針8分，留三呼七吸。

《甲乙經》：針8分。

《素問》：刺委大脈令人仆脫色。

《素注》：針5分，留七呼。

《針灸大成》：主治腰脊強引腹痛，腰挾脊沉沉然，遺溺，腰重不能舉，小腹堅滿，體風痺，髀樞痛，刺出血，痼疹皆癒。傷寒四肢熱，熱病汗不出，取其經血立癒。

雜說：太陽主周身之表，脈通達項背腰腿足而眉巔，內抵少陰協腎經之氣周達於四肢，故治半身不遂之主經。委中穴治偏癱中風之疾是要穴。

(52) 合陽穴

膝約紋下3寸。足太陽經兩支，一支夾脊貫臀入委中，另一支循髀後廉入委中，合陽穴乃本經兩支相入委中之穴，故名合陽穴。

《銅人》：針6分，灸五壯。

《針灸大成》：腰背強引腹痛，陰股熱，胻酸腫，步履難，寒疝陰偏痛，女子崩中帶下。

雜說：太陽本經二脈相合，取委中瀉，合陽崑崙補，治中風偏癱立效。

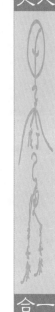

（53）承筋穴

一名腨腸，一名直腸。腨腸中央陷中，脛後從腳跟下7寸。承者上接下達之意，本穴是足太陽經脈之筋別處，故名承筋穴。

《銅人》：灸三壯，禁針。

《千金》：針5分，多灸治寒腿。

《針灸大成》：主治腰背拘急，大便秘，脹腫，脛痹不仁，胕酸，腳急跟痛，腰痛，鼻衄，霍亂轉筋。

雜說：取三里承筋治腹腸痙攣特效。

（54）承山穴

一名魚腹，一名肉柱，又名腸山。銳腨腸分肉間陷中。穴在腨腸肌高處陷中，高處曰山，低處曰谷，承膀胱經之正承上啟下，故名承山穴。

《銅人》：針7分，灸五壯。

《明堂》：針8分，灸六七壯。

《下經》：灸五壯。

《針灸大成》：主治大便不通，轉筋，痔腫，戰慄不能立，腳氣膝腫，脛酸腳跟痛，筋急痛，霍亂，急食不通，傷寒水結。

雜說：取承山治轉筋痔疾良效。

（55）飛揚穴

一名厥陽。外踝骨上7寸。疾走曰飛，抬高曰揚，故名飛揚穴。

《銅人》：針3分，灸五壯。

《明堂》：灸三壯。

《針灸大成》：痔腫痛，體重不能起坐，步履不收，

腳腨酸腫，戰慄不能久坐立，足趾不能伸屈，目眩目痛，歷節風，逆氣，癲疾，寒瘧，實則鼽窒，頭背痛，瀉之；虛則鼽衄，補之。

雜說：飛揚穴是足太陽經脈之絡穴，別走少陰，故治歷節風之酸痛頗效。

### (56) 附陽穴

外踝上 3 寸處，太陽前，少陽後，筋骨之間。穴平陰經之三陰交穴，穴在陽經，故名附陽穴。

《銅人》：針 5 分，灸三壯。

《素注》：針 6 分，灸三壯。

《明堂》：灸五壯。

《針灸大成》：主治霍亂轉筋，腰痛不能久立，坐不能起，髀樞股䯒痛，痿厥，風痹不仁，頭重頸痛，時有寒熱，四肢不舉。

雜說：附陽穴乃蹻脈郄，下即崑崙穴，次申脈穴，即陽蹻之起，經在膀胱，卦在坎，數為一，蹻者超越也，故能治腰腿背頸頭諸疾。

### (57) 崑崙穴

足外踝後 5 分，跟骨上陷中，細脈動應手，足太陽脈所行為經火。在人身小天地的陰陽學說中，身體腿跟外踝骨凸出最高，故名崑崙穴。

《銅人》：針 3 分，灸三壯（妊婦刺之落胎）。

《針灸大成》：主治腰尻腳氣，足腨腫不得履地，鼽衄。膕如結，踝如裂，頭痛，肩背拘緊，咳喘滿，腰背內引痛，傴僂，陰腫痛，目眩。

雜說：治半身不遂崑崙穴是一大穴。吾所云大，膀胱

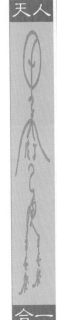

天人

合一

經自頭到足經氣布於體表,俞穴內通臟腑,外聯肢體。陽蹺脈起於申脈過崑崙而上巔入腦,故崑崙穴虛補實瀉,為治背腰之疾、半身不遂之要穴。

(58)僕參穴

一名安邪。足跟骨下陷中,拱足取之,陽蹺之本。申脈為陽蹺之起穴乃陽蹺之根,僕者從也,參於陽蹺過崑崙而上巔入百會捷行,故名僕參穴。

《銅人》:針3分,灸三壯。

《明堂》:灸三壯。

《針灸大成》:主治足痿,失履不收,足跟痛不得履也,霍亂轉筋,屍厥癲癇狂言見鬼,腳氣膝腫。

雜說:再言蹺脈之要,上巔入腦上百會,會諸脈之匯,布周身之氣,取申脈僕參而勿忘崑崙。

(59)申脈穴

即蹺脈。外踝下5分。申者伊長也,言蹺脈生於申脈自行崑崙直上入巔,申而長也,故名申脈穴。

《銅人》:針3分,灸三壯。

《針灸大成》:主治風眩,腰腳痛,胻酸不能久立,如在舟中,勞極,冷氣逆氣,腰髖冷痹,腳膝伸屈難,婦人血氣痛。

雜說:癲癇抽搐、半身不遂、腰腳諸疾,皆可醫。

(60)金門穴

一名梁關。外踝下少後,丘墟後,申脈前,足太陽郄,陽維別屬。少陰與太陽脈相表裏,少陰陰象秋,故名金門穴。

《銅人》:針1分,灸三壯。

《針灸大成》：霍亂轉筋，屍厥癲癇，暴疝膝脛痛，身戰不能久立，小兒張口搖頭，身反折。

雜說：金門穴瀉、公孫三陰交留針，痛經立止。

(61) 京骨穴

足外側大骨下，赤白肉間陷中，小趾本節後大骨名京骨，形如鯨魚脊背，故名京骨穴。

《銅人》：針 3 分，灸七壯。

《素注》：灸三壯。

《明堂》：灸七壯。

《針灸大成》：頭痛如裂，腰痛不能伸屈，身後側痛，目內眥赤爛，白翳俠內眥起，目反白，目眩，發瘧寒熱，喜驚，不欲食，筋攣，足胻，髀樞痛，頸項強，婦人孕難，腰背不能俯仰，傴僂，鼻衄不上，心痛。

雜說：該穴足太陽所過為原穴，本經起於睛明穴，原穴虛補實瀉，故能治頭項目疾。

(62) 束骨穴

足小趾外側本節後，赤白肉際陷中。足太陽脈所注為俞木。

足五趾骨本節，以筋肉約而如捆，故名束骨穴。

《銅人》：針 3 分，灸三壯。

《針灸大成》：主治腰痛如折，髀不可屈，膕如結，腨如裂，耳聾，惡風寒，頭囟項痛，目眩身熱，目黃淚出，肌肉動，項強不能回顧，目內眥赤爛，腸澼，泄，痔，瘧癲狂，發背癰疽，背生疔瘡。

雜說：針束骨配翳風聽宮，治耳聾、耳鳴有奇效。

**(63) 足通谷穴**

足小趾本節前陷中。足太陽所溜為滎水。通少陰，故名通谷穴。

《銅人》：針 2 分，灸三壯。

《針灸大成》：主治頭重目眩，善驚，引鼻衄，項痛，目視不明，留飲胸滿，食不化，失矢。

雜說：病在上而取下穴，上下交錯虛補實瀉。依經取之，如八法之妙。東垣云：「胃氣下留，五臟氣亂，在於頭，取天柱、大杼，不足深取通谷、束骨之法。」

**(64) 至陰穴**

足小趾外側，去爪甲如韭葉。足太陽脈所出為井金穴。

至陰者陽盡少陰生也，「周易」陽盡一陰生之理，故名至陰穴。

《銅人》：針 2 分，灸三壯。

《素注》：針 1 分，灸一壯。

《針灸大成》：主目生翳，鼻塞頭痛，風寒從足小趾起，脈痺上下帶胸脇痛無定處，轉筋，寒瘧，汗不出，煩心，足下熱，小便不利，失精，目痛，內眥痛。

雜說：〔根結篇〕：太陽根於至陰，結於命門，命門者，目也。獨言穴者，而知經脈之要，慎而行也。

# 10. 足少陰腎經

《靈樞・經脈篇》：腎足少陰之脈，起於足小趾之下，斜走足心，出然谷，循內踝之後，別入跟中，以上腨內，出膕內廉，上股內後廉，貫脊屬腎，絡膀胱。其行者，從腎，上貫肝膈，入肺中，循喉嚨夾舌本，其支者從

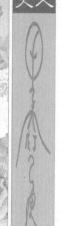

肺出絡心，注心中。多氣少血，酉時氣血注此。

## (1)湧泉穴

一名地衝。足心陷中，屈足蜷趾宛宛中，跪取之，足少陰腎脈所出為井木。如水出地下，故名湧泉穴。

《銅人》：針5分，勿令出血，灸三壯。

《明堂》：針不及灸。

《素注》：針3分，留三呼。

《針灸大成》：主治屍厥，面黑如炭，咳吐出血，渴而喘，善恐，舌乾咽腫，上氣嗌乾，煩心心痛，黃疸，腸癖，股內後廉痛、痿厥，嗜臥，善悲欠，小腹急痛，泄而下重，足脛寒而逆，腰痛，大便難，心中結熱，風疹，風癇，心病饑不嗜食，咳嗽身熱，喉閉舌急失音，卒心痛，喉痹，胸脇滿悶頭痛，目眩，五指盡痛，足不踐地，足下熱，男子如蠱，女子如孕，婦人無子，轉胞不得尿。

《千金翼方》：主喜喘，背脇相引，忽忽喜忘，陰痹，腹脹，不欲食，腰痛，足下冷至膝，咽中痛不可納食，喑不能言，小便不利，小腹痛，風入腸中，癲疾，夾臍痛，鼻衄不止，五疝，熱病先腰痛，喜渴數引飲，頭項痛而寒且酸，足熱不欲言，頭痛癲癲然，少氣，寒厥，霍亂轉筋，腎積賁脈。

雜說：腎水坎一湧泉出，左精右胞分男女；身熱嘔吐病難醫，五分針瀉嘔吐止。欲食不進大椎好，脾胃二俞補即癒。

## (2)然谷穴

一名龍淵。足內踝前大骨下陷中。一云內踝前在下1寸。別走足太陽之郄，足少陰腎脈所溜為滎火。內踝骨高

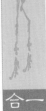

如山，凹處曰谷，故名然谷穴。

《銅人》：針 3 分，灸三壯，留三呼。

《明堂》：針 2 分。

《素注》：針 5 分，灸七壯。

《針灸大成》：主咽內腫，不能內唾，心恐懼，涎出喘呼少氣，足跗腫不能履地，寒疝，小腹脹，上搶胸脇，咳唾血，喉痹，淋瀝白濁，胻酸不能久立，足一寒一熱，舌縱，煩悶，消渴，自汗，盜汗出，痿厥，洞泄，心痛如錐刺，墜墮惡血留腹中，男子精泄，女子無子，陰挺出，月事不調，陰癢，初生小兒臍風口噤。

雜說：久病身虛不知饑，多因氣血不相宜，輕捻銀針然谷刺，針出患者立覺饑，君若不信自己試，針出病人稱神醫。

### (3) 太谿穴

又名呂細。足內踝後 5 分，跟骨上動脈陷中。男子、婦人病，有此脈者生，無此脈者死。足少陰腎脈所注為俞土。穴在內踝下、跟骨上陷凹處，足少陽經之脈出湧泉入然穀注此土，經脈之氣，如水流，故名太谿穴。

《銅人》：針 3 分，灸三壯。

《素注》：針 3 分，留七呼，灸三壯。

《針灸大成》：主久瘧咳逆，心痛，心脈沉，手足寒至節，喘息者死。嘔吐，痰實，口中如膠，善噫，寒疝，熱病汗不出，寒疝引腹脹腫，默默嗜睡，溺黃，大便難，咽腫唾血，痎癖寒熱，咳嗽不嗜食，腹脇痛，瘦脊，傷寒手足厥冷。

雜說：牙痛牽引偏頭疼，滋陰抑火乃名醫。陽明滎穴

少陰俞，瀉滎補俞針方奇。

(4) 大鐘穴

足跟後踵中，大骨上兩筋間。足少陰絡，別走太陽。鐘乃踵也，跟內居少陰腎經，腎為先天之本，先天曰鐘，故名大鐘穴。

《銅人》：針2分，灸三壯，留七呼。

《素注》：針3分，留三呼。

《針灸大成》：主嘔吐，胸脹喘息，腹滿便難，腰脊痛，少氣，淋瀝，腹脊強，嗜臥，口中熱，多寒，欲閉戶而處，少氣不足，舌乾，咽中食噎不得下，善驚恐不樂，喉中鳴，咳唾氣逆，實則閉癃，瀉之。虛則腰痛補之。

雜說：少陰大鐘絡太陽，七情之疾此穴長，神門百會配穴好，虛補實瀉病自消。

(5) 水泉穴

太谿下1寸，內踝下。少陰郄穴。此穴之經氣，上可濟三焦，下能調少陰之井穴之氣，滋五臟之功，故名水泉穴。

《銅人》：針4分，灸五壯。

《針灸大成》：主目不能遠視，女子月事不調，腹痛，陰挺，小便淋瀝。

雜說：補水泉、氣海、關元，治小便淋瀝奇效。

(6) 照海穴

足內踝下4分，前後有筋，上有踝骨，下有軟骨，其穴居中。陰蹻起於照海，膀胱經足太陽經主周身之表，腎經足少陰，經氣如日照，腎乃先天之本屬水屬陰。坎一腎水布全身如海澤，腎與膀胱是表裏，故名照海穴。

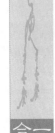

《銅人》：針 3 分，灸七壯。

《素注》：針 4 分，留三呼，灸三壯。

《明堂》：灸三壯。

《針灸大成》：主口乾，心悲不樂，四肢腫而懈惰，久瘧，卒疝，嘔吐嗜臥，大風默默不知所痛，視如見星，小腹痛，婦女經逆，陰挺出，月水不調。

雜說：人老小腦多萎症，猶如地上路不平，陰陽二蹺風池配，百會針之病可消。

### (7) 復溜穴

一名昌陽，又名伏白。足內踝上 2 寸，筋骨陷中，前傍骨是復溜，後傍筋是交信，二穴只隔一筋。復者往返也，溜者暢無阻也，腎脈之精氣上達巔頂，下入湧泉，借膀胱經陽剛之正氣布行內外之功，故名復溜穴。足少陰腎脈所行為經金。

《銅人》：針 3 分，灸三壯。

《素注》：針 3 分，留七呼，灸三壯。

《明堂》：灸七壯。

《針灸大成》：主腸澼，腰脊內引痛，不得俯仰起坐。目視不明，善怒，舌乾，多言，胃熱，蟲動涎出，足痿不收履，脈寒不自溫，腹中雷鳴，腹脹如鼓，四肢腫，五種水病（青赤黃白黑）并滎俞經合五色取五穴。痔血，泄後腫、五淋、血淋、小便如散火，骨寒熱，盜汗不止，齒齲，脈微細不見，或時無脈。

雜說：虛汗盜汗何用參黃，欲固表合谷、後谿，陰不足復溜宜補，配雙蹺陰陽合、氣血暢。

## (8) 交信穴

足內踝上 2 寸，少陰前、太陰後廉筋骨之間，陰蹺之郄也。交者貫也通也，信乃誠使也，少陰之氣，在三陰交與太陰、厥陰匯，故名交信穴也。

《銅人》：針 4 分，留十呼，灸七壯。

《素注》：針 3 分，留五呼。

《針灸大成》：主氣淋，疝，陰急、陰汗，瀉痢赤白，氣熱癰，股樞內痛，大小便難，女子漏血不止，陰挺出，月水不來，小腹偏痛，盜汗。

雜說：復溜交信一筋隔，匯集陰經三陰交，瀉三陰交補交信治經閉好，月經不來小腹痛配歸來氣海痛消。百壯灸命門腰俞八髎，痛經病可痊。

## (9) 築賓穴

內踝上腨分中，陰維之郄。築者建也，賓者臏骨也。此穴近膝關，由膝處分大腿小腿，能伸能屈，多骨集而成之，上有臏骨靈活而勁，如宮殿之雄偉如築城牆之堅固也，故名築賓穴也。

《銅人》：針 3 分，留五呼，灸五壯。

《素注》：針 3 分，灸五壯。

《針灸大成》：主癲疝，小兒胎疝，痛不得乳吐舌，嘔吐涎沫，足腨痛。

雜說：築賓宜治膝諸疾，風市血海二陵使，風濕關節病難醫，針後多灸疾可除。

## (10) 陰谷穴

膝下內輔骨後，大筋下，小筋上，按之應手，屈膝乃得之。足少陰腎脈所入為合水。陰者少陰也，谷膝膕內廉

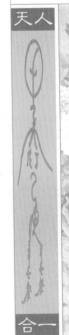

凹處，故名陰谷穴。

《銅人》：針4分，留三呼，灸七壯。

《針灸大成》：主膝痛如錐，不得伸屈，舌縱涎下，煩逆，小便急引陰痛，陰痿，股內廉痛，婦人月經不止，小便赤，男子如蠱，女子妊娠。

雜說：女子漏血久不止，速灸隱白莫差遲。三陰交補陰谷灸，五十年中得驗證。

### (11) 橫骨穴

大赫下1寸，陰上橫骨中，宛曲如仰月中央，去腹中行各一寸，足少陰、沖脈之會。穴處橫之上，與任曲骨平，故名橫骨穴，因橫骨而得名。

《銅人》：灸三壯，禁針。

《針灸大成》：五淋，小便不通，陰器下縱引痛，小腹滿，目赤痛從目內眥始，五臟虛竭，失精。

雜說：小腹冷陰寒，白帶多而臭，灸中極關元橫骨甚效。

### (12) 大赫穴

一名陰維，又名陰關。氣穴下1寸，去腹中行各1寸。足少陰沖脈也會此穴。大乃太也，太極無窮也，赫者光輝而熾也，大赫穴與中極穴平，腎為先天之本，男子精舍，女子妊胞，人生之天地也，故名大赫穴。

《銅人》：針3分，灸五壯。

《素注》：針1寸，灸三壯。

《針灸大成》：主虛勞失精，男子陰器結縮，婦人赤帶。

雜說：固腎氣灸大赫橫骨，遺精補三陰交、氣海、關

元。瀉志室灸白環俞療腎虛。治陽痿需配腰俞八髎。

### (13) 氣穴

一名胞門，又名子戶。四滿下 1 寸，去腹中行各 1 寸。足少陰沖脈之會。任脈、氣海、關元乃宗氣之宗，精氣會於此，穴平關元宗氣之本，故名氣穴。

《銅人》：針 3 分，灸五壯。

《素注》：針 1 寸，灸五壯。

《針灸大成》：主賁豚，氣上下引腰脊痛，目赤痛內眥始，婦人月事不調。

雜說：公孫三里三陰交瀉，氣穴補灸療痛經妙，脾統血公孫不可少，用三里胃氣自調。

### (14) 四滿穴

一名髓府。中注下 1 寸，去腹中行各 1 寸。足少陰沖脈之會。一名髓府，髓為先天後天之精、氣、神、宗氣之會，故名四滿穴。

《銅人》：針 3 分，灸三壯。

《針灸大成》：主和聚疝瘕，腸癖，大腸有水，臍下切痛，婦人月事不調，奔豚上下，無子。

雜說：少腹氣豚上下串，名為奔豚痛經病。四滿針灸二法用，氣穴中注配穴全。

### (15) 中注穴

肓俞下 1 寸，去腹中行各 1 寸。少陰脈沖脈之會。腎氣已達中焦之處，故名中注穴。

《銅人》：針 1 寸，灸五壯。

《針灸大成》：主小腹有熱，大便堅燥，洩氣，上下引腰脊痛，目內眥赤腫，女子月事不調。

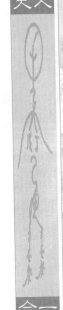

天人

合一

雜說：中注水分天樞瀉，溫灸 1 小時治大網膜積水，奇效。

### (16)肓俞穴

商曲下 1 寸，去腹中行各 1 寸。足少陰、沖脈之會。此穴與太陽經之肓門穴平，與任脈神闕平，故名肓俞穴。

《銅人》：針 1 寸，灸五壯。

《針灸大成》：主腹切痛，寒疝，大便，心下有寒，目赤從內眥始。

雜說：肓俞配天樞、大赫均瀉，治大便堅而燥甚妙。

### (17)商曲穴

石關下 1 寸，去腹中行各 1.5 寸。少陰、沖脈之會。商者音也，曲者乙之象，此穴與胃經太乙門平，乙為腸之象曲曲也，肺與大腸經為表裏，故名商曲穴也。

《銅人》：針 1 寸，灸五壯。

《針灸大成》：主腹痛，腹中積聚，腸中痛不嗜食，目赤從內眥始。

注：自幽門至商曲穴，《銅人》去腹中行 5 分，《素注》為 1 寸。

雜說：商曲配天樞治腹水及腹中積聚，頗效。

### (18)石關穴

陰都下 1 寸，去腹中行各 1.5 寸，足少陰、沖脈之會。石者堅也、硬也不通之意，此穴主治便秘腸結不通，又與足陽明關門穴平，故名石關穴。

《銅人》：針 1 寸，灸三壯。

《針灸大成》：主噦噫嘔逆，腹痛氣淋，小便赤，大便不通，心下堅滿，脊強不利，多唾，目赤從內眥始，婦

人無子，臟有惡血，血下沖腹，痛不可忍。

雜說：目赤腹堅大便難，積聚切痛連腰脊，陽明燥熱腎水濟，四滿石關瀉便安。

### (19) 陰都穴

一名食宮。通谷下 1 寸，去腹中行 1.5 寸。少陰脈、沖脈之會。任脈中脘中氣之所，平此穴，足少陰、厥陰、太陰皆會於此，任屬陰，四陰之會處，故名陰都穴。

《銅人》：針 3 分，灸三壯。

《針灸大成》：主身熱瘧病，心下滿，逆氣，腸鳴，肺脹氣搶，脇下熱痛，目赤從內眥開始。

雜說：氣逆脇下痛取三里陰都妙。

### (20) 通谷

幽門下 1 寸，去腹中行 1.5 寸。足少陰沖脈之會。該穴少陰之經氣上巔頂，下達三焦，平陰陽，消穀化食，取諸營養以供全身，故得名通谷穴。

《銅人》：針 5 分，灸五壯。

《明堂》：針 5 分，灸三壯。

《針灸大成》：主失久口喎，食飲善嘔，暴喑不能言，結積留飲，痃癖胸滿，食不化，心恍惚，目赤從內眥始。

雜說：通谷天樞中脘治腹脹奇效。

### (21) 幽門穴

巨闕旁 1.5 寸。足少陰沖脈之會。幽乃陰象，少陰經氣於上焦入肺腑心臟，下達中下焦，會諸陽行全身，故名幽谷穴。

《銅人》：針 5 分，灸五壯。

《針灸大成》：小腹脹滿，心下煩悶，胸中痛，泄痢

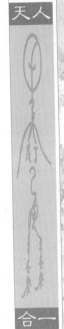

天人

合一

膿血，目赤從內眥開始。

(22) 步廊穴

神封下 1.6 寸陷中，去中行各 2 寸。足少陰，沖脈之會。此穴與任脈中庭平，庭之旁曰走廊，故名步廊穴。

《銅人》：針 5 分，灸五壯。

《針灸大成》：胸脇支滿，痛引胸，鼻塞不通，喘息不得舉臂。

雜說：步廊神封靈虛穴，心膈脾胃配伍好，胸脹腹滿脇苦痛，先補後瀉見奇功。

(23) 神封穴

靈墟下 1.6 寸，去腹中行各 2 寸。此穴與任脈之膻中平，女子乳封而藏之，心神之所在，故名神封穴。

《銅人》：針 3 分，灸五壯。

《素注》：針 4 分。

《針灸大成》：胸滿不得息，咳逆，乳癰，嘔吐惡寒。

雜說：治乳癰，針不及灸。

(24) 靈墟穴

神封下 1.6 寸，去腹中行各 2 寸。靈墟穴平任脈玉堂穴，玉堂乃精神之所、心神之藏，故名靈墟穴。

《銅人》：針 3 分，灸五壯。

《素注》：針 4 分。

《針灸大成》：主嘔吐喘息，不嗜食。

雜說：治乳汁少或閉，配肩井頗效。

(25) 神藏穴

或中下 1.6 寸，去腹中行各 2 寸。

此穴與任之紫宮平，心藏神，故名神藏穴。

《銅人》：針 3 分，灸五壯。

《素注》：針 4 分。

《針灸大成》：主嘔吐，逆喘，胸滿不嗜食。

### (26) 彧中穴

俞府下 1.6 寸，去腹中行各 2 寸。此穴與任脈之華蓋穴平，上焦為清。華蓋之五藏，納六腑，陰陽之總匯，或者多也，在華蓋之旁先天之本，故名彧中穴。

《銅人》：針 4 分，灸五壯。

《素注》：灸三壯。

《針灸大成》：胸脅支滿，涎出多唾。

雜說：胸脅引背痛可刺（不可深）。

### (27) 俞府穴

氣捨下 1 寸璇璣旁 2 寸陷中。

《銅人》：針 3 分，灸五壯。

《針灸大成》：嘔吐，胸中痛灸七壯。

雜說：喘而不息者灸五十壯。

## 11. 手厥陰心包經

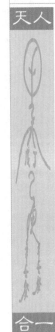

《靈樞·經脈篇》：手厥陰心包經絡，起於心中，出屬心包，下膈，歷絡三焦；其支者，循胸去脅，下腋 3 寸，上抵腋下，下循臑內，行太陰、少陰之間，入肘中，下臂，行兩筋之間，入掌中，循中指出其端；其支者，從掌中循小指次指出其端，多血少氣，戌時氣血注此。

### (1) 天池穴

一名天會。腋下 3 寸，著脅直腋撅肋間。手足厥陰、少陰之會。天谿、天池，乳中三穴似乳汁之池，乳流出如

溪，故名天池穴。

《銅人》：針2分，灸三壯。

《甲乙經》：針7分。

《針灸大成》：主胸中有聲，胸膈煩滿，熱病汗不出，頭疼，四肢不舉，腋下腫，上氣，寒熱，痃瘧，臂痛，目視不明。

雜說：治乳腫、乳癰配肩井、心俞灸，奇效。

## (2)天泉穴

一名天濕穴。曲腋下2寸，舉臂取之。少陰之極泉，厥陰之天池、天泉，池儲而泉流，言經脈之氣絡布全身，故名天泉也。

《銅人》：針6分，灸三壯。

《針灸大成》：主目視不明，噁心，惡風寒，心病，胸脇支滿，咳逆，膺背胛間，臂內廉痛。

雜說：滑氏曰：君火以名，相火以位，二經同源。

## (3)曲澤穴

肘內廉陷中、大筋內側橫紋中，動脈是。心包絡脈所入為合水。手太陰、少陰、厥陰行於中與曲池、尺澤平，故名曲澤穴。

《銅人》：針3分，留七呼，灸三壯。

《針灸大成》：主心痛善驚，身熱煩渴口乾，頭瀆汗水不過肩，心下澹澹，傷寒氣逆嘔吐。

雜說：身熱汗出而痛引頭胸背，取委中、曲澤、大椎，刺之，其痛立止。

## (4)郄門穴

掌後去腕5寸。手厥陰心包絡脈郄。筋骨縫處曰郄，

故名郄門穴。

《銅人》：針3分，灸五壯。

《針灸大成》：嘔吐鼻衄，心痛嘔噦，驚恐畏人，神氣不足。

雜說：吐衄，少商、郄門補即效。

(5) 間使穴

掌後3寸，兩筋陷中，心包絡脈所行為經金。間者深而淺出，使乃行也，由郄而入而淺出於表，故名間使穴。

《銅人》：針3分，灸五壯。

《素注》：針6分，留七呼。

《明堂》：灸七壯。

《甲乙經》：灸三壯。

《針灸大成》：主傷寒結胸，心懸如饑，卒狂胸中澹澹，惡風寒吐沫，怵惕，寒中少氣，掌中熱，腋腫肘攣，卒心痛，多驚，中風氣塞，涎上昏危，喑不得語，咽中如梗，鬼邪，霍亂乾嘔，婦人月水不調，血結成塊，小兒客忤。

雜說：神門間使二穴補，治神志不清，效佳。

(6) 內關穴

掌後2寸去腕兩筋間，與外關相抵，手心主之絡，別走少陽，此穴上接三陰之經氣於胸，下絡三焦諸疾，故名內關穴。

《銅人》：針5分，灸三壯。

《針灸大成》：主手中風熱，失志，心痛，目赤，支滿，肘攣，實則心暴痛瀉之，虛則頭強補之。

雜說：血壓高者瀉足三里並內關，厥陰、少陰乃君火

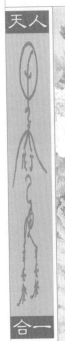
天人

合一

123

名位之分。故四總穴歌曰「胸部內關謀」。

### (7) 大陵穴

掌後骨下，兩筋陷中，手厥陰心包絡脈所注為俞土。大陵兩側骨高如丘，此穴居中，故名大陵穴。

《銅人》：針5分。

《素注》：針6分，留七呼，灸三壯。

《針灸大成》：主熱病汗不出，掌心熱，肘臂攣痛，腋腫，善笑不休，煩心，心若懸針，心痛掌熱，悲喜泣驚恐，目赤目黃，小便如血。

雜說：心煩意亂，喜怒無常，驚恐，虛補瀉實即效。

### (8) 勞宮穴

一名五里，又名掌中穴。滑氏曰：以今觀之屈中指、無名指兩者之間為允。心包絡經所溜為滎火。宮應心，包絡脈主君神之位，有動必勞其掌與十指及心主之靈，故稱勞宮穴。

《銅人》：屈無名指、中指取之。

《資生》：屈中指取之。

《銅人》：灸三壯。

《素注》：針3分，留七呼。

《明堂》：針2分，得氣即瀉，只一度，針過二度令人虛，禁灸。

《針灸大成》：主中風善怒，悲笑不休，手痹，大小便血，出血不止，氣逆嘔噦。

雜說：手厥陰和手少陽三焦為表裏。精氣散在三焦，三焦者「決瀆之官」。勞宮有醫心神無主輸下之功。

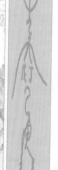

### (9) 中衝穴

中指之端，白肉際。中者中指之端，衝者入心主心包，絡三陰注三焦，故名中衝穴。

《銅人》：針 2 分。

《針灸大成》：主中風，血熱，卒中。

雜說：癲狂、神志不清、失眠、氣血虛弱者補之，即效。

## 12. 手少陽三焦經

《靈樞·經脈篇》：三焦手少陽之脈，起於小指次指之端（間）。上貫肘，循臑外，上肩而交出足少陽之後，入缺盆，布膻中，散絡心包，下膈屬三焦。其支者，從缺盆上項系耳後，直上耳角，以屈下頰，至頤。其支者，從耳後入耳中，出走耳前，過客主人（上關穴），交頰至目眥。多氣少血，亥時氣血注此。

### (1) 關衝穴

手小指次指外側，去爪甲如韭葉。手少陽三焦脈所出為井金。少陰末端有少衝，厥陰末端為中衝，手少陽三焦經脈自關衝而上統三陰，下注三焦，調諸陰陽，陰平而陽泌，精神乃治，布全身氣血之暢行，故名關衝穴。

《銅人》：針 1 分，留三呼，灸一壯。

《素注》：灸三壯。

《針灸大成》：主喉痹喉閉，舌燥口乾，頭痛霍亂，胸中氣噎，不嗜食，臂肘痛不可舉，目生翳膜，視物不明。

雜說：三焦者「決瀆之官」。《內經》云：「受君火

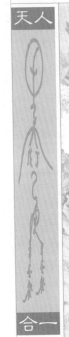

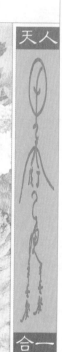

相之經氣於三焦運行,行沛潤之職」。故取關衝、液門或中渚治咽乾奇效。

## (2)液門穴

小指次指岐骨間陷中,握拳取之。手少陽三焦脈溜為滎水。手厥陰相火少陽三焦決瀆之官,津液之本運行三焦,津液之門戶,故名液門穴。

《銅人》:針2分,留二呼,灸三壯。

《針灸大成》:主驚悸妄言,咽外腫,寒厥,手臂痛,不能自上下,疿瘧寒熱,目赤澀,頭痛,暴得耳聾,齒齦痛。

雜說:耳聾耳鳴虛實有之,少陰虛則耳鳴,照海液門補之。實配聽宮翳風而瀉之。

## (3)中渚穴

手小指次指本節後陷中,液門下1寸。手少陽三焦經所注為俞木。三焦虛補之。渚者水也少陽居中,故名中渚穴。

《銅人》:針3分,灸二壯,留二呼。

《明堂》:灸二壯。

《針灸大成》:主熱病汗不出,目眩頭痛,耳聾,目生翳膜,久瘧,咽腫,肘臂痛,手五指不得伸屈。

雜說:補中渚、瀉睛明而目翳消,瀉中渚、補耳門,耳自聰。皆以水濟火之功。

## (4)陽池穴

一名別陽。手錶腕上陷中,從指本節直摸到腕中心,手少陽對應三焦脈所過為原穴。陽者手陽面而陷中,繼中渚之經氣而上行,故名陽池穴。

《銅人》：針 2 分，禁灸。

《素注》：針 2 分，留六呼。

《針灸大成》：主消渴，口乾煩悶，寒瘧，因折傷手腕，捉物不得。

雜說：陽池、大陵可治心煩、口乾舌燥。

### (5) 外關穴

腕後 2 寸，兩骨間，與內關相對，手少陽絡，別走手心主。包絡三焦為表裏，厥陰掌後 2 寸內關三焦經脈腕後 2 寸，內有內關，外自得命名外關穴也。

《銅人》：針 3 分，留七呼，灸三壯。

《明堂》：灸三壯。

《針灸大成》：主耳聾，渾渾焞焞無聞，五指盡痛，不能握物。實則瀉之，虛則補之，手臂不得伸屈。

雜說：補手諸陽之井，君火則明。補內外二關，陰陽平脈自通，手臂乃用。

### (6) 支溝穴

一名飛虎。腕後臂外 3 寸，兩骨間陷中。手少陽脈所行為經火。穴在尺骨、橈骨之間而經氣上行，其形如溝，故名支溝穴。

《銅人》：針 3 分，灸二七壯。

《明堂》：灸五壯。

《素注》：針 2 分，留七呼，灸五壯。

《針灸大成》：熱病汗不出，肩臂酸痛，脇腋痛，四肢不舉，霍亂嘔吐，口噤不開，暴喑不能言，心悶不已，卒心痛。

雜說：凡四肢不舉，非中風也，欲舉無力，而心恍恍

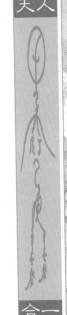

者心主之疾，內關補之。包絡、少陰心脈實一臟二名，心脈氣血不通，肢不為用，內關一補能助三陰之精還陽於表，神志堅而氣暢順，故為救治之心得。

（7）會宗穴

腕後 3 寸空中，宗者本，始也，三焦經「決瀆之官」，行水泉水道運行之職，居三陽之中，會三陽之經氣，故名會宗穴。

《銅人》：禁針，灸五壯。

《針灸大成》：主五癲，肌膚痛，耳聾。

雜說：此穴余從醫五十餘載，愚而守古訓，以法治疾，未敢盲從，故此穴未用也。

（8）三陽絡

三焦經居中，手太陽、陽明二經絡此穴，故名三陽絡穴。穴在臂上大交脈，支溝上 1 寸。

《銅人》：灸七壯，禁針。

《明堂》：灸五壯，禁針。

《針灸大成》：主耳聾，四肢不欲動，暴喑啞。

雜說：術從上穴。

（9）四瀆穴

穴在肘上 5 寸，前外廉陷中。三焦經脈始於關衝，至此言津、溪、池者亦有共三：如液門乃津之意、中渚水流之象，陽池謂少陽之經氣少則儲、多則溢，促脈氣之流暢。瀆者：古人謂洪水曰瀆，故名四瀆穴名。

《銅人》：針 6 分，灸三壯。

《針灸大成》：主暴氣耳聾，牙齒痛。

雜說：用灸而不針為宜。

### (10) 天井穴

肘外大骨後肘上 1 寸。手少陽三焦脈所入為合土。三焦經行於此，潤布全身，如井水泉泉流布周身，故名天井穴。

《銅人》：灸三壯。

《素注》：針 1 寸，留七呼。

《明堂》：針 2 分，灸五壯。

《針灸大成》：主心胸痛，咳嗽上氣，短氣不得語，唾濃，不嗜食，寒熱淒淒不得臥。驚疾、瘈瘲，五癇，風痹耳聾，嗌腫（注：耳中腫曰嗌）。喉痹汗出，目內皆腫，喉腫痛，耳後臑臂肘痛。提物不得，嗜臥，撲傷腰髖痛。振寒頸項痛，悲傷不樂，腳氣上攻。

雜說：臂不舉，頸項痛不能轉首，背胸引肋間痛，先取天井針之得氣即出，再取肩貞得氣下行出針，補中渚治以上諸疾速效。天井透肩貞從無用過，不敢妄言。

### (11) 清冷淵

肘上 2 寸，伸肘舉臂取之。淵者深水不動，水清而澈，水不動自清冷，三焦者職沛潤臟腑肢表百骸之功，其脈若液渚泉井，經氣深，故名清冷淵。

《銅人》：針 3 分，灸三壯。

《針灸大成》：主肩痹痛，臂臑不能舉，不能帶衣。

### (12) 消濼穴

肩下臂外間，腋斜肘分下。濼乃熱灼之意，消濼實以水濟火也，故名消濼穴。

《銅人》：針 6 分，灸三壯。

《素注》：針 5 分。

《明堂》：針3分。

《針灸大成》：風痹，頸項強急，腫痛寒熱，頭痛，癲疾。

雜說：肘痛臑酸痛，消濼穴針下有熱感，肘痛即消。

(13)臑會穴

一名臑交。肩前廉，去肩頭3寸宛宛中。手少陽、陽維之會。臑者肉也，肩下肉多曰會，又值少陽、陽維之會穴，故名臑會穴。

《銅人》：針7分，留十呼。

《素注》：針5分，灸五壯。

《針灸大成》：主臂痛酸無力，痛不能舉，肩腫，肩胛中痛，項瘻氣瘤。

雜說：臑會、曲池配中衝，五指不屈須勞宮。中風偏癱君應取，支溝補時更分明。

(14)肩髎穴

肩端臑陷中。舉臂取之。髎骨之大縫曰髎，肩髎穴在肩骨後縫中，故名肩髎穴。

《銅人》：針3分，灸三壯。

《明堂》：灸五壯。

《針灸大成》：主臂痛，臂重不能舉。

雜說：肩髃、肩髎、秉風瀉，治肩痛奇效。

(15)天髎穴

肩缺盆中，上毖骨陷中，須缺盆陷處，上有空，起肉上是穴。肩在人身之上端，髎乃骨縫，在上之髎，故名天髎穴。少陽、陽維之會。

《銅人》：針8分，灸三壯。若誤針陷處，傷人五臟，

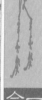

名家精論

令人卒死。

《針灸大成》：主心中煩悶，臂肩疼痛，缺盆中痛，汗不出，頸項急，寒熱。

雜說：欲取此穴，深不過 4 分，傷肺則人悶倒。

### (16) 天牖穴

頸大筋外，缺盆上，天容後，天柱前，完骨下，髮際上。三陰、三陽、任督二脈皆此處會而入巔，牖者窗也，明視而詳各經絡之分佈交錯，以示後人明察無誤，故名天牖穴。

《銅人》：針 1 寸，不宜補，不宜灸，留七呼，灸即令人面眼合，先取譩譆，後取天池、天容、即瘥。請君慎而謹，針下項動脈應留神。

《明堂》：針 5 分，得氣即瀉，瀉盡更留三呼、瀉三吸，不宜補。

《素注》：灸三壯。

《資生經》：宜灸一壯至三壯。

《針灸大成》：主暴聾，目不明，耳不聰，夜夢顛倒，面青黃無顏色，頭風面腫，項強不得回顧，目中痛。

### (17) 翳風穴

耳後尖角陷中，按之引耳中痛，《針經》云：先以銅錢二十文，令患咬之尋取穴中。翳者翼也，翳指耳膜薄而明，風乃聲也，故名翳風穴。

《銅人》：針 7 分，留二呼，灸七壯。

《明堂》：灸三壯，針灸俱令人咬開口。

《針灸大成》：主耳鳴耳聾，口眼喎斜，頷頰腫，口噤不開，不能言，口吃，牙車急，小兒喜欠。

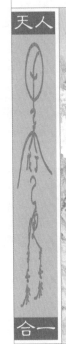

天人

合一

131

雜說：翳風聽宮治耳聾耳鳴。合谷、地倉、迎香、上下關補，針2分面煩熱如火，口眼喎斜即正。

## (18) 瘛脈穴

又名資脈。耳本後雞足青絡脈。瘛乃攣拘之象病也，而耳靜脈攣而青，以象取名，故名瘛脈穴。

《銅人》：針1分，出血如豆不宜多出。

《針灸大成》：主頭風耳鳴，小兒驚癲瘛瘲，驚癇，泄痢無時，眵矒目睛不明。

雜說：此穴放血治目赤、腫痛速效。

## (19) 顱息穴

耳後間青絡脈中。顱者頭也，息乃休息，臥睡時穴在枕骨左右，轉身枕無不接觸此穴，故名顱息穴。

《銅人》：灸七壯，禁針。

《明堂》：針1分，灸三壯，不得多出血，出血多殺人。

《針灸大成》：主耳鳴痛，喘息，小兒嘔吐涎沫，瘛瘲發癇，胸脅相引，身熱頭痛不得臥，耳腫及膿汁。

雜說：慎而取之，治偏頭痛頗效。

## (20) 角孫穴

耳廓中間上，開口有空。手太陽、手足少陽之會。耳尖上即此穴，孫者細絡也，故名角孫穴。

《銅人》：灸三壯。

《明堂》：針8分。

《針灸大成》：主目生翳，齒齦痛腫，齒牙不能咀物，頭項強。

雜說：吾取此穴針2分，治牙齦腫。

### (21) 絲竹空

一名目髎穴。眉後陷中。手足少陽脈氣所發。絲竹者音也，鳴也聲也，齒嚼或扣齒有音，音入耳其聲粗細皆響，故名絲竹空穴。空空有音也。

《銅人》：禁灸，灸之不幸，使人目小則盲，針3分，留三呼，宜瀉不宜補。

《針灸大成》：主目眩頭痛，目赤、目視不明，惡風寒，風癇，目戴上不識人，眼睫毛倒，發狂吐涎沫，偏頭痛。

雜說：風池、絲竹空、頭維治偏頭痛。

### (22) 和髎穴

耳前銳髮下動脈中是穴，手足少陽、手太陽之脈之會。此穴處下頜骨、顴骨、耳骨之髎，多骨相聯處，和乃相合也，故名和髎穴。

《銅人》：針7分，灸三壯。

《針灸大成》：主頭重痛，牙車急，頸頜腫，耳中嘈嘈，鼻涕，面風寒，口癖，瘰癧。

雜說：針和髎頰車，治噤口不開奇效。

### (23) 耳門穴

耳前起肉，耳缺陷中。耳門穴在耳前，其支者從耳後入耳內，從門入內，故名耳門穴。

《銅人》：針3分，留三呼，灸三壯。

《針灸大成》：主耳鳴，耳生瘡，耳聾，唇吻強。

雜說：針內庭頰車能醫門牙之痛，針耳門聽宮翳風，治耳聾鳴不虛。

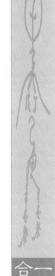

## 13. 足少陽膽經

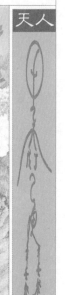

《靈樞・經脈篇》：膽足少陽之脈，起於目內眥，上抵頭角，下耳後，循經行手少陽之前，至肩上卻交出手少陽之後，入缺盆，其支者從耳後入耳中，出走耳前，至目銳眥後，其支者別銳眥下大迎，合於手少陽，抵於頤下，加頰車，下頸，合缺盆下胸中，貫膈絡肝屬膽，循脇裏，出氣衝，繞毛際，橫入髀厭中；其直者從缺盆下腋，循胸，過季肋，下合髀厭中，以下循髀陽，出膝外廉，下外輔骨之前，直下抵絕骨之間，下出外踝之前，循足跗上，入小趾之間；其支者，別跗上，入大趾，循岐骨出其端，還貫入爪甲，出三毛。多氣少血，子時氣血此注。

(1) 瞳子髎

一名小太陽，又名前關。手太陽、手足少陽三脈之會。目外眥5分處。童子即俗稱目中童人，外眥骨縫中，故名曰瞳子髎穴。

《銅人》：針3分。

《素注》：針3分，灸三壯。

《針灸大成》：主目癢，翳膜白，青盲無見，頭痛，喉閉。

雜說：頭維配風池、瞳子髎瀉，治偏頭痛及面中風頗效。

(2) 聽會穴

耳前陷中，上關下1寸，動脈宛宛中，張口得之。穴在耳，此處手足諸經多會於此，穴治耳聾、耳鳴之功，故名聽會穴。

《銅人》：針3分，得氣即瀉不須補。

《明堂》：針3分，灸三壯。

《針灸大成》：主耳聾耳鳴，牙車臼脫，風痹，中風口喎斜，半身不遂。

雜說：內庭瀉聽會翳風瀉，治耳鳴效佳。

(3) 上關穴

一名客主人。耳前骨上，張口取之。手足少陽、陽明之會。

此穴得客主人之名何也？自古迄今其說不一，其他諸陽經會此謂之過客也。主者穴之定位也，穴處頷顧骨之間故名上關穴也。吾粗淺之見以骨定名而得之。

此穴諸著之考證禁針者多。

雜說：此穴慎之。不刺為宜故不敘治療。

(4) 頷厭穴

下頷骨俗曰下巴，穴處顱顬上廉，下頷骨動必引此處動，不厭其煩咀嚼，說舌，故名頷厭穴。

《銅人》：針7分，灸三壯。

《針灸大成》：主偏頭痛，目眩，驚癇，手卷，項痛。

雜說：補合谷瀉頷厭頰車，治下頷關節疼痛、腫及脫臼效果好。

(5) 懸顱穴

曲周上，顱顬下廉，陽明、手少陽之會。懸者高處也，空而高曰懸，仰而視之乃見，穴在顱上，故名懸顱也。

《銅人》：針3分，灸三壯。

《明堂》：針2分。

《素注》：針3分，留七呼，深針令不聞。

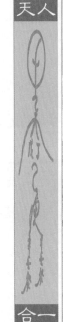

天人

合一

雜說：深針則刺耳內膜，應謹慎而刺。

(6) 懸厘穴

曲周上，顧顬下。手足少陽、陽明之會。懸者高也，厘者尺寸之小數也，常云毫釐之差，二穴相隔距小厘分之差，故名懸厘穴。

(7) 曲鬢穴

一名曲髮。在耳前髮際曲隅陷中，鼓頷有空。足少陽、太陽之會。穴在髮際發角處，故名曲鬢穴。

《銅人》：針3分，灸七壯。

《針灸大成》：主牙關緊，口噤不能開，頭兩角痛為巔風。

雜說：頭角痛、兩角皆痛少陽經病，藥當用川芎，針則取風池、絲竹空瀉。

(8) 率谷穴

耳上入髮際寸半陷者宛宛中。足少陽、太陽之會。

《銅人》：針3分，灸三壯。

《針灸大成》：主膈痛，頭角痛，胃寒，嘔吐不止。

雜說：肝火旺則噁心嘔吐，率谷中脘瀉。

(9) 天衝穴

一名天衢穴。耳後髮際2寸，耳上如前3分。足少陽、太陽之會。其穴通諸經絡在頭項四通八達，故名天衝穴。

《銅人》：灸七壯。

《素注》：針3分，灸三壯。

《針灸大成》：主癲疾風痙，牙痛，頭痛。

雜說：合谷、天衝、頰車瀉，治牙齦腫痛有效，針出即消。

### (10) 浮白穴

耳後入髮際 1 寸。足少陽、太陽之會。膽經之氣清，易上浮，白者清白之氣，故名浮白穴。

《銅人》：針 3 分，灸七壯。

《針灸大成》：主耳聾，耳鳴，齒痛，肩不舉。

雜說：浮白、大杼瀉，治頸項痛頭不得回顧。

### (11) 竅陰穴

一名枕骨。完骨上，枕骨下，動搖有空。足太陽、手足少陽之會。竅者巧之法也，穴在完骨枕骨之間，陰用於足少陽經何也？足少陽絡足太陽、手足少陽之會，別走三陰之故，故名竅陰穴。

《銅人》：針 3 分，灸七壯。

《素注》：針 3 分，灸三壯。

《甲乙經》：針 4 分，灸五壯。

《針灸大成》：主四肢轉筋，目痛，頭項頷痛，耳鳴，舌本出血，汗不出，舌強脅痛。

雜說：竅陰穴瀉，口苦咽乾齒痛奇效。

### (12) 完骨穴

耳後入髮際 4 分，足少陽、太陽之會。穴在完骨上，以頭完骨取名，故名完骨穴。

《銅人》：針 3 分，灸七壯。

《素注》：針 3 分，留七呼，灸七壯。

《明堂》：針 2 分。

《針灸大成》：主足痿失履不收，牙車急，頰腫，頭面腫，頸項痛，頭風耳後痛，口眼喎斜。

雜說：面中風久治不癒，眼閉合不全，口斜流涎，完

天人

合一

骨、地倉、內迎香均補，立效。

## （13）本神穴

曲差旁 1.5 寸，耳後直上入髮際 4 分。足少陽、陽維之會。目為神之窗，三陽經皆會於目，中有神庭與本神穴平，故名本神穴。

《銅人》：針 3 分，灸七壯。

《針灸大成》：主驚癲吐沫，頸項強急痛，肋胸脇相引不得轉側，偏風。

雜說：欲轉側身難攣緊，還須陽陵泉、風池瀉曲池，輕刺井俞效果好，腰俞志室堪稱奇。

## （14）陽白穴

眉上 1 寸，直瞳子。手足陽明、少陽、陽維五脈之會。陽白穴位處五陽脈會，白者光明而亮也，指眼中神也，七情六欲眼神可獻之，故名陽白穴。

《銅人》：針 2 分，灸三壯。

《素注》：針 3 分。

《針灸大成》：主瞳子癢痛，目上視，遠視不清，昏夜不見，目痛目眵，背痛寒慄，重衣不溫。

雜說：少陽症，多寒熱往來。吾於雞西礦務局中醫院時，外科主任醫師張軍長女眼皮下垂兩次手術抽條未癒，其垂尤甚，求吾試治，取陽白、眉三針均補中渚瀉，下垂即除，雙眼閉開自如。求醫者眾，取治數十名皆癒。用君之心，行君意，穴位在，經不紊，脈有條理，補瀉分明，針師之要也。

## （15）臨泣穴

目上，直入髮際 5 分。患者正睛取穴。足少陽、太陽

陽維之會。悲傷時有聲曰哭，無聲則泣，見風流淚曰風淚眼疾，鼻炎患者多流淚無聲乃病態也。眼流淚眉動引此穴以動，形如哭而無聲，故名臨泣穴。

《銅人》：針3分，留七呼。

《針灸大成》：目眩，目生翳，目外眥痛。

雜說：此穴在首，故曰頭臨泣，足臨泣在跗上，頭腳有二臨泣皆治眼疾。

### (16) 目窗穴

臨泣後 1.5 寸，足少陽、陽維之會。目即眼也，窗透明而得向外觀之，此穴治眼疾頗效，目疾可治如窗明亮也，故名目窗穴也。

《銅人》：針3分，灸五壯。三度刺令目大明。

《針灸大成》：主治目痛，寒熱汗不出，惡寒。

雜說：眼赤痛，角膜炎紅腫，此穴放血數滴，眼赤消、腫散。

### (17) 正營穴

目窗後 1.5 寸。足少陽、陽維之會。人無病，目光營而榮榮，精神明亮也，眼無邪而正榮，目不斜視曰正，故名正營穴。

《銅人》：針3分，灸五壯。

《針灸大成》：目眩瞑，頭項偏痛，齒齦痛。

### (18) 承靈穴

正營後 1.5 寸。足少陽、陽維之會。

《銅人》、《針灸大成》：有灸治少壯，禁針。

雜說：灸不宜過五壯，多則目赤。

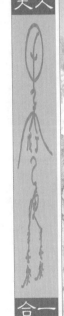

### (19) 腦空穴

一名顳顬穴。承靈後 1.5 寸，俠玉枕骨下陷中。足少陽、陽維之會。腦為生人之靈魂，空乃佛家謂之空，實守神而不亂，思則不越其規，腦空之意是不去胡思亂想，故名腦空穴。

《銅人》：針 5 分，灸三壯。

《素注》：針 4 分。

《針灸大成》：目瞑，心悸，鼻痛。

雜說：視物不明，頭痛欲裂，配風池瀉其效尤佳。

### (20) 風池穴

耳後顳顬後，腦空穴下，髮際陷中。手少陽、陽維之會。穴與風府穴平，諸陽經之風疾頭痛，外感之風寒頭痛皆可取之，穴在耳後陷中，凹處如池，故名風池穴。

《銅人》：針 7 分，留七呼，灸七壯。

《素注》：針 3～4 分。

《明堂》：針 3 分。

《甲乙經》：針 1.2 寸。灸七至百壯。

《針灸大成》：主灑淅寒熱，傷寒溫病汗不出，目眩，偏正頭痛，頸項如拔，頭不能回顧。目內眥赤痛，中風，中風不語，大風。

雜說：吾常以陰陽二蹻、風池治中風偏癱而得奇效。

### (21) 肩井穴

一名膊井。肩上陷中，缺盆上大骨前 1.5 寸，當中指下陷中。足少陽、足陽明、陽維之會，連入五臟。穴在肩上陷中。井者四溢也，內連五臟六腑，外達周表，其經氣如泉水，故名肩井也。

天人
合一

《銅人》：針5分，灸五壯。

《針灸大成》：主中風，氣塞，涎上不語，氣逆，婦人難產，墮胎後手足厥逆，頭項痛，五癆七傷，肩臂痛。

雜說：諸家記述，肩井針深時悶倒，切不可過7分，不論肥瘦。乳少、乳閉，補三里瀉肩井得氣至乳房，立癒。

### (22) 淵液穴

一名泉液。腋下3寸宛宛中，舉臂取之。此穴在天泉、極泉、天谿諸集會之處，水匯處曰淵，腋下多汗出，故名淵液穴。

《銅人》：針4分，禁灸。

《明堂》：針3分。

《針灸大成》：主寒熱，刀馬瘍，臂不舉，禁灸，灸之令人生腫蝕。

雜說：針下胸膜淺，容易刺傷，最好不針不灸。

### (23) 輒筋穴

一名神光，又名膽募穴。腋下3寸，復前1寸，三肋端。橫直蔽骨旁7.5寸，平直兩乳，側臥屈上足取之，膽之募，足太陽、少陽之會。此穴乃少陽膽經之道路、經脈如道，穴如輒，腋下多筋之所，故名輒筋穴。

《銅人》：針6分，灸三壯。

《素注》：針7分。

《針灸大成》：主胸中暴滿不得臥，太息善悲小腹熱，四肢不收。

雜說：內關輒筋均瀉脇肋痛甚效。

### (24) 日月穴

一名光照。期門下5分。足太陽、少陽、陽維之會。

厥陰、少陽乃表裏，肝屬陰如月，膽屬陽如日，肝膽相照，故名日月穴。

《銅人》：針7分，灸五壯。

《針灸大成》：主太息善悲，小腹熱欲走，言語不正，四肢不收。

雜說：肝膽不疏腹痛引胸脹滿，多肝膽瘀砂結石之像，取肝膽二俞日月之均瀉，止痛導石下頗效。

(25)京門穴

一名氣俞，又名氣府。監骨下腰中季肋本夾脊。腎之募。京者古同原，京門穴腎之募，腎為先天之本，腎氣溢全身，內潤臟腑，為精氣神之統帥，其氣四起，故名京門穴。

《銅人》：針3分，灸三壯。

《針灸大成》：主腸鳴，小腸痛，水道不利，小便痛急，腸鳴洞泄，腰痛不得俯仰。

雜說：腰背痛引腹中兩肋間，腎俞京門灸百壯，針瀉法。

(26)帶脈穴

季肋下1.8寸，臍上2分，兩旁各7寸。少陽、帶脈二脈之會。八脈其一，繞腰一圈如腰帶，故名帶脈穴。

《銅人》：針6分，灸五壯。

《針灸大成》：主腰腹痛，溶溶如囊水壯，婦人小腹痛，裏急後重，瘕瘕，月事不調，赤白帶下。

雜說：婦人帶下腹痛，公孫瀉、帶脈補溫灸1小時，痛立止。

(27)五樞穴

帶脈下3寸，水道旁5.5寸。足少陽、帶脈之會。樞

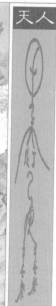

者轉也。會帶脈環腰一周，五身長過半，故名五樞穴。

《銅人》：針 1 寸，灸五壯。

《明堂》：灸三壯。

《針灸大成》：主男子寒疝，婦人赤白帶下，裏急瘛瘲。

雜說：多灸治婦人帶下速效。

### (28) 維道穴

章門下 5.5 寸，足少陽、帶脈之會。少陽經與帶脈也會於此穴，隨帶脈圍腰一圈，經脈之氣行而無阻，故名維道穴。

《銅人》：針 8 分，留六呼，灸三壯。

《針灸大成》：水腫，三焦不調。

雜說：三焦不暢，天樞氣海須留灸，三里維道瀉、背後俞穴更應取，針灸立時三焦調。

### (29) 居髎穴

章門下 8.3 寸，《素注》4.3 寸，監骨上陷中，足少陽、陽蹺之會。穴在棘骨上，大骨之間，故名居髎穴。

《銅人》：針 8 分，留六呼，灸三壯。

《針灸大成》：腰痛，引小腹痛，手臂不舉。

雜說：後谿、居髎瀉，治臂不舉立效。

### (30) 環跳穴

髀樞中，伸下腿，屈上腿，以手摸穴，搖撼取之。足少陽、太陽之會，髀樞凹中其形如環，屈膝如跳狀，故名環跳穴。

《銅人》：針 1 寸，灸五壯。

《素注》：針 1 寸，灸三壯。

《針灸大成》：主冷風濕痹不仁，風疹遍身，半身不遂，腰胯痛蹇，膝不得伸縮。

雜說：崑崙、陽陵泉、環跳瀉，坐骨至趾痛其效好，須瀉委中配合穴。

(31) 風市穴

膝上外廉兩筋間，足少陰絡，別走厥陰。中指盡處是穴，市者集匯也，故名風市穴。

《銅人》：針 5 分，灸五壯。

《針灸大成》：主中風腿腳無力，全身癢，麻痹，歷風痹。

雜說：風市穴顧名思義，諸經脈之風疾者皆療。膝上麻木不仁，風市伏兔瀉灸即癒。

(32) 中瀆穴

骨髀外膝上 5 寸，分肉間陷中，足少陽絡別走厥陰，中者居其位，瀆乃少陽之脈其氣如瀆，故名中瀆穴。

《銅人》：針 5 分，灸七壯。

《針灸大成》：攻痛上下，麻木不仁。

雜說：配風市治風濕腫痛、麻木不仁奇效。

(33) 陽關穴

一名陽陵。陽陵泉上 3 寸，犢鼻外陷中。關者膝之關也，陽乃少陽之脈，故名陽關穴。

《銅人》：針 5 分，禁灸。

《針灸大成》：風痹不仁，膝不得屈。

雜說：風市、陽關、陽陵泉治風痹麻木不仁，3～4 次立效。

### (34) 陽陵泉

膝下 1 寸，胻外廉陷中，坐而取之。足少陽所入為合土。穴在腓骨縫中，陽少陽脈也，故陽陵泉對內側陰陵泉，故名陽陵泉。

《銅人》：針 6 分，宜久留針。

《針灸大成》：主膝伸屈不得，偏風半身不遂。

雜說：配陰陵泉、犢鼻，治風濕腫痛尤效。

### (35) 陽交穴

一名陽別。足外踝上 7 寸，斜屬三陽分肉之間，陽維郄。少陽交會陽維脈，故名陽交穴。

《銅人》：針 6 分，灸三壯。

《針灸大成》：膝痛，寒厥，寒痹，足不收。

雜說：陽交八風補治腳如冰、寒厥頗效。

### (36) 外丘穴

外踝上 7 寸，少陽所生，常取穴為踝上 7 寸，因位於外踝骨上故名外丘穴。

《銅人》：針 3 分，灸三壯。

《針灸大成》：主頸項痛，惡風寒。

雜說：針後加溫灸治膚痛特效。

### (37) 光明穴

外踝上 5 寸，足少陽之絡，別走厥陰。陽經多療目疾，肝開竅於目，二經皆能明目除眼疾，故名光明穴。

《銅人》：針 6 分，灸五壯。

《針灸大成》：主熱病汗不出，卒狂，脛痛胻酸痛。

雜說：光明、後谿、合谷均瀉，熱症汗即出。

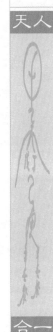

天人

合一

**(38)陽輔穴**

一名分肉。外踝上4寸輔骨前，絕骨端3分。穴在輔骨，故名陽輔穴。

《銅人》：針5分，灸三壯。

《素注》：針3分。

《針灸大成》：主胸中，脅肋髀膝痛。

雜說：內關、陽輔瀉，治脅肋痛奇效。

**(39)懸鐘穴**

一名絕骨。足外踝上3寸，動脈中。三陽經脈之大絡。穴在腓脛二骨之間，未及二骨，故名絕骨穴。

《銅人》：針6分，灸五壯。

《針灸大成》：主喉痺，頸項強，半身不遂，手足不歸。

雜說：《難經》曰：「髓會絕骨。」《疏曰》：「髓病治之。」三陽諸疾可取。

**(40)丘墟穴**

足外踝下前陷骨縫中，去足臨泣3寸。足少陽所過為原。

《銅人》：灸三壯。

《素注》：針3分。

《針灸大成》：主目生翳，轉筋，卒疝。

雜說：居髎丘墟瀉治腰胯痛，立止痛。

**(41)足臨泣**

足小趾次趾本節末陷中。足少陽所注為俞木。婦人乳汁溢，站立時滴跗，滴乳無聲如泣，故名足臨泣穴。

《銅人》：針2分，灸三壯。

《甲乙經》：針 2 分。灸三壯。

《針灸大成》：支滿，乳癰，目眩，胠酸。

雜說：補肩井瀉足臨泣治乳閉、乳少奇效。

### (42) 地五會穴

足小趾次趾本節末陷中，去俠谿 1 寸。足少陽所溜為滎。足為地，此穴三陽二陰脈之會處，故名地五會。

《銅人》：針 1 分，禁灸。

《針灸大成》：主乳癰腋痛。

雜說：治同足臨泣。

### (43) 俠谿穴

足小趾次趾岐骨間，本節前陷中。足少陽所溜為滎水。穴在二趾縫中，少陽如潰，故名俠谿穴。

《銅人》：針 3 分，灸三壯。

《針灸大成》：主目外眥赤，目眩，耳聾。

雜說：口苦咽乾舌燥唇裂，瀉針 3 分，久留奇效。

### (44) 竅陰穴

足小趾次趾外側如韭葉（爪甲），足少陽所出為井金。少陽與厥陰表裏，匯小趾爪甲處，竅會也，故名為竅陰穴。

《銅人》：針 1 分，留一呼。

《甲乙經》：灸三壯。

《針灸大成》：主口乾舌強，耳聾，目赤，內眥赤腫，頭痛。

雜說：灸竅陰能治厥陰經之頭痛如裂。

# 14. 足厥陰肝經

《靈樞‧經脈篇》：肝足厥陰之脈，起於大趾從毛

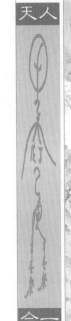

際，上循足肘上廉，去內踝 1 寸，上踝 8 寸，交出太陰之後，上膕內廉，循陰股，入毛際，過陰器，抵小腹，挾胃屬肝，絡膽，上貫膈，布脇肋循喉嚨之後、上入頏顙，連目系，上出額、於督脈會於巔。其支者，複從肝，別貫膈，上注肺。多血少氣，丑時氣血注此。

### (1) 大敦穴

足大趾端，去爪甲如韭葉，及三毛中。足厥陰肝脈所出為井木。敦者大而殷實也，足五趾大趾大而敦厚，故名大敦穴。

《銅人》：針 3 分，留十呼，灸三壯。

《針灸大成》：主五淋，卒疝七疝，小便不禁，病在左刺右，病在右刺左。婦人血崩不止陰中痛。

雜說：月經過多淋瀝不斷，少腹急痛，脈沉遲無力，宗氣陷氣不足。取脾俞補灸半小時，隱白灸 10～20 分鐘，崩漏大敦可用，不如隱白效快，脾統血也。

### (2) 行間穴

足大趾縫間，動脈應手陷中，足厥陰所溜為滎火。肝實則瀉之。行者胻也，左右腳動則行，肝經脈行至此，故名行間穴。

《銅人》：針 6 分，留十呼，灸三壯。

《針灸大成》：主嘔吐，善怒，四肢逆冷，轉筋，婦人小腹腫，經血過多，崩中，小兒驚風。

雜說：小兒驚風，身熱抽風，灸大椎、行間，熱自消驚風散。

### (3) 太衝穴

足大趾本節後 2 寸。足厥陰肝脈所注為俞土。太者大

也，衝言動脈行而有力，故名太衝穴，久病者此脈無則危矣。

《針灸大成》：主心痛脈弦，腰引小腹痛，大便難，小便淋，女子漏下。

雜說：扭傷腰痛或腰酸痛，獨取太衝得氣至膝下，其痛立解。

### (4) 中封穴

一名懸泉。足內踝骨前1寸。中封是厥陰居太陰少陰之中，封者居也，厥陰脈過此佔有之處，故名中封穴。

《銅人》：針4分，留三呼，灸七壯。

《針灸大成》：小腹腫痛，五淋，痿厥失精，筋攣，陰縮入腹相引痛。

雜說：三陰交、中封、中極，瀉治提睪症良效。針後多灸。

### (5) 蠡溝穴

一名交儀。內踝上5寸，足少陰絡，別走少陽。蠡者蟲也，此穴針灸能除腹中蛔蟲，溝者深也，肝經之氣別走少陽則脈氣深，故名蠡溝穴。

《銅人》：針2分，留三呼，灸七壯。

《針灸大成》：主女子赤白帶下，月水不調，男子氣逆則睪丸引痛。

雜說：體癬重灸此穴有效。

### (6) 中都穴

一名中郄穴。內踝上7寸，與少陰脈相直。中者意同中封，都乃三陰經脈匯於此，故名中都穴。

《銅人》：針3分，灸七壯。

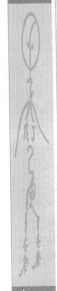

《針灸大成》：腸澼，婦人崩中，產後惡露不止。

雜說：膝下痛腫，頸寒且酸其效甚好。

## (7) 膝關穴

犢鼻穴下 2 寸旁陷中。關乃必由之路門也，三陰三陽必由此上升下降，故名膝關穴。

《銅人》：針 4 分，灸五壯。

《針灸大成》：主風痹，膝腫不得伸屈。喉中痛。

雜說：配犢鼻、血海治膝風腫特效。

## (8) 曲泉穴

膝股上內側，屈膝橫紋頭是穴。足厥陰脈所入為合水。屈膝內側凹處，故名曲泉穴。

《銅人》：針 6 分，留十呼，灸三壯。

《針灸大成》：主少氣，泄痢，關節痛，目視不明，筋攣。

雜說：委中配曲泉瀉，治腰痛神效。

## (9) 陰包穴

膝上 4 寸處。股內廉，兩筋間，卷足取之。厥陰經絡之陰，股內側屬陰，所謂包者乃指大肉也，故名陰包穴。

《針灸大成》：主腰尻引小腹痛，遺尿。

雜說：三陰交、氣海、陰包治尿頻、尿急、遺尿奇效。

## (10) 五里穴

氣衝下 3 寸，陰股中，動脈應手。五里穴手厥陰勞宮一名五里、足厥陰又設五里，何也，厥陰手足互應之理，應五藏之數也，故名五里穴。

《銅人》：針 6 分，灸三壯。

《針灸大成》：主中滿、風勞。

### (11)陰廉穴

羊矢下，去氣衝動脈 2 寸中。腰肕曰廉乃肉之隙也，內側屬陰，故名陰廉穴。

《銅人》：針 7 分，留三呼，灸七壯。

雜說：上有期門、章門、厥陰經此穴很少求之。

### (12)章門穴

一名長平，又名脅髎。大橫外直季脅肋端。肘尖盡處是穴。厥陰之會。

《銅人》：針 6 分，灸百壯。

《素注》：針 6 分，灸三壯。

《明堂》：灸七至五百壯。

《針灸大成》：主五藏六腑之疾，虛實寒熱諸病。

雜說：東垣曰：氣在於胃腸者，取足太陽、陽明不下者，取三里、章門。章門脾之募穴，取此應五藏之氣血運行，不可輕視也。

### (13)期門穴

直乳二肋間，乳旁 1.5 寸，肝之募，足厥陰、太陰、陰維之會。

雜說：此穴近日月少陽之氣，肝膽之氣如日月相照聚會於章門、期門，期數也等候也，期待中清之氣理三焦利六腑五臟之穢。

欲釋其意，而達其志，明穴意促其用，隨天意達人願而已矣。

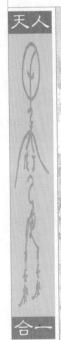

天人

合一

# 二、師門指針經八法秘語

## 1. 大周天經絡指針手法及導氣手法

吾師在總結先師的「練指、練氣手法」的基礎上研究創造了「大周天經絡指針手法及大爪指經氣激發及導氣手法。《靈樞》所曰：手之三陰，從臟走手；手之三陽，從手走頭；足之三陽，從頭走足；足之三陰，從足走腹。『周而復始，如環無端。』大周天經絡指針手法」

能使十二經氣血運行加速，由此特殊手法能調控、啟動及加速十二經脈營衛氣血的流注，使需要一晝夜才能完成的經氣子午流注一大周天的時間，縮短在 5～10 分鐘內，並且能使經氣旺盛，運行暢通，臟腑功能狀態提升，四肢輕健。它還為下一步針灸創造了極佳的身體環境。尤其是對身體狀況不佳的癱瘓、肌萎無力、慢性病、重症患者，更是絕好的保健治療手段之一。

## 2. 局部大爪指經氣激發及導氣手法

在針灸之前，先檢出痛位所在經絡，然後循病症所在經絡走向行指爪按切之，使經氣旺盛，導氣前行，促進病邪散之。首先，用左手或右手的指爪來探求「感應點」去確定穴位；其次，圍繞病位，在其所在經絡行局部大指爪經氣激發及導氣手法，使病位所在經脈氣血通達，助散瘀消痛；再次進針時能令氣血得宣散，不傷於營衛，並使痛

感減輕。

## 3. 進針迅速

行指法及針法時，一定要心靜神清，注意力集中在大拇擁指、食指上，直貫指尖，透針尖，使指力剛中帶柔直透經絡穴位，使針一捻而直透肌膚。進針要迅捷，讓病人痛覺不強烈時針已刺入（這要求醫者要堅持練習指功和針功，此非一日二日所能做到完美，需要醫者有吃苦耐勞的精神和持之以恆的態度）。

## 4. 用心察病

吾師要求對待病人，要用心去洞察其病及其心，若先人所曰：「心無外慕，如待貴人，不知日暮。」這樣才能使針隨心行，心隨針行，產生感應和經氣傳達到病所的作用。另外，輕輕提插捻動針時，還要注意暗示針感酸麻的傳達方向及去所。

## 5. 用針、行針技巧

吾師之用針宜細不宜粗，多在 0.2～0.25 公分，長度宜短不宜長，（除特殊穴位需深刺外）多用 1 寸針，進針時宜淺不宜深，多針 2～5 分左右，行針時多用輕微疼痛的疏導法（得氣即補即瀉）。

例如：首先凝神靜氣，輕輕捻動針柄，緩緩提出針身些許，約經片刻，若無明顯酸麻針感，再針深入少許；若仍無針感，則再提出少許，幾次深入淺出的捻轉，一般都可得氣。若無得氣，則艾灸之。

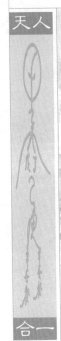

天人

合一

153

## 6. 進針技法

進針時，左手大指腹按在遠端取穴的穴位前或後（以穴位為中間，按壓在「病所」對應的離穴 1 寸左右的位置），促進針感向病變部位傳導，達「氣至病所」之妙。吾師多擅用五輸穴原穴、交會穴，以達行氣之功。此法與《針賦》所曰「按之在前，使氣在後，按之在後，使氣在前」相吻合。

## 7. 補瀉針法

吾師云：「進針時多取疏導法即可。若需補瀉手法，則參考師門補瀉針法。」

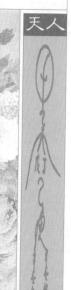

**補法**：進針得氣後，將針柄輕輕捻動，由淺入深，緩緩插入，三捻三進後一退，進速而退緩，指上不用力，此為補法要訣。《針灸大成》中所謂「慢提緊按」即是指此。例如，針 1 寸，使用補法，針尖退到 5 分深處，一捻而進分餘，再捻而又進分餘，三捻共進 4 分餘，此為三捻三進，於是又一捻而緩緩退至 5 分深處，再三捻三進，再一捻而退至 5 分處。要求醫患者皆要精神集中，全神貫注，以使患者感到針感異常舒適為佳。一般有 2 分鐘的捻進緩退就可以出針了。

**瀉法**：要求指力要重，提插要快而有力，由深而淺。正如《針灸大成》所謂「緊提慢按」。例如，針 1 寸，由 1 寸的深度，一捻而提上分餘，二捻而又提上分餘，三捻共提上 5 分，復一捻而深至原位，反覆行針之。醫患者皆要全神貫注，使針處有強烈的酸麻感，有 2 分鐘的三退三

捻，就可以出針。

## 8. 接氣法

吾師在接氣法上對歷代針灸名家的理論有很深的研究。吾師行針特點：進針淺，運針快，針到氣行，氣到針行，善於循經接氣運針。為使「氣致病所」的感應傳達增強，循經遠端取穴的前提下，沿經絡與病所之間選 1～3 處大穴（多為原、會、合穴）針之，依次輕捻轉，使氣前行，直到「氣至病所」以達循經接氣之妙。

吾師還慣用《衛生寶鑒》大接經法治療中風偏癱、腦萎縮、重症肌無力等病。它是指刺十二井穴，從陽引陰或從陰引陽，能大大調暢十二經氣血，溝通氣血交接，改善全身氣血運行，振奮周身氣機。

另外，還常用上下、左右、表裏接經法。上下接經法是指刺同名陽經的根、溜、入穴及同位穴、對應穴，使經氣上下貫通。左右接經法是指刺本經起止穴的方法。表裏接經法是指原絡穴同刺的方法。

吾師行針後喜用灸術，借艾火的溫熱，行氣通經，一使「氣至病所」之氣更旺盛，二使「病所」瘀邪消散，氣血通達。

吾師繼承並發展了指法、針法、灸法的獨到應用，巧妙地把它們組合在一起，發揮各自的長處，使許多疾病（尤其一些複雜難治疾病）都能簡單快捷地得以解決。

### 附：下手八法口訣——《針灸大成》

**揣：** 揣而尋之。凡點穴，以手揣摸其處，在陽部筋骨之側，陷者為真。在陰部郄膕之間，動脈相應。其肉厚

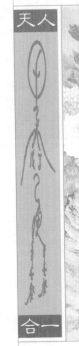

天人

合一

薄，或伸或屈，或平或直，以法取之，按而正之，以大指
爪切掐其穴，於中庶得進退，方有準也。《難經》曰：
「刺榮毋傷衛，刺衛毋傷榮。」又曰：「刺榮無傷衛者，
乃掐按其穴，令氣散，以針而刺，是不傷其衛氣也。刺衛
無傷榮者，乃撮起其穴，以針臥而刺之，是不傷其榮血
也。」此乃陰陽補瀉之大法也。

　　**爪**：爪而下之，此則《針賦》曰：左手重而切按，欲
令氣血得以宣散，是不傷於榮衛也。右手輕而徐入，欲不
痛之因，此乃下針之秘法也。

　　**搓**：搓而轉者，如搓線之貌，勿轉太緊，轉者左補右
瀉，以大指次指相合，大指往上，進為之左（補），大指
往下，退為之右（瀉），此則迎隨之法也。故經曰：迎奪
右而瀉涼，隨濟左而補暖。此則左右補瀉之大法也。

　　**彈**：彈而努之，此則先彈針頭，待氣至，卻退一豆
許，先淺而後深，自外推內，補針之法也。

　　**搖**：搖而伸之，此乃先搖動針頭，待氣至，卻退一豆
許，乃先深而後淺，自內引外，瀉針之法也。

　　**捫**：捫而閉之。經曰：凡補必捫而出之。故補欲出針
時，就捫閉其穴，不令氣出，使血氣不泄，乃為真補。

　　**循**：循而通之。經曰：凡瀉針，必以手指於穴上四旁
循之，使令氣血宣散，方可下針，故出針時，不閉其穴，
乃為真瀉。此提按補瀉之法，男女補瀉，左右反用。

　　**捻**：捻者，治上大指向外捻，治下大指向內捻。外捻
者令氣向上而治病，內捻者令氣向下而治病。如出針，內
捻者令氣行至病所，外捻者令邪氣至針下而出也。此下手
八法口訣也。

天人

合一

# 三、師門運針不痛心法

## 1. 養 氣

紫雲上人曰：運針不痛，端賴養氣；養氣不足，其功不著。養氣之道，寅時起身，端坐蒲團，兩足盤起，手按膝上，腰直胸挺，口閉目垂，一如入定，無思無慮，一心數息，自一至百，反覆無間，行之卯時，振衣始已。積日累月，不息不間，氣足神旺，百邪不侵。

註：此為佛家靜坐法。靜坐最能養氣，一呼一吸，是為一息。數息者，數呼吸之氣，使意念一致，心神合一也。靜坐不必拘於蒲團，亦不必一定盤膝，亦不必一定在寅時。清晨晚間，於寂靜之處，無喧嘩之所，鋪位椅凳，皆可行之。唯須回避迎面之風。腰直胸挺，口閉目垂數息，三者不可缺一。腰直胸挺則身端正，肺張腹滿。目垂內視，則外物不亂其心。口閉不張，則冷氣不侵，吸之以鼻，呼之以口，宜徐宜緩，愈緩愈妙。以數計之，心神合一。久久行之，腹部充實，氣力倍增，邪無從侵矣。

## 2. 練 指

紫雲上人曰：養氣之外，又須練指，運針不痛，指力最重。練指之法，用紙簿一，懸掛壁間，靜坐片時，運氣於指，持針刺之，心注於針，目射於紙，日刺千下，久行不輟，指力充實，可以用矣。

天人

合一

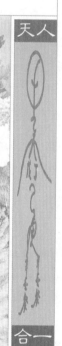

注：運針不痛在於指力，試觀奇人異士，手指所注，金石為穿，力也，亦氣也。然氣不充實，則指力亦不足。氣充者則易為力。故先養其氣，後練其指。二者互習，積久彌彰。紫雲上人用紙簿懸於壁間行之，尚有窒礙。愚經二三月之練習，經數次之變更，以下述之法練習為較易。以 2 寸方厚之木條，裝成一方架，其大小適合一粗草紙，四角插入 4 寸長尖釘，即以粗草紙繃上三四張，懸掛壁間，高與肩齊。木架憑壁，紙面向外，即用右手拇食二指，持針刺入之。刺入之時，以針尖點於紙面，二指捻動，疾行刺入。往返練習，覺手指無須用力，即可一刺而入，再加一二紙。久久行之，依次遞加。滿 1 寸厚，而能不須用力捻入者，指力功候已到，可以出而問世矣。

## 3. 理 針

紫雲上人曰：欲善其事，必利其器。氣養已足，指力已充，針不銳利，無補於功。針須圓渾，光滑而潤，由粗而細，其端銳利，摩之擦之，藥之煮之，不厭其煩，斯為上乘。

注：工欲善其事，必先利其器。用針療疾，針絲不可不慎擇。針有損傷，粗細不勻，尖鈍或毛，不僅令人劇痛，復有折斷之虞。故擇針宜慎。粗細均勻，針鋒銳利，針身圓渾，無銹蝕，不彎曲。選擇已過，再以煮針法製之，日用粗紙摩擦數次，則圓潤滑利，用之應手矣。

## 4. 手 法

紫雲上人曰：刀割針刺，人皆知痛，病者臨針，已存

畏心，先為解釋，以安其驚。揉掐其穴，使其麻木。手若握虎，勢如擒龍，以針點穴，疾刺而入，至其分寸，稍停捻撥，不痛針法，能事已畢。

注：刀割針刺，人皆知痛楚。病人求針，實出不得已。針本不甚痛，而病者心中總存痛念。幻由心造，先入為主，已有明訓。不痛似痛，痛則更痛，故於臨針之時，解釋無痛，以安其心。於應針之穴，用爪甲揉掐，使皮膚麻木，然後借針之銳利，指之練力，一刺而入達應入之分寸而止。停針不動，病者絕不覺痛，乃漸行捻撥之法，動補瀉之功，只覺酸楚，不知有痛，醫者之能事畢矣。

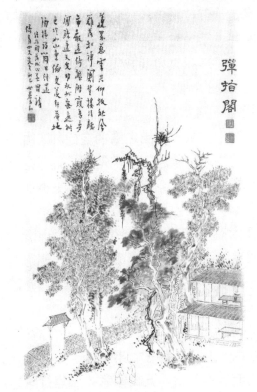

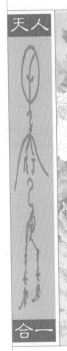

159

# 四、注釋十四經特定穴

特定穴是指十四經穴中具有代表性，並有同類稱號的腧穴或稱類穴。包括四肢部的五輸穴、原穴、絡穴、郄穴，頭身部的臟腑俞、募穴以及交會穴等。特定穴主治規律強，運用範圍廣，在臨床應用中具有重要意義。

## 1. 五輸穴

五輸穴是十二經脈各經分佈於肘膝關節以下的五個重要腧穴，即井、滎、輸、經、合。並以水流大小的不同名稱命名，比喻各經脈氣自四肢末端向上，像水流一樣由小到大，由淺入深的特點。

井：指地下泉水初出，微小而淺。楊玄操《難經》注：「山谷之中，泉水初出之處名之曰井，井者主出之義也。」多用於昏迷、厥證。井穴是十二經脈之「根」，陰陽經脈之氣相交之所，有疏通氣血、開竅醒神、泄熱清神作用。

滎：指小水成流。《說文解字》：「滎，絕小水也。」楊上善《明堂》注：「水溢為滎，謂十二經脈從指出已，流溢此處，故名為滎。」主要用於清泄各經熱證，陽經主外熱，陰經主內熱。

輸：指水流漸大可輸送、灌注。《說文解字》：「輸，委輸也。」楊上善《太素》注：「輸，送致聚也。《難經・八十一難》曰：五藏輸者，三焦行氣之所留止。

故肺氣與三焦之氣送致聚於此處，故名為輸也。」位於腕踝關節附近，陽經輸穴主治各經痛症及循經遠道病症；陰經輸穴即各經原穴，主治及反應所屬臟器病症。

經：指水流行經較直、較長。《爾雅・釋水》：「直波曰經。」楊上善《太素》注：「經。常也。水大流注，不絕為常。血氣流注此，徐行不絕，為之常也。」主要用於循經遠道取穴，臨床並不常用於寒熱喘咳病症。

合：指水流匯合入深。楊上善《太素》注：「如水出井以至海為合，脈出指井，至此合於本藏之氣，故名為合。」陰經合穴用於胸部及腹部病症；足陽經合穴主要用於腑病，手陽經合穴多用於外經病症。

### 附：井、滎、俞、原、經、合穴位表

| 輸穴 | 肺 | 大腸 | 胃 | 脾 | 心 | 小腸 | 膀胱 | 腎 | 心包 | 三焦 | 膽 | 肝 |
|---|---|---|---|---|---|---|---|---|---|---|---|---|
| 井 | 少商 | 商陽 | 屬兌 | 隱白 | 少衝 | 少澤 | 至陰 | 湧泉 | 中衝 | 關衝 | 竅陰 | 大敦 |
| 滎 | 魚際 | 二間 | 內庭 | 大都 | 少府 | 前谷 | 通谷 | 然谷 | 勞宮 | 液門 | 俠谿 | 行間 |
| 輸 | 太淵 | 三間 | 陷谷 | 太白 | 神門 | 後谿 | 束骨 | 太谿 | 大陵 | 中渚 | 足臨泣 | 太衝 |
| 原 | 太淵 | 合谷 | 衝陽 | 太白 | 神門 | 腕骨 | 京骨 | 太谿 | 大陵 | 陽池 | 丘墟 | 太衝 |
| 經 | 經渠 | 陽谿 | 解谿 | 商丘 | 靈道 | 陽谷 | 崑崙 | 復溜 | 間使 | 支溝 | 陽輔 | 中封 |
| 合 | 尺澤 | 曲池 | 足三里 | 陰陵泉 | 少海 | 小海 | 委中 | 陰谷 | 曲澤 | 天井 | 陽陵泉 | 曲泉 |

### 附：六腑下合穴

六腑中，胃、膀胱、膽屬足三陽經，各有合穴；大腸、小腸、三焦屬於三陽經，因其腑位於腹部，應合下肢，故於手陽經各有其經的合穴外，在有關的足陽經上各有其附的下合穴，總稱為「六腑下合」或「六腑下俞」。

大腸、小腸皆承受從胃腑傳化而來的水穀之氣，屬於

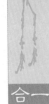

胃，所以它們的下合穴（上巨虛、下巨虛）同在足陽明胃經上。

三焦水道出於膀胱，參與水液的調節，故它的下合穴列於足太陽膀胱經（委陽）上。

六腑下合穴在臨床上治療腑證療效顯著，故有「滎輸治外經，合治內府」之說。

## 2. 原 穴

三焦行於諸陽，故置一俞曰原。原穴是原氣輸注留止之處，三焦為水谷之道路、原氣之別使。針刺原穴擅能激發三焦的原氣，通行三氣，振奮五臟六腑功能。

按《難經》云：五臟六腑之有病者，皆取其原。若肝經病，於本經原穴（太衝）刺一針；若肝經病，於本經原穴（丘墟）刺一針；若心經病，於本經原穴（神門）刺一針；若小腸經病，於本經原穴（腕骨）刺一針；若脾經病，於本經原穴（太白）刺一針；若胃經病，於本經原穴（衝陽）刺一針；若肺經病，於本經原穴（太淵）刺一針；若大腸經病，於本經原穴（合谷）刺一針；若腎經病，於本經原穴（太谿）刺一針；若膀胱經病，於本經原穴（京骨）刺一針。原穴在具體應用時，還可與其他腧穴相配伍。常用的配伍方法有臟、腑原穴相配，原、絡相配，原、俞相配，原、合相配等。

## 3. 絡 穴

絡穴是絡脈在本經分出部位的腧穴。十二經脈的絡穴位於四肢部肘膝關節以下；任脈絡發於鳩尾，督脈絡發於

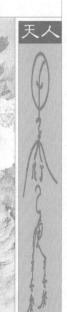

長強，脾之大絡出於大包，合稱十五絡穴。

絡穴可以主治本絡病候。十五絡脈各有所主病症，凡絡脈脈氣發生異常的症候表現，一般均可選本絡絡穴治療。

由於十二經脈的絡脈分別走向與之相表裏的經脈，故絡穴又可治療表裏兩經的病症。少數絡脈還深入到內臟，如足太陰絡「入絡腸胃」，手少陰絡「入於心中」。這種聯繫不僅表明該絡脈與內臟在生理功能上的聯繫，而且還直接表明了該絡穴的主治所及。

### 附：十五絡穴表

| 經脈 | 肺 | 大腸 | 胃 | 脾 | 心 | 小腸 | 膀胱 | 腎 | 心包 | 三焦 | 膽 | 肝 | 任 | 督 | 脾之大絡 |
|------|----|------|----|----|----|------|------|----|------|------|----|----|----|----|----------|
| 絡穴 | 列缺 | 偏歷 | 豐隆 | 公孫 | 通里 | 支正 | 飛揚 | 大鐘 | 內關 | 外關 | 光明 | 蠡溝 | 鳩尾 | 長強 | 大包 |

## 4. 郄穴

郄穴是經脈氣血深聚之處。「郄」有孔郄之意。郄穴共有 16 個，十二經、陰維、陽維、陰蹺、陽蹺各有一部穴。每一郄穴，都是該經脈中血氣最多的部位。所以，郄穴最適於經氣的激發和瀉實，具有輸導經氣、調和臟腑功能的作用。

臨床急性病症多以郄穴為主配方。其中陽經郄穴擅治急性疼痛疾病、氣形兩傷，如肝膽濕熱所致的急性膽囊炎疼痛，取膽經的外丘；風寒犯胃引起的胃痙攣疼痛，取胃經的梁丘等；而陰經之郄穴擅治血症，如肺經郄穴孔最，治療咯血，脾經郄穴地機，治療月經不調等。當臟腑發生病變時，亦常在相應的郄穴產生疼痛、酸脹及反應物，臨

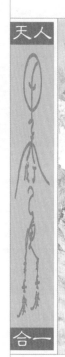

## 附：十六郄穴表

| 經脈 | 手太陰 | 手陽明 | 足陽明 | 足太陰 | 手少陰 | 手太陽 | 足少陰 | 足太陽 | 手厥陰 | 手少陽 | 足少陽 | 足厥陰 | 陰蹻 | 陽蹻 | 陰維 | 陽維 |
|---|---|---|---|---|---|---|---|---|---|---|---|---|---|---|---|---|
| 郄穴 | 孔最 | 溫溜 | 梁丘 | 地機 | 陰郄 | 養老 | 水泉 | 金門 | 郄門 | 會宗 | 外丘 | 中都 | 交信 | 跗陽 | 築賓 | 陽交 |

床常用作診斷疾病的參考。

## 5. 俞募穴

　　俞募穴是五臟六腑之氣輸注聚集於背腰和胸腹部的代表穴。

　　俞穴位於背腰部，故又稱「背俞穴」。背俞穴全部分佈於背部足太陽膀胱經第一側線，即後正中線旁開 1.5 寸，募穴位於胸腹部，故又稱「腹募穴」，其位置大體與臟腑所在部位相對應。

　　俞募穴是臟腑之氣所輸注、結聚的部位，最能反映臟腑功能的盛衰，故可用於診治相應臟腑的疾病。俞、募穴局部出現的各種異常反應如敏感、壓痛、結節、凹陷、出血點、丘疹及溫度、電阻變化等，常被用來診察相應的臟腑病症。如肺病患者肺俞穴常有壓痛，氣管炎患者膻中穴多有壓痛，腎俞穴出現結節、壓痛者，常可輔助診斷泌尿系統疾病。

　　由於陰陽經絡，氣相交貫，臟腑腹背，氣相通應，陰病行陽，陽病行陰。因此，在治療時應從陰引陽，從陽引陰，即屬於陰性的病症（臟病、寒證、虛證），可以取治位於陽分（背部）的背俞穴；屬於陽性的病症（腑病、熱病、實證），可以取治位於陰分（胸腹部）的募穴。

附：俞、募配穴表

| 臟腑 | 俞 | 募 | 臟腑 | 俞 | 募穴 |
|---|---|---|---|---|---|
| 肺 | 肺俞 | 中府 | 心包 | 厥陰俞 | 膻中 |
| 肝 | 肝俞 | 期門 | 心 | 心俞 | 巨闕 |
| 膽 | 膽俞 | 日月 | 胃 | 胃俞 | 中脘 |
| 脾 | 脾俞 | 章門 | 三焦 | 三焦俞 | 石門 |
| 腎 | 腎俞 | 京門 | 小腸 | 小腸俞 | 關元 |
| 大腸 | 大腸俞 | 天樞 | 膀胱 | 膀胱俞 | 中極 |

# 6. 八會穴

八會穴，是《難經》提出的臟、腑、筋、脈、氣、血、骨、髓八者精氣會聚的腧穴，此八穴在其原有功能的基礎上，還有著極其特殊的意義，例如：

臟會章門，章門為脾之募穴，五臟皆稟於脾，故為臟會；

腑會中脘，中脘為胃之募穴，六腑皆稟於胃，故為腑會；

氣會膻中，膻中位於兩乳之間，內為肺，諸氣皆屬於肺，故為氣會；

血會膈俞，心主血，肝藏血，膈俞位居心俞之下，肝俞之上，故為血會；

筋會陽陵泉，陽陵泉位於膝下，膝者筋之府；又為膽之合穴，膽合肝，肝主筋，故為筋會；

脈會太淵，太淵屬肺，位於寸口，肺朝百脈，寸口為脈之大會，故為脈會；

骨會大杼，大杼位於項後第 1 胸椎棘突旁，其上大椎

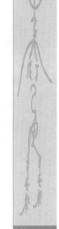

又名杼骨，諸骨皆會於此處，故為骨會；

髓會絕骨（懸鐘），絕骨屬膽經，膽主骨所生病，骨生髓，故為髓會。

八會穴的臨床應用一般各以其會取治，如「血會膈俞」，凡咳血、咯血、吐血、血崩等血證均可取膈俞治療；「腑會中脘」，六腑病證如胃痛，霍亂吐瀉等均可取之中脘。

## 7. 八脈交會穴

八脈交會穴，是通向奇經八脈的八個經穴或絡穴，又稱交經八穴、流注八穴，均分佈於四肢肘膝關節以下，與上述特定穴互有重合。八脈交會穴除能治療本經病症外，還能治療與之相通的奇經八脈的病症。

八穴中，列缺、公孫、內關、外關原為絡穴，可表裏同治；後谿、臨泣原為輸穴，可主體重節痛；而申脈、照

### 附：八脈交會穴配靈龜八法表

| 八　穴 | 經　屬 | 通八脈 | 會合部位 |
|---|---|---|---|
| 公孫（父） | 足太陰 | 沖脈（乾） | 胃、心、胸 |
| 內關（母） | 手厥陰 | 陰維（艮） | |
| 外關（女） | 手少陽 | 陽維（震） | 目外眥、頰、頸、耳後、肩 |
| 足臨泣（男） | 足少陽 | 帶脈（巽） | |
| 後谿（夫） | 手太陽 | 督脈（兌） | 目內眥、頸、耳、肩胛 |
| 申脈（妻） | 足太陽 | 陽蹻（坎） | |
| 列缺（主） | 手太陰 | 任脈（离） | 胸、肺、膈、喉嚨 |
| 照海（客） | 足少陰 | 陰蹻（坤） | |

海又分出陰陽蹺脈，臨床應用廣泛，被金元時期竇漢卿《標幽賦》推舉為「針道之要」。

### 附：師門淺注臟腑井滎俞經合主治

總訣：

井之所治，不以五臟六腑，皆主心下滿（心胸滿悶）。滎之所治，不以五臟六腑，皆主身熱（發熱、熱病）。俞之所治，不以五臟六腑，皆主體重節痛（肢體骨節酸重疼痛）。經之所治，不以五臟六腑，皆主喘嗽寒熱。合之所治，不以五臟六腑，皆主逆氣而泄（氣逆發熱或泄利）。

凡弦脈，病人善潔（膽為清淨之府故耳），面青善怒，口苦、目眩、耳鳴、驚悸、胸脇脹滿，屬膽經之病者：若心下滿，當刺竅陰（井），身熱當刺俠谿（滎），體重節痛刺臨泣（俞），喘嗽寒熱刺陽輔（經），逆氣而泄刺陽陵泉（合），又總刺丘墟（原）。

凡弦脈，病人胸滿淋溲，便難，轉筋，四肢滿閉，臍左有動氣，屬肝經之病者：若心下滿刺大敦（井），身熱刺行間（滎），體重節痛刺太衝（俞、原），喘嗽寒熱刺中封（經），逆氣而泄刺曲泉（合）。

凡浮洪脈，病人面赤，口乾喜笑，屬小腸經之病者：若心下滿刺少澤（井），身熱刺前谷（滎），體重節痛刺後谿（俞），喘嗽寒熱刺陽谷（經），逆氣而泄刺小海（合），又總刺腕骨（原）。

凡浮洪脈，病人煩心，心痛，掌中熱而晼，臍上有動氣，屬心經之病者：若心下滿刺少衝（井），身熱刺少府

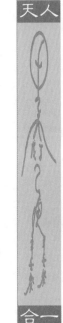

天人

合一

（滎），體重節痛刺神門（俞、原），喘嗽寒熱刺靈道
（經），逆氣而泄刺少海（合）。

凡浮緩脈，病人面黃，善噫，善思，善沫，身前熱
甚，鼻齒痛、鼻衄、頸腫，屬胃經之病者：若心下滿刺厲
兌（井），身熱刺內庭（滎），體重節痛刺陷谷（俞），
喘嗽寒熱刺解谿（經），逆氣而泄刺三里（合），又總刺
衝陽（原）。

凡浮緩脈，病人腹脹滿，食不消，體重節痛，怠惰嗜
臥，四肢不收，當臍有動氣，按之牢若痛，屬脾經之病
者：若心下滿刺隱白（井），身熱刺大都（滎），體重節
痛刺太白（俞、原），喘嗽寒熱刺商丘（經），逆氣而泄
刺陰陵泉（合）。

凡浮脈，病人面白，善嚏，悲愁不樂欲哭，目黃、齒
痛、口乾、頸痛、鼻衄、便秘，屬大腸經之病者：若心下
滿刺商陽（井），身熱刺二間（滎），體重節痛刺三間
（俞），喘嗽寒熱刺陽谿（經），逆氣而泄刺曲池
（合），又總刺合谷（原）。

凡浮脈，病人喘嗽，灑漸寒熱、臍右有動氣，按之牢
若痛，屬肺經之病者：若心下滿刺少商（井），身熱刺魚
際（滎），體重節痛刺太淵（俞、原），喘嗽寒熱刺經渠
（經），逆氣而泄刺尺澤（合）。

凡沉遲脈，病人面黑，善恐欠，寒熱，鼻塞，頭痛，
項強，脊痛，腰若折，屬膀胱經之病者：若心下滿刺至陰
（井），身熱刺通谷（滎），體重節痛刺束骨（俞），喘
嗽寒熱刺崑崙（經），逆氣而泄刺委中（合），又總刺京
骨（原）。

凡沉遲脈，病人逆氣，善恐口熱，舌乾咽腫，煩心嗜
臥，小腹急痛，泄如下重足脛寒而逆，臍下有動氣，按之
牢若痛，屬腎經之病者：若心下滿刺湧泉（井），身熱刺
然穀（滎），體重節痛刺太谿（俞、原），喘嗽寒熱刺復
溜（經），逆氣而泄刺陰谷（合）。

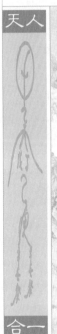

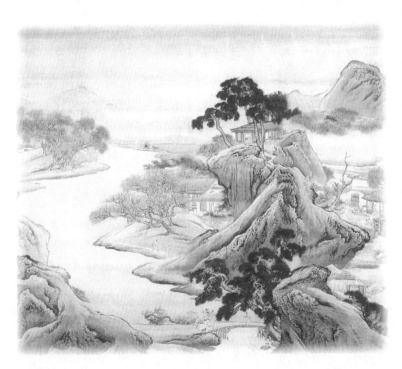

# 五、師門淺注《針灸大成》百症賦

百症俞穴，再三用心。

昔賢謂穴之在於背後者，名俞穴；俞者，注也，輸也。

言經絡之氣，輸注於此也。故人身之穴，皆得名之曰俞穴，不必專指背部而言。經凡十二，絡凡十五，奇經凡八，穴有三百六十五穴。縱橫貫注，宜熟志之。

囟會連於玉枕，頭風療以金針。

頭頂重痛，當刺以針。若血虛眩暈，則非針灸肝俞、腰俞不可。又按囟會與玉枕，宜灸不宜針。

懸顱頷厭之中，偏頭痛止。

頭痛，書稱肝膽風熱，懸顱、頷厭宜刺，微出血；更刺風池。其效甚佳（可刺頭維、太陽、風池三穴較好）。

強間、豐隆之際，頭痛難禁。

頭痛由於痰火上擾者，宜刺豐隆以降其痰火。強間不易刺入，可刺風府。

原夫面腫虛浮，須仗水溝前頂。

脾虛面浮腫，刺水溝。去面浮腫之水氣，頗效。前頂宜灸。

耳聾氣閉，全憑聽會翳風。

肝膽之火挾風而上僭，則耳暴聾。刺聽會、翳風以瀉之。

面上蟲行有驗，迎香可取。

面癢如蟲行，係血熱所致，刺瀉迎香。

耳中蟬鳴有聲，聽會堪攻。

耳鳴有痰火上擾者，針聽會外，宜再刺豐隆、風池等穴。係腎虛者，當更灸腎俞、氣海以固腎元。

目眩兮，支正飛揚。

手太陽經脈與足太陽經脈，俱縈繞於目。故支正、飛揚，能治目眩，且二穴皆屬絡脈。刺絡脈，即所以瀉其血。

目黃兮，陽綱膽俞。

目黃、肌膚黃，黃而深者名陽黃，宜刺之。淡而晦暗者為陰黃，宜灸之。至陽一穴，亦宜針灸。

攀睛攻少澤肝俞之所。

胬肉攀睛，如係心肝之火，可刺肝俞與少澤。若攀睛已久，火炎已平，宜灸治之。於刺灸之外，當點消翳藥品（此外宜針灸大小骨空）。

淚出刺臨泣頭維之處。

淚出即迎風流淚，淚熱而微覺黏手者屬熱，宜刺之。冷而不黏手者為寒，則灸之（並宜灸大小骨空）。

目中漠漠，即尋攢竹三間。

漠漠者，視物不明，鞏膜上似有白膜遮蓋（再刺光明、肝俞、命門特效）。

目覺䀮䀮，急取養老天柱。

目䀮䀮無所見，即不明之意。此症屬於內障，俗名大眼瞎子（與上合治）。

觀其雀目肝氣，睛明行間而細推。

雀目者，似雀之目，至夜即不見物，由於肝熱腎虛之

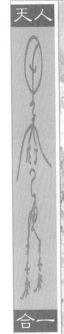

天人

合一

所致。睛明、行間外，肝俞、湧泉皆宜刺（與上條同治）。

審他項強傷寒，溫溜期門而主之。

傷寒太陽病，項強幾幾，刺陽明經溫溜，與肝經之期門當再刺大椎、天柱。

廉泉中衝，舌下腫疼堪取。

舌為心苗，舌下腫，屬於心熱。亦有脾熱者。

天府合谷，鼻中出血宜追。

此症屬於肺氣熱，陽明經火逼血妄行。

耳門絲竹空，住牙疼於頃刻。

斯症之牙疼，係牙最裏之臼齒痛。

頰車地倉穴，正口歪於片時。

中風而致口歪，歪左者灸右，歪右者灸左。

喉痛兮，液門魚際去療。

三焦邪熱上攻，喉中紅痛。

轉筋兮，金門丘墟來醫。

轉筋者，刺金門丘墟之外，當刺承山有效。

陽谷俠谿，頷腫口噤並治。

頷腫而口噤，兼有生外瘍者，除針刺外，宜照外瘍治之。

少商曲澤，血虛口渴同施。

口渴而由於血虛，亦屬於邪熱津枯而致者，刺少商出血，刺曲澤，再宜刺舌下。

通天治鼻內無聞之苦。

通天宜灸。

復溜袪舌乾口燥之悲泣。

腎陰虛而有熱，則舌乾而口燥，復溜可治之。

啞門關衝，舌緩不語而要緊。

舌緩不語者，舌根無力鼓動也。由於三焦之熱所傷。

天鼎間使，失音嘔嚅而休遲。

嘔嚅欲言，而不能猝言之。

太衝瀉唇歪以速癒，承漿瀉牙疼而即移。

唇歪針太衝得癒者，殆為肝陽暴逆所致者。承漿之瀉牙疼，屬下牙疼。

項強多惡風，束骨相連於天柱。

太陽傷寒，宜針風池、風府、風門。

熱病汗不出，大都更接於經渠。

熱病無汗，大都、經渠針刺外，再刺間使、合谷。

且如兩臂頑麻，少海就旁於三里。

少海與手三里，當針灸並施。

半身不遂，陽陵遠達於曲池。

陽陵泉與曲池之治半身不遂，以灸為主（二穴宜同時捻提並宜灸）。

建里內關，掃盡胸中之苦悶。

胸中苦悶者，即痞滿病也。建里、內關刺有特效。

聽宮脾俞，祛殘心下之悲淒。

心中悲淒者，精神不愉快，似覺心中酸楚，背間寒慄，灸脾俞有效。聽宮穴，理不可解，殆瀉小腸之火以安其心歟！

從知脅肋疼痛，氣戶華蓋有靈。

針氣戶、華蓋治脅肋痛，大都少效；宜加刺期門、陽陵泉。

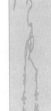

腹內腸鳴，下脘陷谷能平。

腹內腸鳴，中有水氣，下脘宜針灸並施，更宜灸天樞。

胸脇支滿何療？章門不用細尋。

胸脇支滿，章門宜多灸。

膈痛飲蓄難禁，膻中巨闕便針。

膈下飲蓄作痛，膻中、巨闕針之；宜再灸脾俞、中脘。

胸滿更加噎塞，中府意舍所行。

肺氣失於肅降，即胃氣上逆而為噎塞胸滿，宜針內關、公孫、中脘。

胸膈停留瘀血，腎俞巨髎宜徵。

胸膈停留瘀血而針巨髎，理頗難解，恐係巨闕之誤。

胸滿項強，神藏璇璣已試。

神藏與璇璣，治胸滿則可。若治項強，則大椎、風池不可少。

背連腰痛，白環委中曾經。

背連腰痛，針白環、委中有特效，宜加針環跳。

脊強兮，水道筋縮。

脊強，轉側不利。

目眩兮，顴髎大迎。

目眩羞明，針顴髎與大迎，宜再刺攢竹，可治目瞤。

痙病非顖囟而不瘳。

痙病灸顖囟之外，宜再刺風府、大椎、曲池、合谷、中脘、崑崙等穴。

臍風須然谷而易醒。

臍風但憑然谷一穴，恐難十全。在臍之四周宜各灸一

壯。

委陽天池，腋腫針而速散。

腋下筋腫，二手不能上舉，委陽與天池，曾針過，頗效。

後谿環跳。腿疼刺而即輕。

腿疼，刺環跳與後谿而不癒，則刺陽陵泉與崑崙。

夢魘不甯，厲兌相諧於隱白。

經曰：「胃不和則臥不安。」厲兌、隱白殆泄胃經之熱，以安其胃也。

發狂奔走，上脘同起於神門。

神門治發狂奔走，上脘降其痰熱之上沖。

驚悸怔忡。取陽交解谿勿誤。

驚悸怔忡不甯，陽明少陽經火上擾心陰。陽交、解谿，所以泄其火也。

反張悲哭，仗天沖大橫須精。

反張悲哭，常為二三歲內之小孩有之。其症都屬臟寒，與驚癇之反張不同。

癲疾必身柱本神之令。

身柱、本神刺癲疾如不癒，再刺大陵、間使、神門。

發熱仗少衝曲池之津。

發熱瀉曲池，刺少衝，曾驗有效。唯熱過重，委中、合谷、間使、後谿等穴亦宜刺。

歲熱時行，陶道復求肺俞理。

流行風溫之熱，刺陶道、肺俞外，合谷、曲池亦當刺。

風癇常發，神道還須心俞寧。

此症宜灸。

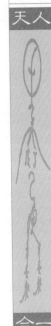

濕寒濕熱下髎定。

濕寒濕熱之症，範圍頗廣。下髎之治濕寒濕熱，殆指
腸風痔漏之症。

厥寒厥熱湧泉清。

厥寒厥熱之刺湧泉，亦專指熱厥而言，寒厥宜灸關元。

寒慄惡寒，二間疏通陰郄暗。

二間與陰郄宜刺而再灸（陶道、大椎，行三進一退法
甚效）。

煩心嘔吐，幽門閉徹玉堂明。

二穴近胃脘，故治煩心與嘔吐（再針中脘、三里）。

行間湧泉，主消渴之腎竭。

消渴分上中下三消，下消又名腎消，屬腎經虛而有
火。行間、湧泉泄其火也。

陰陵水分，治水腫之臍盈。

水腫之症，小便多不利。刺陰陵泉，疏肝而利小便。
灸水分，溫脾陽而消水腫。

癆瘵傳屍，趨魄戶膏肓之路。

魄戶、膏肓，治傳屍癆瘵，宜治之早，且宜灸，並灸
三里。

中邪霍亂，尋陰谷三里之程。

中邪霍亂，係指嘔吐足轉筋之病。陰谷、三里之外，
當再刺承山、委中、尺澤、中脘等穴。

治疸消黃，諧後谿勞宮而看。

治黃疸，刺灸勞宮、後谿外，當再刺灸至陽。

倦言嗜臥，往通里大鐘而明。

通里屬心經，大鐘屬腎經。二穴治倦臥，宜加刺灸脾

俞、至陽特效。

咳嗽連聲，肺俞須迎天突穴。

咳嗽連聲，係指頓嗽。前賢謂風伏肺底，每欲衝出而不得也。宜加刺中脘、天樞。

小便赤澀，兌端獨瀉太陽經。

小便赤澀不利，乃小腸結熱，獨瀉太陽經小海穴也。另宜加針陰陵泉、三焦俞、膀胱俞。

刺長強與承山，善主腸風新下血。

腸風下血，乃腸出血。前賢謂之濕熱下注，長強、承山有效。

針三陰與氣海，專司白濁久遺精。

三陰交與氣海，針治白濁及遺精，須俟濕熱已淨，方可針刺。

且如肓俞橫骨，瀉五淋之久積。

五淋之針肓俞、橫骨，亦須俟濕熱已去。宜加針陰陵泉。

陰郄後谿，治盜汗之多出。

盜汗，針後谿與陰郄，曾針治多人。結核病者，每不易收效，其他佳良。

脾虛穀兮不消，脾俞膀胱俞覓。

脾虛少運，穀不易化，二穴當多灸；宜加針三里。

胃冷食而難化，魂門、胃俞堪責。

胃寒不化，魂門胃俞須多灸，中脘亦宜多灸。

鼻痔必取齦交，瘿氣須求浮白。

齦交治鼻痔，瀉其氣也。浮白治瘿氣，針後宜多灸。

大敦照海，患寒疝而善蠋。

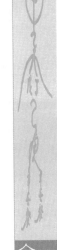

二穴善治疝氣之沖痛，加灸關元尤妙。

五里臂臑，生瘰瘡而能治。

二穴治瘰瘡初起有效，宜灸，並加灸小海或天井。

至陰屋翳，療瘍疾之疼多。

此條理難解，針亦不見效。

肩髃陽谿，消癮風之熱極。

癮風，血熱病也。二穴乃瀉熱也。

抑又論婦人經事改常，自有地機血海。

二穴宜針灸並施，於經之愆期者頗效。

女子少氣漏血，不無交信合陽。

少氣漏血，乃氣不攝血，淋瀝不淨也。宜取中極穴兩旁各 1.5 寸之經外奇穴針灸之。

帶下產崩，衝門氣衝宜審。

衝門屬脾，氣衝屬胃，二穴能止帶固崩。蓋脾能統血。

沖任為女子血海，沖隸屬於陽明也。帶下宜針帶脈、關元。

產崩宜灸長強。

月潮違限，天樞照海須詳。

月潮前期宜刺宜瀉；後期宜補宜灸，加灸關元、氣衝、陰陵泉。

肩井乳癰而極效。

乳癰多由肝膽鬱熱，初起刺肩井與尺澤頗效。

商丘痔瘤而最良。

痔漏刺商丘外，承山、長強宜刺之。

脫肛取百會尾翳之所。

大氣陷下，脫肛久不癒，百會宜灸。尾翳即長強，宜

刺。

無子搜陰交石關之鄉。

無子之原因有多種，陰交、石關則灸胞宮之虛寒不孕，宜加灸中極、關元。

中脘主乎積痢，外丘收乎大腸。

中脘、外丘治痢疾、脫肛，當加灸天樞、氣海、大腸俞。

寒瘧兮，商陽太谿驗。

寒瘧針商陽、太谿外，宜再加灸大椎。

痃癖兮，衝門血海強。

痃癖之成，多為血瘀氣聚。衝門、血海宜多灸。

夫醫乃人之司命，非志士而莫為。針乃理之淵微。須至人之指教。先究其病源，後考其穴道。隨手見功，應針取效。方知玄理之玄，始識妙中之妙。

賦中所述，悉屬前人經驗之作。某病刺某穴，其理有不可解者，針之則甚有效。其有不甚效驗者，亦占十分之二三。蓋作者囿於韻語，難免掇拾成章。惜作者未加詳注，使學者不免目迷五色之憾矣。

附：行針指要歌淺注

或針（中風，頭風）風，先向風府百會（兼取風池、風門）中。

或針水（水腫、臌脹），水分俠臍上邊取（頭面浮腫百會、水溝、下身浮腫用水道、關元、陰陵泉、足三里）。

或針結（積聚閉結，便秘），針著大腸二間（大腸俞、二間、支溝、足三里、天樞）穴。

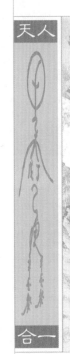

或針瘰（虛瘰），須向膏肓及百勞（灸百會、氣海、命門、足三里）。

或針虛（氣虛、陽虛），氣海丹田委中奇。

或針氣（氣結、氣促、氣閉），膻中一穴分明記。

或針嗽（咳嗽），肺俞風門須用灸（酌用尺澤、經渠、列缺）。

或針痰（痰飲、哮喘），先針中脘三里間（酌用膻中、豐隆）。

或針吐（嘔吐、反胃、噎膈、呃逆），中脘氣海膻中補（酌用內關、公孫、足三里）。

反胃吐食一般醫，針中有妙少人知。

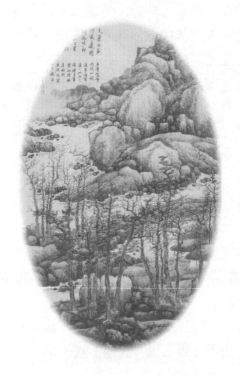

# 六、師門注釋《針灸大成》雜病穴法歌

雜病隨症選雜穴，仍兼原合與八脈，

經絡原會別論詳，藏府俞募當謹始，

根結標本理玄微，四關三部識其處。

原，為五臟之腧及六府之原。合，即十二經之合穴。八脈，即奇經八脈之主穴。經，直行曰經，此指十二經。絡，橫行曰絡，此指十五絡。會，指五會，即氣會膻中，血會膈俞，筋會陽陵泉，骨會大杼，髓會絕骨。俞，穴也。穴之在於背者曰俞，如心俞、肝俞之類。募者，五臟之募穴，肺之募為中府穴，肝之募為期門，心之募為巨闕，脾之募為章門，腎之募為京門。此言經氣之結聚處謂之募，俞亦同；唯募在胸腹，俞在背部。《難經・六十七難》曰：「五藏募皆在陰，俞皆在陽。」俞穴可常針，能散其風寒，能補其臟氣。募則宜少針，以能泄其臟氣也。根、結、標、本者，經脈在下端一穴為根，在上端一穴為結，經脈起處為本，行處為標。上下循行，理似玄微。四關者，指四大關節肘、肩、髀樞、膝。三部者，指上、中、下三部也。

傷寒一日刺風府，陰陽分經次第取。

傷寒一日見太陽證，頭痛項強，惡寒發熱，先刺風府，繼刺他穴。二日見陽明證，頭痛發熱自汗，不惡寒，反惡熱，先刺陽明之滎穴內庭，再刺他穴。三日見少陽證，口苦、咽乾、目眩，胸脇滿痛，寒熱往來，先刺少陽

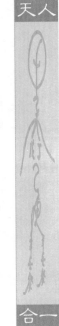

天人

合一

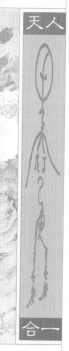

之輸穴足臨泣，再刺他穴。四日見太陰證，腹滿而痛，食不下，自利不渴，先刺太陰之井隱白穴。五日見少陰證，脈微細，但欲寐，身重惡寒，先刺少陰之輸太谿穴，再刺他穴。六日見厥陰證，腹中拘急，下利清穀，嘔吐酸苦，甚則吐蛔，先刺厥陰之經中封穴，再針他穴。一日、二日、三日者，計數也。非一日必見太陽證，二日必見陽明證也。唯傷寒見太陽證，不拘其日數之多寡，病尚未傳，則刺其風府可也。證見陽明，則刺其滎穴，不必問其日數，餘皆同。在表之病則刺陽經之穴，在裏之病則刺陰經之穴。所謂：「在表刺三陽經，在裏刺三陰經。」病經六日未汗，當刺期門、三里。唯陰經之病久，宜灸關元為妙。

汗吐下法非有他，合谷內關陰交杵。

**汗法**：針合谷行九九數，得汗行瀉法，汗止身溫出針。如汗不止，針陰市，補合谷。

**瀉法**：針三陰交，行六陰數。一方使病者口鼻閉氣，吞鼓腹中，即瀉；瀉不止，補合谷，行九陽數。

**吐法**：針內關，先補六次，瀉三次。一方使病者作欲吐之狀，即吐；吐不止，補九陽數，使其調勻呼吸即止。

按汗、吐、下三法，非行於平人能得效者。必病者表病無汗，有汗之資，無汗之機，始發生汗之效力，涔涔而出矣。吐亦須胸膈閉悶不堪，欲吐不能者，施之方有效。瀉亦必具有必須瀉之條件，如腹滿矢氣，大解欲解而不得，行之乃有效。雖然汗、吐、下為行針之功力所致，但醫者無絕對之暗示，以堅其必得汗吐下之心理，則其功亦不著。

一切風寒暑濕邪，頭疼發熱外關起。

頭疼發熱，病屬外感，不論其為風寒暑濕之所中，概先針外關，再及其他各穴，如風府、風池、太陽、大椎、各經之滎穴等。

頭面耳目口鼻病，曲池合谷為之主。

頭面耳目口鼻之病，由氣火血熱而發紅腫痛之疾苦，乃以曲池、合谷為治療之穴。

偏正頭痛左右針，列缺太淵不用補。

列缺、太淵之治偏正頭痛，係指外感風邪所致，或大腸經氣火太過所致。與血虛頭痛成肝膽氣火太過所致之偏正頭痛不同，希注意之。除針列缺、太淵二穴之外，加針風池，以收捷效。

頭風目眩項捩強，申脈金門手三里。

太陽經之風邪稍涉陽明經病，故此三穴能治之。

赤眼迎香分血奇，臨泣太衝合谷侶。

此赤眼當為膽與大腸兩經之火上炎所致。

耳聾臨泣與金門，合谷針後聽人語。

此條耳聾，為風火所擾之暴聾。

鼻塞鼻痔及鼻淵，合谷太衝隨手取。

此條亦屬於風熱性所致之病，否則合谷、太衝未必有效。尚宜加針上星或灸。

口喎喎斜流涎多，地倉頰車仍可舉。

此為中風所致，地倉、頰車二穴宜灸。歪左灸右，歪右灸左。

口舌生瘡舌下竅，三棱出血非粗魯。

舌部病而屬紅腫痛者，前賢謂為心熱，如舌之局部充

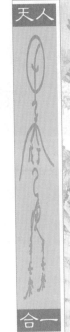

血，刺其舌下兩邊之紫絡，放去靜脈瘀血，其病即癒。

舌裂出血尋內關，太衝陰交走上部。

前賢有言曰，舌為心之苗，舌裂出血為心經血熱上湧。其血熱之上升，每挾肝氣而僭逆。內關、太衝所以平心肝逆上之火。三陰交為脾經穴，脾脈絡舌下，舌裂出血，亦有心脾之熱者，故亦須針三陰交。

舌上生苔合谷當，手三里治舌風舞。

舌苔之厚，由於腸胃之濁熱上泛使然，合谷所以瀉其濁熱也。舌風舞即熱病，心熱太過，舌伸出齒外，鼓動如蛇舌，手三里刺之有特效，其理不明。

牙風面腫頰車神，合谷臨泣瀉不數。

牙風即牙痛，三穴俱宜刺，用瀉法。

二陵二蹺與二交，頭項手足互相與。

兩井兩商二三間，手上諸風得其所。

二陵即陰陵泉、陽陵泉，二蹺即陽蹺申脈、陰蹺照海，二交即陽交、三陰交。上列六穴可治頭項手足之病。兩井即天井、肩井，兩商即少商、商陽，二三間即二間、三間。此六穴，可治手上諸風病或麻痹。

手指連肩相引痛，合谷太衝能救苦。

手指與肩臂俱痛，為大腸經病。

手三里治肩連臍，脊肩心後感中渚。

肩痛與臍腹俱痛，手三里可治之。肩痛及脊，則中渚可已之。

冷嗽只宜補合谷，三陰交瀉即時住。

合谷所以補肺氣，三陰交所以瀉脾氣。補肺即所以助肺之肅降而嗽已。瀉脾，殆瀉其上沖之氣歟？鄙意冷嗽都

屬痰飲，由於脾失溫運。嗽是標，脾失溫運是本。治病必求其本，冷嗽當補三陰交而不當瀉，瀉則犯虛虛之弊。並須溫灸肺脾二俞，斯為根治。

霍亂中脘可入深，三里內庭瀉幾許。

霍亂上吐下瀉，中宮清濁混淆，揮霍撩亂，胃腸神經劇烈之反射作用，中脘一穴，頗具特效。蓋可以止神經之反射，而使之安靜，吐瀉立止。三里・內庭，平胃氣也。

心痛反胃刺勞宮，寒者少澤灸手指。

前賢云：心為君主之官，不可受邪之侵襲，故心不能病。所病者，俱屬心包絡病。且心不可瀉，須瀉心者，都瀉心包絡。勞宮，心包絡脈之滎穴也。瀉勞宮即瀉心也。心中寒而滿者補小腸井穴少澤，助心火也。

心痛手戰少海求，若欲除根覓陰市。

少海用補法，陰市為胃經穴，實則瀉其子歟？其理不明；在經穴主治各病之原理，未能暢明以前，頗多難解之處。

太淵列缺穴相連，能袪氣痛刺兩乳。

兩乳，亦為肺經分野之所及；太淵、列缺，瀉肺氣也。曾針有效。

脇痛只須陽陵泉，腹痛公孫內關爾。

脇為肝膽經之分野，故刺陽陵泉有效。公孫、內關為治心胸腹痛脹悶之特效穴。脇痛針足臨泣亦靈，腹痛氣海、上中下脘亦可針。

瘧疾素問分各經，危氏刺指舌紅紫。

足太陽瘧，先寒後熱，汗出不已，刺金門。足少陽瘧，寒熱心惕汗多，刺俠谿。足陽明瘧，寒久乃熱，汗出

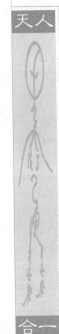

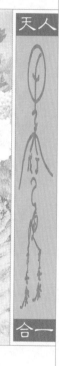

喜見日光火氣，刺衝陽。足太陰瘧，寒熱善嘔，色乃衰，刺公孫。足少陰瘧，嘔吐甚，欲閉戶而居，刺大鐘。足厥陰瘧，少腹滿，小便不利，刺太衝。

肺瘧，令人心寒，寒甚熱，熱間善驚，如有所見，刺列缺。心瘧，令人煩心，甚則得清水，反寒多不熱，刺神門。肝瘧，令人色蒼蒼然，太息，其狀若死者，刺中封。脾瘧，令人寒，腹中痛；熱則腸中鳴，鳴已汗出，刺商丘。腎瘧，令人灑灑然，腰脊痛，宛轉大便難，手足寒，刺太谿。胃瘧，令人且饑而不能食，食而支滿腹大，刺厲兌；危氏複製十指尖出血，及舌下紫筋出血。

又按刺瘧之法，必於瘧發前 1 小時刺之，方可有效。過遠則效不彰。

痢疾合谷三里宜，甚者必須兼中膂。

白痢病在氣，刺合谷；赤痢病在血，刺小腸俞；赤白痢氣血皆病，刺足三里、中膂。

心胸痞滿陰陵泉，針到承山飲食美。

此症由脾家濕熱挾膽熱失於疏化而成之痞滿，故陰陵泉、承山治之。宜觀其舌苔，舌質紅者刺瀉之，淡者加灸。

泄瀉肚腹諸般疾，三里內庭功無比。

夾熱者宜瀉，因傷生冷或寒者宜灸。天樞一穴亦不可少。

水腫水分與復溜。

水腫放水法，先用小針，次用大針，以雞翎管透之。最好用放水針。水出渾濁者死，清者生。足上水腫大者，於復溜穴上放之。

瀉瘀血法：先用針補入地部，少停瀉出人部，少停復補入地部。少停瀉出針，其瘀血自出。虛者僅出黃水。

脹滿中脘三里揣。

脹滿多屬胃不消化，挾濕挾滯，中脘、三里有大效。

腰痛環跳委中求，若連背痛崑崙式。

環跳、委中，善治腰部閃痛不能俯仰。腰痛連背者，再刺崑崙，宜加刺人中甚效。

腰連腿疼腕骨升，三里降下隨拜跪。

腰連腿疼，係指腰背部痛及腿部。

腰連腳痛怎生醫，環跳行間與風市。

腳膝諸痛羨行間，三里申脈金門侈。

腳若轉筋眼發花，然谷承山法自古。

兩足難移先懸鐘，條口後針能步履。

兩足酸麻補太谿，僕參內庭盤跟楚，

腳連脅腋痛難當，環跳陽陵泉內杵，

冷風濕痹針環跳，陽陵三里燒針尾。

上節悉屬筋骨酸痛之症，只須審其病苦之在何經而刺之可也。

七疝大敦與太衝，五淋血海男女通。

疝都屬厥陰病，大敦、太衝所以瀉其氣也。五淋者，癆淋、血淋、氣淋、石淋、膏淋是也。血海雖能治五淋，亦宜兼刺他穴，如湧泉、陰陵泉、氣海、中極等穴。

大便虛秘補支溝，瀉足三里效可擬。

虛秘者，補支溝，瀉足三里，宜再按摩腸部。

熱閉氣閉先長強，大敦陽陵堪調護。

熱閉、氣閉，為猝失人事，昏不知人。熱閉者，身熱

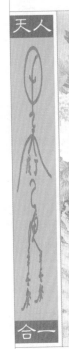

如灼，舌絳赤而乾。氣閉者，身或熱或不熱，舌亦不甚絳。中醫所謂閉厥之證，都屬肝經之病。肝為風臟，其性剛強，易於厥逆。肝膽互為表裏，故長強、大敦、陽陵泉能治閉厥。

小便不通陰陵泉，三里瀉下溺如注。

小便不通，刺陰陵泉、三里外，宜再刺關元。

內傷食積針三里，璇璣相應塊亦消。

三里係手三里與足三里，對於食積，二穴皆須針。

脾病氣血先合谷，後刺三陰針用燒。

原文為「脾病氣血先合谷」頗費解，恐「病」係「痛」字之誤。脾部痛，非血寒即氣滯，合谷所以疏其氣，三陰交所以溫其血。

一切內傷內關穴，痰火積塊退煩潮。

內關善治胸中病，內傷多為情志之病，其病多在胸脅上腹部，故內關一穴能治之。

吐血尺澤功無比，衄血上星與禾髎。

吐血每因咳逆上氣而發生，故尺澤降肺氣之沖逆而止血。上星、禾髎止衄血，不使血外溢。

喘急列缺足三里，嘔噎陰交不可饒。

肺與胃之氣化宜降，升則喘逆嘔吐之病生。列缺、足三里，所以降肺胃之氣，而喘急可已。嘔噎亦是胃逆，陰交亦降其逆也。此穴有謂足三陰交，有謂任脈陰交穴，鄙意二穴皆是，都不可非。

勞宮能治五般癇，更刺湧泉疾若挑。

五癇為豬、羊、雞、馬、牛癇，都為痰涎阻塞咽喉聲帶所發出之各種聲音。以其聲似何種畜聲，即以何癇名

之。

神門專治心癡呆，人中間使袪癲妖。

癡呆癲狂，如癲、如狂、如鬼祟，神門、人中、間使刺之頗具神效。

屍厥百會一穴美，更針隱白效昭昭。

屍厥者，猝然昏亂，不知人事，四肢逆冷，其狀若死。

婦人痛經瀉合谷，三里至陰催孕妊。

婦女經阻不通，瀉合谷，補三陰交，經可通（此指實證經閉）。足三里與至陰催產，理難解。

死胎陰交不可緩，胞衣照海內關尋。

死胎不下，先瀉陰交，再補之。胞衣不下，於照海、內關亦如之。

小兒驚風刺少商，人中湧泉瀉莫深。

人中通督脈太陽經，凡急驚風都病在太陽，見背反張，四肢瘈瘲，下寒上熱。人中緩太陽之拘急，湧泉引熱下行，故驚風能已。

癰疽初起審其穴，只刺陽經不刺陰。

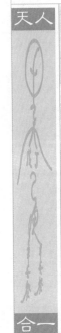

癰疽從背出者太陽經，從鬢出者少陽經，從髭出者陽明經，以上俱以各經井滎俞經合針治之。從胸出者，以絕骨一穴治之。

傷寒流注分手足，太衝內庭可浮沉。

前賢謂傷寒傳足不傳手。太衝、內庭，一為肝經穴，一為胃經穴，厥陰為陰之盛，陽明為陽之盛，病由陽經傳入陰經為逆，由陰退出陽經為順。順者，浮也。逆者，沉也。病之移轉吉凶，以二經為機樞。太衝、內庭，防其逆

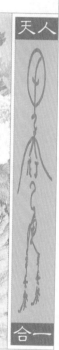

也。

　　熟此筌諦手要活，得後方可廢金針。
　　又有一言真妙訣，上補下瀉值千金。

## 附：淺注《針灸大成》勝玉歌

　　勝玉歌兮不虛言，此是楊家真秘傳，
或針或灸依法語，補瀉迎隨隨手撚。
頭痛眩暈百會好，心疼脾痛上脘先，
　　頭痛眩暈症加針風池，太衝上星可針可刺血可灸。心疼脾痛加針內關、心俞、足三里。
　　後谿鳩尾及神門，治療五癇立便痊。
　　鳩尾穴禁灸，針三分。家傳灸七壯。
　　加針金門、腰俞、水溝。
　　髀疼要針肩井穴，耳閉聽會莫遲延。
　　針一寸半，不宜停。經言禁灸，家傳灸七壯。
　　胃冷下脘卻為良，眼痛須覓清冷淵。
　　霍亂心疼吐痰涎，巨闕著艾便安然，
　　脾疼背痛中渚瀉，頭風眼痛上星專。
　　脾疼背痛可針外關透內關、後谿、公孫；頭風眼痛可針攢竹、絲竹空、風門、風池。
　　頭項強急承漿保，牙腮疼緊大迎全。
　　頭項強急可配風府、風池、大杼、列缺或針灸合谷、間使、風門、風池。
　　行間可治膝腫病，尺澤能醫筋拘攣。
　　若人行步苦艱難，中封、太衝針便痊，
　　腳背痛時商丘刺，瘰癧少海、天井邊。

筋疼閉結支溝穴，頷腫喉閉少商前。

頷腫喉閉刺少商出血，針列缺、照海、風池。

脾心痛急尋公孫，委中驅療腳風纏。

瀉卻人中及頰車，治療中風口吐沫，

五瘧寒多熱更多，間使、大杼真妙穴；

經年或變勞怯者，痞滿臍旁章門決。

噯氣吞酸食不投，膻中七壯除膈熱，

目內紅痛苦皺眉，絲竹、攢竹亦堪醫。

可針合谷、太衝點刺太陽出血。

若是痰涎並咳嗽，治卻須當灸肺俞，

可針列缺、太淵、豐隆。

更有天突與筋縮，小兒吼閉自然疏。

兩手酸疼難執物，曲池、合谷甚肩髃，

臂疼背痛針三里，頭風頭痛灸風池。

三里可手三里、足三里併用。

腸鳴大便時泄瀉，臍旁兩寸灸天樞。

可加針灸關元、足三里、公孫。

諸般氣症從何治，氣海針之灸亦宜，

小腸氣痛歸來治，腰痛中空穴最奇。

中空穴，從腎俞穴量下3寸，各開3寸是穴，灸十四壯，向外針1.5寸，此即膀胱經之中髎也。

腿股轉瘦難移步，妙穴說與後人知，

環跳、風市及陰市，瀉卻金針病自除。

陰市雖云禁灸，家傳亦灸七壯。

熱瘡臁內年年發，血海尋來可治之，

兩膝無端腫如斗，膝眼三里艾當施。

兩股轉筋承山刺，腳氣復溜不須疑，
踝跟骨痛灸崑崙，更有絕骨共丘墟，
灸罷大敦除疝氣，陰交針入下胎衣。
遺精白濁心俞治，心熱口臭大陵驅。
遺精白濁可加針腎俞、三陰交、口嗅點刺舌下出血。
腹脹水分多得力，黃疸至陽便能離。

腹脹可加針中脘、氣海、足三里、灸左陽池；陽黃多針至陽加針腕骨、公孫、隱白、委中刺血；陰黃多灸至陽、加灸中脘、氣海、合谷、公孫。

肝血盛兮肝俞瀉，痔疾腸風長強欺，腎敗腰疼小便頻，督脈兩旁腎俞除。

灸腎俞兼灸小腸俞、關元，針曲骨。
六十六穴施應驗，故成歌訣顯針奇。

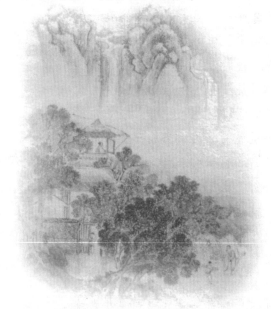

# 七、靈龜取法飛騰針圖

## ——《針灸大成》

### 九 宮 歌

戴九履一，左三右七，二四為肩，
八六為足，五十居中，寄於坤局。

### 八 法 歌

坎一聯申脈，照海坤二五，
震三屬外關，巽四臨泣數，
乾六是公孫，兌七後谿府，
艮八係內關。離九列缺主。

### 八脈交會八穴歌

公孫沖脈胃心胸，內關陰維下總同，
臨泣膽經連帶脈，陽維目銳外關逢，
後谿督脈內眥頸，申脈陽蹺絡亦通。
列缺任脈行肺系，陰蹺照海膈喉嚨。

### 八脈配八卦歌

乾屬公孫艮內關，巽臨震位外關還，
離居列缺坤照海，後谿兌坎申脈聯。
補瀉浮沉分逆順，隨時呼吸不為難，
仙傳秘訣神針法，萬病如拈立便安。

### 八穴配合歌

公孫偏與內關合，列缺能消照海疴，
臨泣外關分主客，後谿申脈正相和。
左針右病知高下，以意通經廣按摩，
補瀉迎隨分逆順，五門八法是真科。

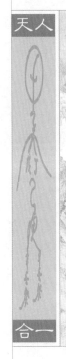

天人

合一

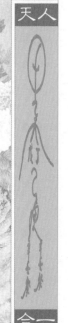

天人

合一

# 八、八脈圖並治症穴
## ——《針灸大成》

## 1. 沖脈

**考穴：**公孫二穴，脾經。足大指內側，本節後 1 寸陷中，舉足，兩足掌相對取之。

針 1 寸，主心腹五臟病，與內關主客相應。

**治病：**西江月

九種心疼涎悶，結胸反胃難停，

酒食積聚胃腸鳴，水食氣疾膈病。

臍痛腹疼脅脹，腸風瘧疾心疼，

胎衣不下血迷心，泄瀉公孫立應。

凡治後症，必先取公孫為主，次取各穴應之（徐氏）：

九種心疼，一切冷氣：公孫、大陵、中脘、隱白

痰膈涎悶，胸中隱痛：公孫、勞宮、膻中、間使

氣膈五噎，飲食不下：公孫、膻中、三里、太白

臍腹脹滿，食不消化：公孫、天樞、水分、內庭

脅肋下痛，起止艱難：公孫、支溝、章門、陽陵泉

泄瀉不止，裏急後重：公孫、下脘、天樞、照海

胸中刺痛，隱隱不樂：公孫、內關、大陵、膻中

兩脅脹滿，氣攻疼痛：公孫、絕骨、章門、陽陵泉

中滿不快，反胃吐食：公孫、中脘、太白、中魁

胃脘停痰，口吐清水：公孫、巨闕、中脘、厲兌

胃脘停食，疼刺不已：公孫、中脘、三里、解谿

嘔吐痰涎，眩暈不已：公孫、膻中、中魁、豐隆

心瘧，令人心內怔忡：公孫、神門、心俞、百勞

脾瘧，令人怕寒腹痛：公孫、商丘、脾俞、三里

肝瘧，色蒼惡寒發熱：公孫、中封、肝俞、絕骨

肺瘧，令人心寒怕驚：公孫、列缺、肺俞、合谷

腎瘧，灑熱腰脊強痛：公孫、大鐘、腎俞、申脈

瘧疾頭痛眩暈，吐痰：公孫、合谷、中脘、列缺

瘧疾大熱不退：公孫、間使、百勞、絕骨

瘧疾先寒後熱：公孫、後谿、曲池、勞宮

瘧疾先熱後寒：公孫、曲池、百勞、絕骨

瘧疾心胸疼痛：公孫、內關、上脘、大陵

瘧疾骨節酸痛：公孫、魄戶、百勞、然谷

瘧疾口渴不已：公孫、關衝、人中、間使

胃瘧，令人善饑，不能食：公孫、厲兌、胃俞、大都

膽瘧，惡寒怕驚，睡不安：公孫、臨泣、膽俞、期門

黃疸，四肢腫，汗出染衣：公孫、至陽、百勞、腕骨、中脘、三里

疸，皮膚面目、小便黃：公孫、脾俞、隱白、百勞、至陽、三里、腕骨

穀疸，食畢心眩，鬱悶，遍體發黃：公孫、胃俞、內庭、至陽、三里、腕骨、陰谷

酒疸，身目黃心痛面赤斑，小便赤黃：公孫、膽俞、至陽、委中、腕骨

女癆疸，身目黃發熱惡寒，小便不利：公孫、關元、腎俞、至陽、然谷

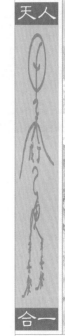

天人

合一

楊氏治症：

月事不調：公孫、關元、氣海、天樞、三陰交

胸中滿痛：公孫、勞宮、通里、大陵、膻中

痰熱結胸：公孫、列缺、大陵、湧泉

四肢風痛：公孫、曲池、風市、外關、陽陵泉、三陰交、手三里

咽喉閉塞：公孫、少商、風池、照海、頰車

## 2. 陰維脈

**考穴：**內關二穴，心包經。去掌 2 寸兩筋間，緊握拳取之。

針 1 寸 2 分，主心膽脾胃之病，與公孫二穴，主客相應。

**治病：**西江月

中滿心胸痞脹，腸鳴泄瀉脫肛，

食難下膈酒來傷，積塊堅橫脇搶。

婦女脇疼心痛，結胸裏急難當，

傷寒不解結胸膛，瘧疾內關獨當。

凡治後症，必先取內關為主，次取各穴應之（徐氏）：

中滿不快，胃脘傷寒：內關、中脘、大陵、三里、膻中

中焦痞滿，兩脇刺痛：內關、支溝、章門、膻中

脾胃虛冷，嘔吐不已：內關、內庭、中脘、氣海、公孫

脾胃氣虛，心腹脹滿：內關、太白、三里、氣海、水分

脇肋下疼，心脘刺痛：內關、氣海、行間、陽陵泉

痞塊不散，心中悶痛：內關、大陵、中脘、三陰交

食症不散，人漸羸瘦：內關、腕骨、脾俞、公孫

食積血瘕，腹中隱痛：內關、胃俞、行間、氣海

五積氣塊，血積血湃：內關、膈俞、肝俞、大敦、照海

臟腑虛冷，兩脇痛疼：內關、支溝、建里、章門、陽陵泉

風壅氣滯，心腹刺痛：內關、風門、膻中、勞宮、三里

大腸虛冷，脫肛不收：內關、百會、命門、長強、承山

大便艱難，用力脫肛：內關、照海、百會、支溝

臟毒腫痛，便血不止：內關、承山、肝俞、膈俞、長強

五種痔疾，攻痛不已：內關、合陽、長強、承山

五癇等症，口中吐沫：內關、後谿、神門、心俞、鬼眼

心性呆癡，悲泣不已：內關、通里、後谿、神門、大鐘

心驚發狂，不識親疏：內關、少衝、心俞、中脘、十宣

健忘易失，言語不紀：內關、心俞、通里、少衝

心氣虛損，或歌或笑：內關、靈道、心俞、通里

心中驚悸，言語錯亂：內關、少海、少府、心俞、後谿

心中虛惕，神思不安：內關、乳根、通里、膽俞、心俞

心驚中風，不省人事：內關、中衝、百會、大敦

心臟諸虛，怔忡驚悸：內關、陰郄、心俞、通里

心虛膽寒，四體顫掉：內關、膽俞、通里、臨泣

## 3. 督　脈

**考穴**：後谿二穴，小腸經。小指本節後外側骨縫中，緊握拳尖上。

針1寸，主心面項頸病，與申脈主客相應。

**治病**：西江月

手足拘攣戰掉。中風不語癇癲，

頭疼眼腫淚漣漣，腿膝背腰痛遍。

項強傷寒不解，牙齒腮腫喉咽，

手麻足麻破傷牽，盜汗後谿先砭。

凡治後症，必先取後谿為主，次取各穴應之（徐氏）：

手足攣急，屈伸艱難：後谿、三里、曲池、尺澤、合谷、行間、陽陵泉

手足俱顫，難行握物：後谿、陽谿、曲池、腕骨、太衝、絕骨、公孫、陽陵泉

頸項強痛，不能回顧：後谿、承漿、風池、風府

兩腮頰痛紅腫：後谿、大迎、頰車、合谷

咽喉閉，水粒不下：後谿、天突、商陽、照海、十宣

雙蛾風，喉閉不通：後谿、少商、金津、玉液、十宣

單蛾風，喉中腫痛：後谿、關衝、天突、合谷

偏正頭風及額角痛：後谿、列缺、合谷、太陽紫脈、頭臨泣、絲竹空

兩眉角痛不已：後谿、攢竹、陽白、印章、合谷、頭維

頭目昏沉，太陽痛：後谿、合谷、太陽紫脈、頭維

頭項拘急引肩背痛：後谿、承漿、百會、肩井、中渚

醉頭風，嘔吐不止，惡聞言：後谿、湧泉、列缺、百勞、合谷

眼赤腫，迎風流淚：後谿、攢竹、合谷、小骨空、臨泣

破傷風，因他事撮發，渾身發熱顛強：後谿、大敦、合谷、行間、十宣、太陽紫脈（宜刺針出血）

**楊氏治症：**

咳嗽寒痰：後谿、列缺、湧泉、申脈、肺俞、天突、絲竹空

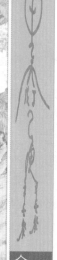

頭目眩暈：後谿、風池、命門、合谷

頭項強硬：後谿、承漿、風府、風池、合谷

牙齒疼痛：後谿、列缺、人中、頰車、呂細、太淵、合谷

耳不聞聲：後谿、聽會、商陽、少衝、中衝

破傷風症：後谿、承漿、合谷、八邪、外關、四關

## 4. 陽蹻脈

**考穴**：申脈二穴，膀胱經。足外踝下陷中，赤白肉際，直立取之。針1寸，主四肢風邪及癰毒病，與後谿主客相應。

**治病**：西江月

腰背屈強腿腫，惡風自汗頭疼，

雷頭赤目痛眉棱，手足麻攣臂冷。

吹乳耳聾鼻衄，癇癲肢節煩憎，

遍身腫滿汗頭淋，申脈先針有應。

凡治後症，必先取申脈為主，次取各穴應之（徐氏）：

腰背強不可俯仰：申脈、腰俞、膏肓、委中（刺紫脈出血）

肢節煩痛、牽腰腳疼：申脈、肩髃、曲池、崑崙、陽陵

中風不省人事：申脈、中衝、百會、大敦、印堂、合谷

中風不語：申脈、少商、前頂、人中、膻中、合谷、啞門

中風半身癱瘓：申脈、手三里、腕骨、合谷、絕骨、行間、風市、三陰交

中風偏枯，疼痛無時：申脈、絕骨、太淵、曲池、肩

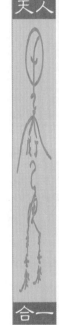

髃、三里、崑崙

中風四肢麻痹不仁：申脈、肘髎、上廉、魚際、風市、膝關、三陰交

中風手足瘈瘲，不能握物：申脈、臑會、腕骨、合谷、行間、風市、陽陵泉

中風口眼喎斜，牽連不已：申脈、人中、合谷、太淵、十宣、瞳子髎、頰車（此穴針入 1 分，沿皮向下透地倉穴。歪左瀉右，歪右瀉左，灸可二七壯）

中風角弓反張，眼目盲視：申脈、百會、百勞、合谷、曲池、行間、十宣、陽陵泉

中風口噤不開，言語謇澀：申脈、地倉（宜針透）、頰車、人中、合谷

腰脊項背疼痛：申脈、腎俞、人中、肩井、委中

腰痛，起止艱難：申脈、然谷、膏肓、委中、腎俞

足背生毒，名曰發背：申脈、內庭、俠谿、行間、委中

手背生毒，名附筋發背：申脈、液門、中渚、合谷、外關

手臂背生毒，附骨疽：申脈、天府、曲池、委中

**楊氏治症：**

背胛生癰：申脈、委中、俠谿、十宣、曲池、液門、內關、外關

遍體疼痛：申脈、太淵、三里、曲池

鬢髭發毒：申脈、太陽、申脈、太谿、合谷、外關

項腦攻瘡：申脈、百勞、合谷、申脈、強間、委中

頭痛難低：申脈、金門、承漿

頸項難轉：申脈、後谿、合谷、承漿

## 5. 帶　脈

**考穴**：臨泣二穴，膽經。足小趾次趾外側，本節中筋骨縫內，去1寸是。

針5分，放水隨皮過1寸，主四肢病，與外關主客相應。

**治病**：西江月

手足中風不舉，痛麻發熱拘攣，

頭風痛腫腮連，眼腫赤疼頭旋。

齒痛耳聾咽腫，浮風瘙癢筋牽，

腿疼脅脹肋肢偏，臨泣針時有驗。

凡治後症，必先取臨泣為主，次取各穴應之（徐氏）：

足跗腫痛，久不能消：臨泣、行間、申脈

手足麻痹，不知癢痛：臨泣、太衝、曲池、大陵、合谷、三里、中渚

兩足顫掉，不能移步：臨泣、太衝、崑崙、陽陵泉

兩手顫掉，不能握物：臨泣、曲澤、腕骨、合谷、中渚

足指拘攣，筋緊不開：臨泣、足十指節（握拳指尖，小麥炷，灸五壯）、丘墟、公孫、陽陵泉

手指拘攣，伸縮疼痛：臨泣、手十指節（握拳指尖，小麥炷，灸五壯）、尺澤、陽谿、中渚、五虎

足底發熱，名曰濕熱：臨泣、湧泉、京骨、合谷

足外踝紅腫，穿踝風：臨泣、崑崙、丘墟、照海

足跗發熱，五指節痛：臨泣、衝陽、俠谿、足十宣

兩手發熱，五指疼痛：臨泣、陽池、液門、合谷

兩膝紅腫痛，鶴膝風：臨泣、膝關、行間、風市、陽陵

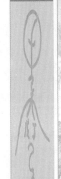

泉

手腕起骨痛，繞踝風：臨泣、太淵、腕骨、大陵

腰胯疼痛，名曰寒疝：臨泣、五樞、委中、三陰交

臂膊痛連肩背：臨泣、肩井、曲池、中渚

腿胯疼痛，名腿叉風：臨泣、環跳、委中、陽陵泉

白虎歷節風疼痛：臨泣、肩井、三里、曲池、委中、合谷、行間、天應（遇痛處針，強針出血）

走注風，遊走，四肢疼痛：臨泣、天應、曲池、三里、委中

浮風，渾身瘙癢：臨泣、百會、百勞、命門、太陽紫脈、風市、絕骨、水分、氣海、血海、委中、曲池

頭項紅腫強痛：臨泣、承漿、風池、肩井、風府

腎虛腰痛，舉動艱難：臨泣、腎俞、脊中、委中

閃挫腰痛，起止艱難：臨泣、脊中、腰俞、腎俞、委中

虛損濕滯，腰痛腳乏：臨泣、脊中、腰俞、腎俞、委中

諸虛百損，四肢無力：臨泣、百勞、心俞、三里、關元、膏肓

脇下肝積，氣塊刺痛：臨泣、章門、支溝、中脘、大陵、陽陵泉

**楊氏治症：**

手足拘攣：臨泣、中渚、尺澤、絕骨、八邪、陽谿、陽陵泉

四肢走注：臨泣、三里、委中、命門、天應、曲池、外關

膝脛酸痛：臨泣、行間、絕骨、太衝、膝眼、三里、陽陵泉

腿寒痹痛：臨泣、四關、絕骨、風市、環跳、三陰交

臂冷痹痛：臨泣、肩井、曲池、外關、三里

百節酸痛：臨泣、魂門、絕骨、命門、外關

## 6. 陽維脈

**考穴**：外關二穴，三焦經。掌背去腕2寸，骨縫兩筋陷中，伏手取之。

針1.2寸，主風寒經絡皮膚病，與臨泣主客相應。

**治病**：西江月

肢節腫疼膝冷，四肢不遂頭風，

背胯內外骨筋攻，頭項眉棱皆痛。

手足熱麻盜汗，破傷眼腫睛紅，

傷寒自汗表烘烘，獨會外關為重。

凡治後症，必先取外關為主，次取各穴應之（徐氏）：

臂膊紅腫，肢節疼痛：外關、肘髎、肩髃、腕骨

足內踝紅腫痛，繞踝風：外關、太谿、丘墟、臨泣、崑崙

手指節痛，不能伸屈：外關、陽谷、五虎、腕骨、合谷

足趾節痛，不能行步：外關、內庭、太衝、崑崙

五臟結熱，吐血不已，取五臟俞穴，並血會治之：外關、心俞、肺俞、脾俞、肝俞、腎俞、膈俞

六腑結熱，血妄行不已，取六腑俞，並血會治之：外關、膽腧、胃俞、小腸俞、大腸俞、膀胱俞、三焦俞、膈俞

鼻衄不止，名血妄行：外關、少澤、心俞、膈俞、湧泉

吐血昏暈，不省人事：外關、肝俞、膈俞、通里、大敦

虛損氣逆，吐血不已：外關、膏肓、膈俞、丹田、肝俞

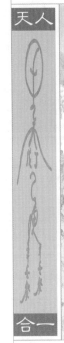

天人

合一

吐血衄血，陽乘於陰，血熱妄行：外關、中衝、肝俞、膈俞、三里、三陰交

血寒亦吐，陰乘於陽，心肺嘔血：外關、少商、心俞、神門、肺俞、膈俞、三陰交

舌強難言，及生白苔：外關、關衝、中衝、承漿、聚泉

重舌腫脹，熱極難言：外關、十宣、海泉、金津、玉液

口內生瘡，名枯槽風：外關、兌端、支溝、承漿、十宣

舌吐不收，名曰陽強：外關、湧泉、兌端、少衝、神門

舌縮難言，名曰陰強：外關、心俞、膻中、海泉

唇吻裂破，血出乾痛：外關、承漿、少商、關衝

項生瘰癧，繞頸起核，名曰蟠蛇癧：外關、天井、風池、肘尖、缺盆、十宣

瘰癧延生胸前，連腋下者，瓜藤癧：外關、肩井、膻中、大陵、支溝、陽陵泉

左耳根腫核者，名曰惠袋癧：外關、翳風、後谿、肘尖

右耳根腫核者，名曰蜂窩癧：外關、翳風、頰車、後谿、合谷

耳根紅腫痛：外關、合谷、翳風、頰車

頸項紅腫不消，項疽：外關、風府、肩井、承漿

目生翳膜，隱澀難開：外關、睛明、合谷、肝俞、魚尾

風沿爛眼，迎風冷淚：外關、攢竹、絲竹、二間、小骨空

目風腫痛，胬肉攀睛：外關、和髎、睛明、攢竹、肝俞、委中、合谷、照海、列缺、十宣

牙齒兩頜腫痛：外關、人中、合谷、太谿

上片牙痛，牙關不開：外關、太淵、頰車、合谷、太谿

下片牙痛，頰項腫痛：外關、陽谿、承漿、頰車、太谿

耳聾，氣痞疼痛：外關、聽會、腎俞、三里、翳風

耳內或鳴，或癢或痛：外關、上關、合谷、聽會

雷頭風暈，嘔吐痰涎：外關、百會、中脘、太淵、風門

腎虛頭痛，頭重不舉：外關、腎俞、百會、太谿、列缺

痰厥頭暈，頭目昏沉：外關、大敦、肝俞、百會

頭頂痛，名曰正頭風：外關、上星、百會、腦空、湧泉、合谷

目暴赤腫，疼痛：外關、攢竹、合谷、迎香

**楊氏治症：**

中風拘攣：外關、中渚、陽池、曲池、八邪

## 7. 任　脈

**考穴：**列缺二穴，肺經。手腕內側 1.5 寸，手交叉鹽指盡處骨間是。

針八分，主心腹脇肋五臟病，與照海主客相應。

治病：西江月

痔瘧便腫泄痢，唾紅溺血咳痰，

牙疼喉腫小便難，心胸腹疼噎咽。

產後發強不語，腰痛血疾臍寒，

死胎不下膈中寒，列缺乳癰多散。

凡治後症，必先取列缺為主，次取各穴應之（徐氏）：

鼻流涕臭，名曰鼻淵：列缺、曲差、上星、百會、風門、迎香

鼻生息肉，閉塞不通：列缺、印堂、迎香、上星、風門

傷風面赤，發熱頭痛：列缺、通里、曲池、絕骨、合谷

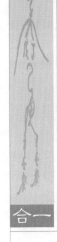

傷風感寒，咳嗽脹滿：列缺、膻中、風門、合谷、風府

傷風頭痛，四肢煩熱：列缺、經渠、曲池、合谷、委中

腹中腸痛，下利不已：列缺、內庭、天樞、三陰交

赤白痢疾，腹中冷痛：列缺、水道、氣海、天樞、三陰交、三里

胸前兩乳紅・腫、痛：列缺、少澤、大陵、膻中

乳癰腫痛，小兒吹乳：列缺、中府、膻中、少澤、大敦

腹中寒痛，泄瀉不止：列缺、天樞、中脘、關元、三陰交

婦血積痛，敗血不止：列缺、肝俞、腎俞、膈俞、三陰交

咳嗽寒痰，胸膈閉痛：列缺、肺俞、膻中、三里

久嗽不癒，咳唾血痰：列缺、風門、太淵、膻中

哮喘氣促，痰氣壅盛：列缺、豐隆、俞府、膻中、三里

吼喘胸膈急痛：列缺、膻中、天突、肺俞、三里

吼喘氣滿，肺脹不臥：列缺、風門、太淵、中府、三里、膻中

鼻塞不知香臭：列缺・迎香、上星、風門

鼻流清涕，腠理不密，噴涕不止：列缺、神庭、肺俞、太淵、三里

婦人血瀝，乳汁不通：列缺、少澤、大陵、膻中、關衝

乳頭生瘡，名曰妒乳：列缺、乳根、少澤、肩井、膻中

胸中噎塞痛：列缺、大陵、內關、膻中、三里

五癭等症。項癭之症有五：一曰石癭，如石之硬；二曰氣癭，如綿之軟；三曰血癭，如赤脈細絲；四曰筋癭，如無骨；五曰肉癭，如袋之狀，此乃五癭之形也。

天人

合一

列缺、扶突、天突、天窗、缺盆、俞府、膺俞（喉上）、膻中、合谷、十宣（出血）

口內生瘡，臭穢難近：列缺、十宣、人中、金津玉液、承漿、合谷

三焦極熱，舌上生瘡：列缺、關衝、外關、人中、迎香、金津玉液、地倉

口氣沖人，臭不可近：列缺、少衝、通里、人中、十宣、金津玉液

冒暑大熱，霍亂吐瀉：列缺、委中、百勞、中脘、曲池、十宣、三里、合谷

中暑自熱，小便不利：列缺、陰谷、百勞、中脘、委中、氣海、陰陵泉

小兒急驚風，手足搐：列缺、印堂、百會、人中、中沖、大敦、太衝、合谷

小兒慢驚風，目直視，手足搐，口吐沫：列缺、大敦、脾俞、百會、上星、人中

消渴等症。三消其症不同，消痺、消中、消腎。《素問》云：胃府虛，食斗不能充饑。腎臟渴，飲百杯不能止渴；及房勞不稱心意，此為三消也。乃土燥承渴，不能克化，故成此病。

列缺、人中、公孫、脾俞、中脘、關衝、照海（治飲不止渴）、太谿（治房不稱心）、三里（治食不充饑）

黑痧，腹痛頭疼，發熱惡寒，腰背強痛，不得睡臥：列缺、百勞、天府、委中、十宣

白痧，腹痛吐瀉，四肢厥冷，十指（趾）甲黑，不得睡臥：列缺、大陵、百勞、大敦、十宣

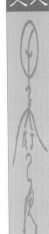

黑白痧，頭疼發汗，口渴，大腸泄瀉，惡寒，四肢厥
冷，不得睡臥，名曰絞腸痧。或腸鳴腹響：列缺、委中、
膻中、百會、丹田、大敦、竅陰、十宣

**楊氏治症：**

血迷血暈：列缺、人中

胸膈痞結：列缺、湧泉、少商、膻中、內關

臍腹疼痛：列缺、膻中、大敦、中府、少澤、太淵、
三陰交

心中煩悶：列缺、陰陵、內關

耳中蟬鳴：列缺、少衝、聽會、中衝、商陽

鼻流濁汙：列缺、上星、內關、曲池、合谷

傷寒發熱：列缺、曲差、內關、經渠、合谷

## 8. 陰蹺脈

**考穴：**照海二穴，腎經。足內踝下陷中，令人穩坐，兩
足底相合取之。

針1.2寸，主臟腑病，與列缺主客相應。

**治病：**西江月

喉塞小便淋澀，膀胱氣痛腸鳴，

食黃酒積腹臍並，嘔瀉胃反便緊。

難產昏迷積塊，腸風下血常頻，

膈中快氣氣核侵，照海有功必定。

凡治後症，必先取照海為主，次取各穴應之（徐氏）：

小便淋澀不通：照海、陰陵泉、三陰交、關衝、合谷

小腹冷痛，小便頻數：照海、氣海、關元、腎俞、三陰
交

膀胱七疝，奔豚等症：照海、大敦、三陰交、湧泉、章門、大陵

偏墜水腎，腫大如升：照海、大敦、曲泉、然谷、三陰交、歸來、膀胱俞、腎俞（橫紋可灸七壯）

乳疚疝氣，時沖心痛：照海、帶脈、湧泉、太谿、大敦

小便淋血不止，陰痛：照海、陰谷、湧泉、三陰交

遺精白濁，小便頻數：照海、關元、白環俞、太谿、三陰交

夜夢鬼交，遺精不禁：照海、中極、膏肓、心俞、然谷、腎俞

婦人難產，子掬母心，不能下，胎衣不去：照海、巨闕、合谷、三陰交、至陰（灸效）

女人大便不通：照海、申脈、陰陵泉、三陰交、太谿

產後腹痛，惡露不已：照海、水分、關元、膏肓、三陰交

婦人脾氣，血蠱，水蠱，氣蠱，石蠱：照海、膻中、水分（治水）、關元、氣海、三里、行間（治血）、公孫（治氣）、內庭（治石）、支溝、三陰交

女人血分，單腹氣喘：照海、下脘、膻中、氣海、三里、行間

女人血氣勞倦，五心煩熱，肢體皆痛，頭目昏沉：照海、腎俞、百會、膏肓、曲池、合谷、絕骨

老人虛損，手足轉筋，不能舉動：照海、承山、陽陵泉、臨泣、太衝、尺澤、合谷

霍亂吐瀉，手足轉筋：照海、京骨、三里、承山、曲池、腕骨、尺澤、陽陵泉

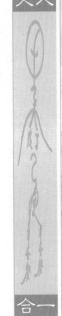

寒濕腳氣，發熱大痛：照海、太衝、委中、三陰交

腳氣紅腫，大熱不退：照海、氣衝、太谿、公孫、三陰交、血海、委中

乾腳氣，膝頭並內踝及五趾疼痛：照海、膝關、崑崙、絕骨、委中、陽陵泉、三陰交。

渾身脹滿，浮腫生水：照海、氣海、三里、曲池、合谷、內庭、行間、三陰交。

單腹蠱脹，氣喘不息：照海、膻中、氣海、水分、三里、行間、三陰交

心腹脹大如盆：中脘、照海、膻中、水分、三陰交

四肢、面目浮腫大熱不退：照海、人中、合谷、三里、臨泣、曲池、三陰交

婦人虛損形瘦，赤白帶下：照海、百勞、腎俞、關元、三陰交

女人子宮久冷，不受胎孕：照海、中極、三陰交、子宮

女人經水正行，頭暈腹痛：照海、陰交、內庭、合谷

室女月水不調，臍腹疼痛：照海、腎俞、三陰交、關元

婦人產難，不能分娩：照海、合谷、三陰交、獨陰

**楊氏治症：**

氣血兩蠱：照海、行間、關元、水分、公孫、氣海、臨泣

五心煩熱：照海、內關、湧泉、十宣、大陵、合谷、四花

氣攻胸痛：照海、通里、大陵

心內怔忡：照海、心俞、內關、神門

咽喉閉塞：照海、少商、風池

虛陽自脫：照海、心俞、然谷、腎俞、中極、三陰交

　　上八法，先刺主症之穴，隨病左右上下所在，取諸應穴，仍循捫導引，按法祛除。如病未已，必求合穴，須要停針待氣，使上下相接，快然無所苦，而後出針。或用艾灸亦可。在乎臨時機變，不可專拘於針也。

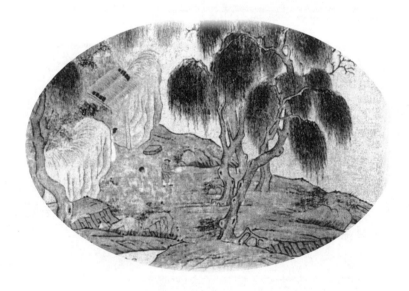

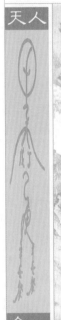

# 九、十二經治症主客原絡歌
## ——《針灸大成》

肺之主（原穴太淵）大腸客（絡穴偏歷）

太陰多氣而少血，心胸氣脹掌發熱，
喘咳缺盆痛莫禁，咽腫喉乾身汗越，
肩內前廉兩乳疼，痰結膈中氣如缺，
所生病者何穴求，太淵偏歷與君說。

可刺手太陰肺經原（原者，太淵穴，肺脈所過為原。掌後內側橫紋頭。動脈相應寸口是），復刺手陽明大腸絡（絡者，偏歷穴；去腕三寸，別走太陰）。

大腸主（原穴合谷）肺之客（絡穴列缺）

陽明大腸俠鼻孔，面痛齒疼頤頰腫，
生疾目黃口亦乾，鼻流清涕及血湧，
喉痹肩前痛莫當，大指次指為一統，
合谷列缺取為奇，二穴針之居病總。

可刺手陽明大腸原（原者，合谷穴，大腸脈所過為原，岐骨間），復刺手太陰肺經絡（絡者，列缺穴，去腕側上寸半，交叉鹽指盡是，別走陽明）。

脾主（原穴太白）胃客（絡穴豐隆）

脾經為病舌本強，嘔吐胃翻疼腹脹，
陰氣上沖噫難瘳，體重不搖心事妄，
瘧生振慄兼體羸，秘結疸黃手執杖，

股膝內腫厥而疼，太白豐隆取為尚。

可刺足太陰脾經原（原者，太白穴，脾脈所過為原，足大趾內踝前，核骨下陷中），復刺足陽明胃經絡（絡者，豐隆穴，去踝八寸，別走太陰）。

### 胃主（原穴衝陽）脾客（絡穴公孫）

腹膜心悶意僂愴，惡人惡火惡燈光，

耳聞響動心中惕，鼻衄唇歪瘧又傷，

棄衣驟步身中熱，痰多足痛與瘡瘍，

氣蠱胸腿疼難止，衝陽公孫一刺康。

可刺足陽明胃經原（原者，衝陽穴，胃脈所過為原，足跗上 5 寸，骨間動脈），復刺足太陰脾經絡（絡者，公孫穴，去足大趾本節後 1 寸，內踝前，別走陽明）。

### 真心主（原穴神門）小腸客（絡穴支正）

少陰心痛並千嗌，渴欲飲兮為臂厥，

生病目黃口亦乾，脅臂疼兮掌發熱，

若人欲治勿差求，專在醫人心審察，

驚悸嘔血及怔忡，神門支正柯堪缺。

可刺手少陰心經原（原者，神門穴，心脈所過為原，手掌後銳骨端陷中），復刺手太陽小腸絡（絡者，支正穴，腕上 5 寸，別走少陰）。

### 小腸主（原穴腕骨）真心客（絡穴通里）

小腸之病豈為良，頰腫肩疼兩臂旁，

項頸強疼難轉側，嗌頷腫痛甚非常，

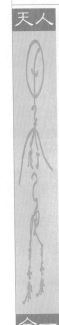

肩似拔兮席似折，生病耳聾及目黃，

臑肘臂外後廉痛，腕骨通里取為詳。

可刺手太陽小腸原（原者，腕骨穴，小腸脈所過為原，手外側腕前起骨下陷中），復刺手少陰心經絡（絡者，通里穴，去腕1寸，別走太陽。）

### 腎之主(原穴太谿) 膀胱客(絡穴飛揚)

臉黑嗜臥不欲糧，目不明兮發熱狂，

腰痛足疼步難履，若人捕獲難躲藏，

心膽戰兢氣不足，更兼胸結與身黃，

若欲除之無更法，太谿飛揚取最良。

可刺足少陰腎經原（原者，太谿穴，腎脈所過為原，內踝下後跟骨上，動脈陷中，屈五趾乃得穴），復刺足太陽膀胱絡（絡者，飛揚穴，外踝上7寸，別走少陰）。

### 膀胱主(原穴京骨) 腎之客(絡穴大鐘)

膀胱頸病目中疼，項腰足腿痛難行，

痀瘲狂顛心膽熱，背弓反手額眉棱，

鼻衄目黃筋骨縮，脫肛痔漏腹心膨，

若要除之無別法，京骨大鐘任顯能。

可刺足太陽膀胱原（原者，京骨穴，膀胱脈所過為原，足小趾大骨下。赤白肉際陷中），復刺足少陰腎經絡（絡者，大鐘穴，當踝後繞跟，別走太陽）。

### 三焦主(原穴陽池) 包絡客(絡穴內關)

三焦為病耳中聾，喉痺咽乾目腫紅，

耳後肘疼並出汗，脊間心後痛相從，

肩背風生連膊肘，大便堅閉及遺癃，

前病治之何穴瘥，陽池內關法理同。

可刺手少陽三焦經原（原者，陽池穴，三焦脈所過為原，手錶腕上橫斷處陷中），復刺手厥陰心包經絡（絡者，內關穴，去掌2寸兩筋間）。

### 心包絡主(原穴大陵)三焦客(絡穴外關)

包絡為病手攣急，臂不能伸痛如屈，

胸膺脇滿腋腫平，心中澹澹面色赤，

目黃善笑不肯休，心煩心痛掌熱板，

良醫達士細推詳，大陵外關病消釋。

可刺手厥陰心包經原（原者，大陵穴，包絡脈所過為原，掌後橫紋中），復刺手少陽三焦經絡（絡者，外關穴，去腕2寸，別走厥陰）。

### 肝主(原穴太衝)膽客(絡穴光明)

氣少血多肝之經，丈夫癀疝苦腰疼，

婦人腹膨小腹腫，甚則嗌乾面脫塵，

所生病者胸滿嘔，腹中泄瀉痛無停，

癃閉遺溺疝瘕痛，太光二穴即安寧。

可刺足厥陰肝經原（原者，太衝穴，肝脈所過為原，足大趾節後2寸，動脈陷是），復刺足少陽膽經絡（絡者，光明穴，去外踝5寸，別走厥陰）。

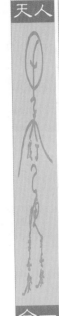

## 膽主（原穴丘墟）肝客（絡穴蠡溝）

膽經之穴何病主，胸脅肋疼足不舉，

面體不澤頭目疼，缺盆腋腫汗如雨，

頸項瘦瘤堅似鐵，瘧生寒熱連骨髓，

以上病症欲除之，須向丘墟蠡溝取。

可刺足少陽膽經原（原者，丘墟穴，膽脈所過為原，足外踝下如前陷中，去臨泣3寸），復刺足厥陰肝經絡（絡者，蠡溝穴，去內踝5寸，別走少陽）。

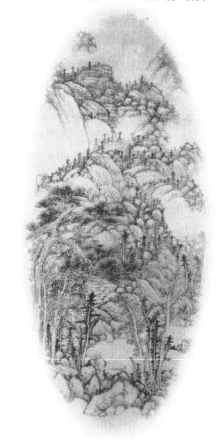

# 十、馬丹陽天星十二穴治雜病歌
## ——《針灸大成》

三里、內庭穴，曲池、合谷接，
委中配承山，太衝、崑崙穴，
環跳與陽陵，通里並列缺。
合擔用法擔，合截用法截。
三百六十穴，不出十二訣。
治病如神靈，渾如湯潑雪，
北斗降真機，金鎖教開徹，
至人可傳授，匪人莫浪說。

其一：

三里膝眼下，三寸兩筋間。
能通心腹脹，善治胃中寒，
腸鳴並泄瀉，腿腫膝胻痠，
傷寒羸瘦損，氣蠱及諸般。
年過三旬後，針灸眼便寬。
取穴當審的，八分三壯安。

其二：

內庭次趾外，本屬足陽明。
能治四肢厥，喜靜惡聞聲，
癮疹咽喉痛，數欠及牙疼，
瘧疾不能食，針著便惺惺（針3分，灸三壯）。

其三：

曲池拱手取，屈指骨邊求。

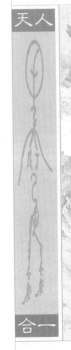

善治肘中痛，偏風手不收，
挽弓開不得，筋緩莫梳頭，
喉閉促欲死，發熱更無休，
遍身風癬癩，針著即時瘳（針5分，灸三壯）。
其四：
合谷在虎口，兩指岐骨間。
頭痛並面腫，瘧病熱還寒，
齒齲鼻衄血，口噤不開言。
針入五分深，令人即便安（灸三壯）。
其五：
委中曲瞅裏，橫紋脈中央。
腰痛不能舉，沉沉引脊梁，
痛疼筋莫展，風痹復無常，
膝頭難伸屈，針入即安康（針5分，禁灸）。
其六：
承山名魚腹，腨腸分肉間。
善治腰疼痛，痔疾大便難，
腳氣並膝腫，輾轉戰疼痠，
霍亂及轉筋，穴中刺便安（針7分，灸五壯）。
其七：
太衝足大趾，節後二寸中。
動脈知生死，能醫驚癇風，
咽喉並心脹，兩足不能行，
七疝偏墜腫，眼目似雲矇，
亦能療腰痛，針下有神功（針3分，灸三壯）。
其八：

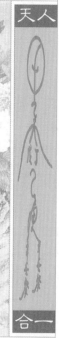

天人
合一

崑崙足外踝，跟骨上邊尋。

轉筋腰尻痛，暴喘滿沖心，

舉步行不得，一動即呻吟，

若欲求安樂，須於此穴針（針5分，灸三壯）。

其九：

環跳在髀樞，側臥屈足取。

折腰莫能顧，冷風並濕痹，

腿胯連腰痛，轉側重欷歔。

若人針灸後，頃刻病消除（針2寸，灸五壯）。

其十：

陽陵居膝下，外廉一寸中。

膝腫並麻木，冷痹及偏風，

舉足不能起，坐臥似衰翁，

針入六分止，神功妙不同（灸三壯）。

其十一：

通里腕側後，去腕一寸中。

欲言聲不出，懊惱及怔忡，

實則四肢重，頭腮面頰紅，

虛則不能食，暴暗面無容，

毫針微微刺，方信有神功（針3分，灸三壯）。

其十二：

列缺腕側上，次指手交叉。

善療偏頭患，遍身風痹麻，

痰涎頰壅上，口噤不開牙，

若能明補瀉，應手即如拏（針3分，灸五壯）。

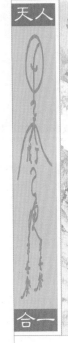

### 附：回陽九針歌

啞門、勞宮、三陰交，

湧泉、太谿、中脘接，

環跳、三里、合谷並，

此是回陽九針穴。

### 四總穴歌淺注

肚腹（胃腸病）三里（針灸）求，腰背（腰背痛）委中（刺血）留。

頭項（頭項及口面）尋列缺（針刺），面口（頭項及口面）合谷（針刺）收。

### 十二經氣血多少歌

多氣多血經須記，大腸手經足經胃，少血多氣有六經，

三焦膽腎心脾肺，多血少氣心包絡，膀胱小腸肝所異。

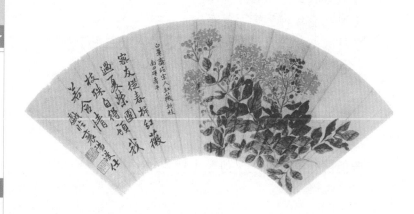

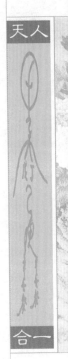

承門臨床病症論治

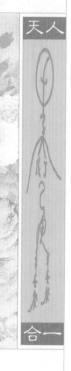

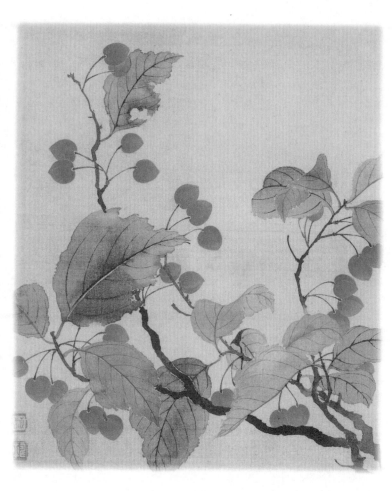

# 一、內科病症

## 醫心慧語

醫悟並不是別人給我們的，而是要我們心領神會的。

醫家之心：

一個成功的醫者，不僅僅看你有了多高的技術，還要看你有多高的品德。

不要去追求世俗的東西，你只要多醫好需要救治的病人，為病人謀得了福祉，你亦就得到了慧悟。

為天下蒼生福祉而活的人，永遠得到上蒼之福祐。

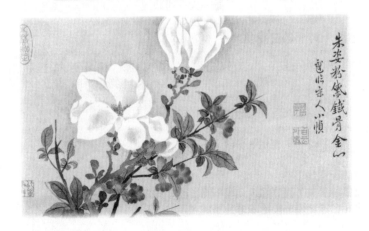

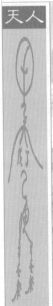

天人

合一

# 1. 感 冒

## 【感冒（風寒型）】

惡寒重，發熱輕，無汗身重，鼻塞流清涕，咳白痰，苔白脈浮緊。

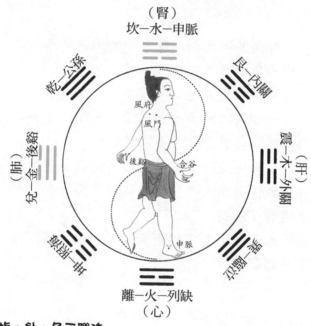

（腎）
坎－水－申脈

乾－公孫

艮－內關

（肺）
兌－金－後谿

震
（肝）
木－外關

風府
風門

後谿　合谷

申脈

巽－商陽

離－火－列缺
（心）

## 綠色指‧針‧灸三聯法

承門經驗針灸方：

風　府：針3分、留捻3分鐘
合　谷：針2分、留捻2分鐘
後　谿：針2分、留捻2分鐘
風　門：灸30分鐘
申　脈：針2分、留捻2分鐘

方義：合谷穴宣肺解表，疏利陽明，針風府、灸風門袪風散寒。

## 【八脈配八卦】

兌屬後谿（夫）通督脈，坎屬申脈（妻）通陽蹺。
二脈相合通諸陽，能治傷寒及頭痛。

## 古醫籍名家針灸方

《外台秘要》

崔氏療傷寒始得一二日方，便可灸頂三壯，又灸大椎三壯，各加至五壯益良，用之驗。

《針灸玉龍經》

傷寒有陽有陰，用意參詳，不問陰陽，七日過經不汗，合谷（補）復溜（瀉）汗出立癒，此穴解表發汗神妙。

《針灸聚英》

傷寒汗不出，風池、魚際二間兼經渠，過經不解期門上，餘熱不儘先曲池、次及三里與合谷，二穴治之餘熱除。

陰證傷寒神闕攻，灸壯須及二三百，庶幾能保命不終。

## 現代針灸經驗方

《中國傳統臨床醫學・針灸學》

大椎、風池、風門、肺俞、合谷，均施瀉法。

《河北中醫》1985.6

大椎，陶道，身柱，3、4、5、6 胸椎棘突下。強刺激點刺出血。

《中國針灸》1987.7

百會，留針 6 小時。隨證加取配穴。

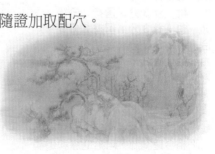

## 【感冒（風熱型）】

發熱重，惡寒輕，汗出，口渴，咽痛頭痛，咳黃痰，苔薄黃脈浮數。

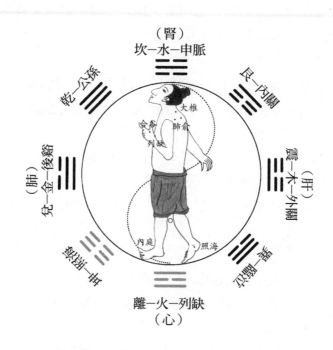

（腎）
坎─水─申脈

乾─公孫

艮─內關

兌─金─後谿
（肺）

震─木─外關
（肝）

坤─照海

巽─臨泣

離─火─列缺
（心）

大椎
合谷　肺俞
列缺

內庭　照海

**綠色指‧針‧灸三聯法**

承門經驗針灸方：

| | |
|---|---|
| 大　椎： | 針3分、留捻2分鐘 |
| 肺　俞： | 針3分、留捻2分鐘 |
| 合　谷： | 針2分、留捻2分鐘 |
| 內　庭： | 針2分、留捻2分鐘 |
| 列　缺： | 針2分、留捻2分鐘 |
| 照　海： | 針2分、留捻2分鐘 |

【八脈配八卦】

離屬列缺（主）通任脈，坤屬照海（客）通陰蹻。
二脈相合理胸肺，可治咽腫與頭痛。

**方義**：大椎疏散高熱，肺俞配列缺、合谷、內庭，清太陰肺經及陽陰經邪熱。

天人
合一

### 古醫籍名家針灸方

《素問病機氣宜保命集》　中風有汗，身熱不惡風，葛根續命主之，宜針陷谷、刺厲兌，針陷谷者，去陽明之賊，刺厲兌者，瀉陽明經之實也。

《醫學綱目》

傷寒大熱不退：曲池（瀉）、絕骨（補）。

傷寒熱退後再發熱：風門、合谷、行間、絕骨。

傷寒發熱，不識尊年：曲池、絕骨、百勞、湧泉。

《針灸捷徑》

傷寒發熱：公孫、合谷、中衝、關衝、大椎，以上穴法俱依有準。

傷寒惡寒發熱：申脈、合谷、內庭、外關，以上穴法並看證補瀉。

傷寒大熱不退：少澤、委中、復溜。

傷寒熱退再發熱：百會、風門、曲池、合谷、委中、絕骨。

傷寒熱病：關衝、少衝、太谿、間使、委中、曲池、合谷、三間。

### 現代針灸經驗方

《針灸治療學》　風熱犯肺：大椎、曲池、合谷、魚際、外關。

《新中醫》1986.10　風池、大椎（均先刺），曲池、合谷，三棱針放血 4～5 滴。

《中醫雜誌》1980.10　少商、商陽、人中（三穴均點刺出血），外關、陽陵泉。

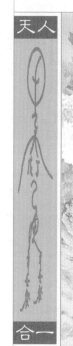

## 2. 咳 嗽

### 【咳嗽（風寒型）】

咳嗽有力，痰稀色白，咽癢鼻塞，惡寒肢重，苔薄白，脈浮緊。

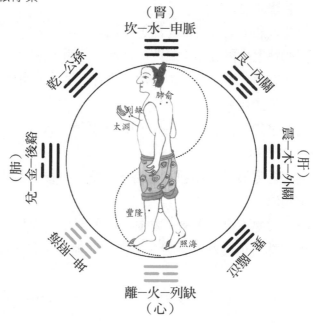

（腎）
坎—水—申脈

乾—公孫

艮—內關

兌—金—後谿
（肺）

震—木—外關
（肝）

巽—臨泣

坤—照海

離—火—列缺
（心）

肺俞
列缺
太淵
豐隆
照海

### 綠色指・針・灸三聯法

承門經驗針灸方：

肺　俞：針2分、留捻3分鐘，灸30分鐘
列　缺：針2分、留捻2分鐘
豐　隆：針2分、留捻2分鐘
太　淵：針2分、留捻3分鐘，灸15分鐘
照　海：針2分、留捻2分鐘

**方義**：肺俞配列缺宣通肺氣，豐隆疏散解表，降濁化痰，太淵針灸之益肺止咳。

### 【八脈配八卦】

離屬列缺（主）通任脈，坤屬照海（客）通陰蹻。
二脈相合理胸肺，擅治咳嗽及喉閉。

## 古醫籍名家針灸方

### 《千金要方》

喉痹，氣逆咳嗽，口中流唾，灸肺俞七壯，亦可隨針灸至百壯。

短氣不得語，灸天井百壯，穴在肘後兩筋間，又灸大椎隨年壯。

下氣灸肺俞百壯，又灸太衝五十壯。

### 《補輯肘後方》

治卒各咳嗽方：灸兩乳下黑白肉際各百壯，即癒。

亦治上氣：灸胸前對乳一處，須隨年壯也。

又方：從大椎下第三節下、六節上空間，灸一處，隨年壯。並治上氣。

### 《針灸玉龍經》

咳嗽喘急及寒痰，須從列缺用針看；

太淵亦瀉肺家痰，此穴仍宜灸更安。

## 現代針灸經驗方

### 《針灸治療學》

外感風寒咳嗽：列缺、合谷、肺俞、外關。

### 《中國針灸》1989.9

肺俞、風門、定喘、膏肓。予迴旋灸或雀啄灸。

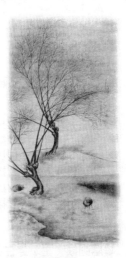

### 《江蘇中醫雜誌》1987.8

肺俞、膈俞，旋化膿灸。重者加灸大椎、腰陽關。

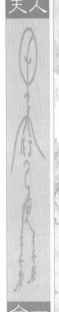

## 【咳嗽（痰熱型）】

咳劇痰稠，咽痛音啞，口乾頭痛，身熱舌苔薄黃，脈浮數。

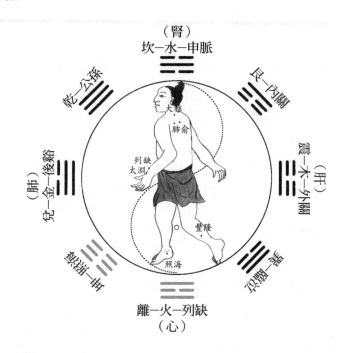

（腎）
坎—水—申脈

乾—公孫

艮—內關

兌（肺）
兌—金—後谿

震（肝）
震—木—外關

巽—木—臨泣

大椎

肺俞

列缺
太淵

豐隆

照海

離—火—列缺
（心）

天人

合一

### 綠色指・針・灸三聯法

承門經驗針灸方：

肺　俞：針3分、留捻2分鐘
大　椎：針1分、散點刺5～6次後拔罐
太　淵：針2分、留捻2分鐘
列　缺：針2分、留捻2分鐘
豐　隆：針2分、留捻2分鐘
照　海：針2分、留捻2分鐘

**方義**：肺俞配太淵瀉肺化痰降逆，大椎解表散熱，列缺疏風清熱，化痰止咳，豐隆行氣布津，化痰濁，清鬱熱。

### 【八脈配八卦】

離屬列缺（主）通任脈，坤屬照海（客）通陰蹺。
二脈相合理胸肺，擅治咳嗽、咽乾與頭痛。

## 古醫籍名家針灸方

《靈樞·熱病》

氣滿胸中喘息,取足太陰大指之端,去爪甲如韭葉,寒則留之,熱則疾之,氣下乃止(穴為隱白)。

《普濟方》

治熱勞上氣喘滿,腰背強痛,穴刺肺俞二穴(針入5分,留七呼,可灸百壯即止),次針尺澤二穴。

《類經圖翼》

熱痰嗽:肺俞、膻中、尺澤、太谿。

《針灸聚英》

乳根俞府,療氣嗽痰哮。

咳嗽風痰,太淵、列缺宜刺。

身柱益咳嗽,能除脊痛。

豐隆肺俞,痰嗽稱奇。

風門主傷寒邪之嗽。

## 現代針灸經驗方

《針灸治療學》

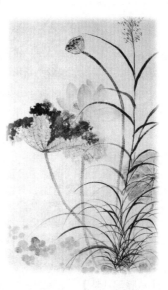

風熱咳嗽:尺澤、肺俞、曲池、大椎。

濕痰侵肺:肺俞、脾俞、太淵、太白、豐隆、合谷。

肝火灼肺:肺俞、肝俞、經渠、太衝。

《湖南醫藥雜誌》1983.3 膻中透鳩尾。

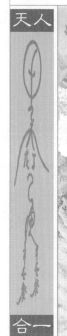
天人<br>合一

## 3. 老年久咳

老年外感咳嗽失治或治之不當，日久不癒，耗傷肺氣，正氣不足，常因氣候變化或在嚴冬季節外邪侵襲而咳嗽加重。

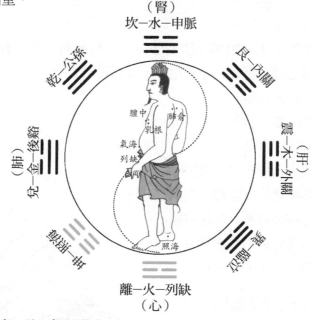

（腎）
坎—水—申脈

乾—公孫

艮—內關

兌—金—後谿
（肺）

膻中　肺俞
乳根
氣海
列缺

震—木—外關
（肝）

巽—風—臨泣

坤—照海

照海

離—火—列缺
（心）

### 綠色指・針・灸三聯法

承門經驗針灸方：

肺　俞：針3分、留捻2分鐘，灸30～60分鐘
膻　中：針2分、留捻2分鐘，灸10分鐘
氣　海：針5分、留捻2分鐘，灸20分鐘
乳　根：針3分、留捻2分鐘，灸15分鐘
列　缺：針2分、留捻2分鐘
照　海：針2分、留捻2分鐘

**方義：**肺俞配列缺宣肺化痰止咳，膻中補宗氣平咳喘，氣海溫補腎元，通利三焦，乳根補益陽明、益肺氣、抗外邪。

### 【八脈配八卦】
離屬列缺（主）通任脈，坤屬照海（客）通陰蹻。
二脈相合理胸肺，擅治咳嗽與氣逆不止。

## 古醫籍名家針灸方

### 《針灸資生經》

久嗽最宜灸膏肓穴，其次則宜灸肺俞等穴，各隨證治之。

若暴嗽則不必灸也。

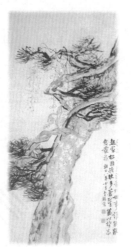

### 《雜病治例・咳嗽》

灸天突、肺俞、肩井、少商、然谷、肝俞、期門、行間、廉泉，扶突。

針曲澤，治咳喘出血立已。前谷穴兼胸滿。面赤熱咳：支溝。多唾：三里。

### 《針灸集成》

久嗽不癒：肺俞、三里、乳根、風門、百勞、列缺，問曰此證緣何？而得答曰：多鹹物咳嗽傷脾，兼房事過多，酒食不節，傷風不解，痰飲流入肺經，故如此也。宜刺後穴：膻中、三里、乳根、俞府。

### 《針灸聚英》

或針嗽，肺俞風門須用灸。

## 現代針灸經驗方

### 《針灸治療學》

咳喘虛證：定喘、膏肓、肺俞、太淵。

咳喘實證，寒飲伏肺：列缺、尺澤、風門、肺俞。

痰熱遏肺：合谷、大椎、豐隆、膻中、中府、孔最。

### 《中國針灸》1989.9

肺俞、風門、定喘、膏肓。予迴旋灸或雀啄灸。

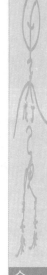

## 4.咳　血

多因外感於風熱燥邪，內傷於肝火犯肺，陰虛火旺，灼傷肺絡，導致血溢脈外。

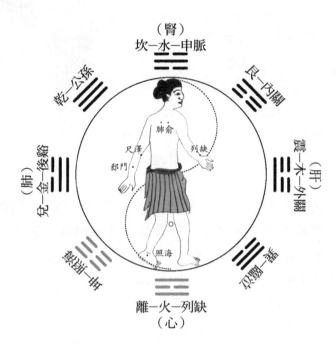

**綠色指・針・灸三聯法**

承門經驗針灸方：

肺　俞：針３分、留捻３分鐘，灸20分鐘
尺　澤：針２分、留捻２分鐘
郄　門：針２分、留捻２分鐘
列　缺：針２分、留捻２分鐘
照　海：針２分、留捻２分鐘

**方義**：肺俞配列缺清熱潤肺止咳，尺澤配郄門清肺熱、涼血止血，照海滋陰制火。

【八脈配八卦】
離屬列缺（主）通任脈，坤屬照海（客）通陰蹺。
二脈相合理胸肺，能治氣血逆亂與唾血。

## 古醫籍名家針灸方

《醫學綱目》

吐血取風府、大椎、膻中、上脘、中脘、氣海、關元、足三里。

《勉學堂針灸集成》

唾血內損：魚際瀉、尺澤補、間使、神門、太衝，肺俞百壯，肝俞百壯，脾俞三壯，下三里。

《千金翼方》

吐血灸頸項上二七壯。

《醫學入門》

吐血尺澤功無比。

## 現代針灸經驗方

《針灸治療學》

陰虛火旺：尺澤、魚際、孔最、百勞、然谷。

肝火犯肺：肺俞、魚際、勞宮、行間。

《遼寧中醫雜誌》1980.3

孔最配尺澤，強刺激為主。

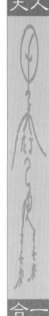

天人

合一

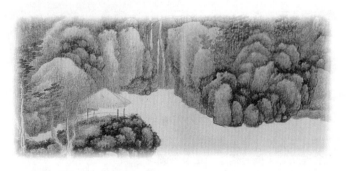

## 5.咳　喘

　　多因外邪侵襲，痰濁壅盛，情志不調以及勞傷久病，損傷肺腎，致使肺失宣降，腎氣虧虛。常出現喘急，且伴有陣咳症狀。

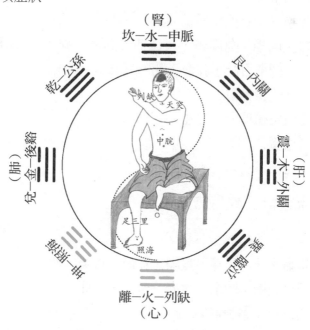

**綠色指‧針‧灸三聯法**

承門經驗針灸方：
靈　台：用生薑蒜泥敷穴灸之60分鐘
天　突：灸20分鐘
中　脘：針5分、留捻2分鐘，灸20分鐘
列　缺：針2分、留捻2分鐘
足三里：針2分、留捻2分鐘，灸15分鐘
照　海：針2分、留捻2分鐘
【八脈配八卦】
離屬列缺（主）通任脈，坤屬照海（客）通陰蹻。
二脈相合理胸肺，能治氣逆不止及咳喘。

**方義：**靈台、天突配列缺宣肺降逆益氣平喘，中脘、足三里調和胃氣以資生化之源。

天人

合一

236

## 古醫籍名家針灸方

《針灸逢源》

哮喘先教中脘導，肺俞天突中府臨。

氣海三里俱稱妙，列缺針之病不侵。

《古今醫統大全》

灸法：肺俞（灸七壯），俞府（灸七壯），列缺、天突（灸七壯癒），風門（灸七壯），乳根（灸三壯立止）。

灸法：璇璣、氣海、膻中、期門、脊中骨節第七椎下穴（灸三壯立止喘氣）。

《勉學堂針灸集成》

唾喘：上星七壯、合谷三壯、太淵、後谿。

喘急：上星、合谷、太谿、列缺、下三里久留針，下其氣。

哮喘：天突五壯，又以細索套頸量鳩尾骨尖其兩端施後脊骨上索盡處點記，灸七壯或三七壯。

痰喘：膏肓灸，肺俞灸，腎俞灸，合谷針，太淵針，天突灸七壯，神道三七壯，膻中七七壯。

## 現代針灸經驗方

《上海針灸雜誌》1989.8　大椎、肺俞，化膿灸。

《中國針灸》1987.7　定喘：風門透肺俞。每次1穴，施以熱針。

《浙江中醫學院學報》1990.2

第1年：大椎、肺俞；

第2年：風門、靈台；

第3年：膏肓、大杼。均灸9壯，於夏令不發病時治療。

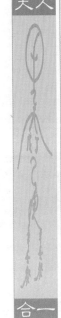

天人

合一

# 6. 自汗（陽虛型）

多由素體表虛，衛氣不固，腠理失密，陰陽失調，營衛不和導致。

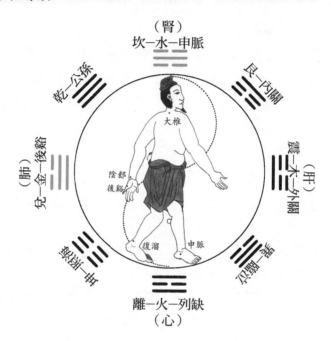

（腎）
坎─水─申脈

乾─公孫

艮─內關

兌─金─後谿
（肺）

大椎

陰郄
後谿

震─木─外關
（肝）

復溜　申脈

巽─列缺

離─火─列缺
（心）

## 綠色指・針・灸三聯法

承門經驗針灸方：

陰　郄：針1分、留捻1分鐘
大　椎：針3分、留捻2分鐘，灸20分鐘
復　溜：針2分、留捻2分鐘，灸20分鐘
後　谿：針3分、留捻2分鐘
申　脈：針2分、留捻2分鐘

> **方義：** 大椎針灸之益正氣清邪氣，復溜益腎氣斂汗，陰郄收斂心陰止汗，後谿通督脈固表。

【八脈配八卦】
兌屬後谿（夫）通督脈，坎屬申脈（妻）通陽蹻。
二脈相合通諸陽，擅長止汗與固表。

## 古醫籍名家針灸方

《勉學堂針灸集成》

虛汗：合谷瀉，復溜、足三里並補，陰郄、曲泉並灸三壯，照海、魚際。

《針灸聚英》

虛盜二汗須宜補，委中妙穴可傳揚。

《針灸玉龍經》

滿身發熱病為虛，盜汗淋漓卻損軀。

穴在百勞椎骨上，金針下著疾根除。

## 現代針灸經驗方

《中醫雜誌》1989.8

陰郄。用薰灸器旋灸，治盜汗自汗。

《上海針灸雜誌》1989.8

大柱、合谷、復溜，治夾面汗出。

《新中醫》1984.11

（1）合谷、復溜、陰郄。

（2）合谷、復溜、氣海，治手足多汗症。

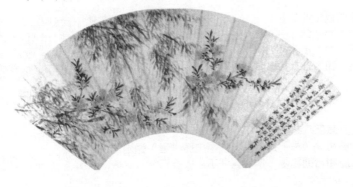

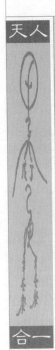

# 7. 盜汗（陰虛型）

多由體損虛弱，陰血虧損，虛火內熾，迫液外泄導致。

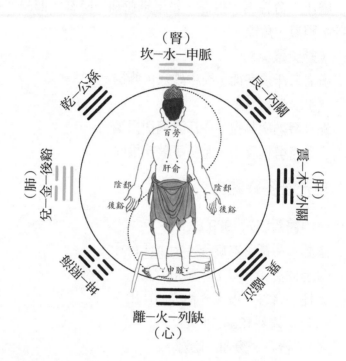

（腎）
坎－水－申脈

乾－公孫

艮－內關

兌－金－後谿
（肺）

震－木－外關
（肝）

百勞

肝俞

陰郄
後谿

陰郄
後谿

申脈

離－火－列缺
（心）

## 綠色指・針・灸三聯法

承門經驗針灸方：

百　勞：針3分、留捻2分鐘
肝　俞：灸15分鐘
陰　郄：針2分、留捻2分鐘
後　谿：針2分、留捻2分鐘
申　脈：針2分、留捻2分鐘

> **方義：**陰郄益心陰斂汗，肝俞平肝斂陰潛陽，後谿通陽固表，散邪清熱，百勞斂虛汗固表。

## 【八脈配八卦】

兌屬後谿（夫）通督脈，坎屬申脈（妻）通陽蹻。
二脈相合通諸陽，擅治自汗不止與盜汗。

## 古醫籍名家針灸方

《針灸聚英》

陰郄、後谿，治盜汗之多出。

《勉學堂針灸集成》

盜汗：肺俞三壯，陰郄，夾巨闕旁 1.5 寸直下又 2 寸灸二壯。

《醫學綱目》

盜汗：中極、氣海；虛損盜汗勞熱：百勞（3 分、瀉三吸），肺俞（4 分、補三呼）。

## 現代針灸經驗方

《新中醫》1980.6

魚際、復溜，治汗不止或汗出不止。

《雲南中醫雜誌》1986.7

足三里、陰陵泉，燒山火手法，每日左右各選一穴；關元灸三壯。治盜汗自汗。

《中醫雜誌》1985.3

合谷、復溜。採用不同補瀉手法，能使無汗，多汗的病理狀態趨於正常的雙向調節作用。

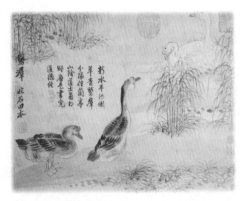

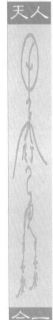

## 8. 心絞痛

胸部憋悶疼痛，甚則胸痛徹背，不得安臥，其病位在心。

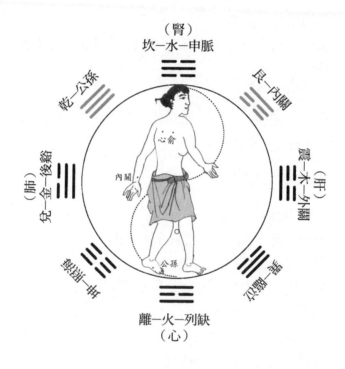

（腎）
坎—水—申脈

艮—內關

乾—公孫

震—木—外關
（肝）

兌—金—後谿
（肺）

巽—澤—臨泣

坤—臨泣

離—火—列缺
（心）

心俞

內關

公孫

### 綠色指‧針‧灸三聯法

承門經驗針灸方：

心　俞：針2分、留捻2分鐘，灸30分鐘
內　關：針2分、留捻到痛止
公　孫：針3分、留捻2分鐘

**方義：** 內關宣痹開結止痛，疏調心氣，行氣活血，公孫與內關交會配穴，補益氣血，開通胸脈。

【八脈配八卦】
艮屬內關（母）通陰維，乾屬公孫（父）通沖脈。
二脈相合達心胸，擅能開痹除心痛。

## 古醫籍名家針灸方

《千金要方》

心悶痛上氣牽引：灸巨闕二七壯，

心懊憹，微痛，煩逆：灸心俞百壯。

心痛如錐刀割，氣結：灸膈俞七壯。

《針灸玉龍經》

九般心痛及脾痛，上脘穴中宜用針；

心悶之疾大陵瀉，氣攻胸腹一般針。

《針灸逢源》

九種心痛及脾疼，曲澤大陵三里尋；

上中脘與衝陽穴，內關公孫主客針。

《醫學入門》

熱心痛，氣痛，瀉勞宮。

寒心痛，補少澤。

《針灸大全》

心痛手顫針少海，少澤應除心下寒。

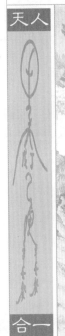

## 現代針灸經驗方

《針灸治療學》

膻中、內關、心俞、足三里。

《中國針灸》1987.7

厥陰俞透心俞，內關。電針治療。

《江蘇中醫雜誌》1987.8

膻中、膈俞，艾灸。

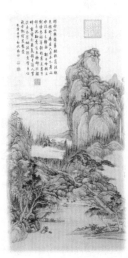

## 9. 心 悸

　　病人自覺心中悸動，驚惕不安，甚則不能自主的一種病證。包括驚悸和怔忡。驚悸常由外界刺激引起，怔忡常由久病過勞引起。

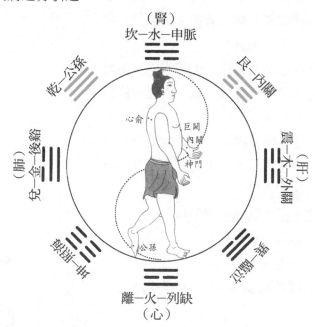

### 綠色指・針・灸三聯法

承門經驗針灸方：

神　門：針2分、留捻2分鐘
心　俞：針3分、留捻2分鐘
巨　闕：針3分、留捻2分鐘，灸15分鐘
內　關：針2分、留捻2分鐘
公　孫：針2分、留捻2分鐘

**方義：**心俞和巨闕為心經俞募配穴調補心氣、通心絡、寧心安神，神門補心氣、養心安神，內關寬胸補心氣通心絡。

【八脈配八卦】
艮屬內關（母）通陰維，乾屬公孫（父）通沖脈。
二脈相合達心胸，擅治心痛與不寧。

## 古醫籍名家針灸方

《針灸大成》
心痺悲恐：神門、大陵、魚際
心煩怔忡：魚際
心恍惚：天井、巨闕、心俞
《針灸資生經》
　　曲澤治心痛善驚，靈道治悲恐。下廉治暴驚，魚際治心痺悲恐，少衝治悲恐善驚，上管治心風驚悸。少府治悲恐畏人，神門、蠡溝、巨闕治驚悸少氣。《明下》云：間使療驚悸。陰郄、間使、二間、厲兌治多驚。百會、神道、天井、液門治驚悸。行間主心痛數驚，心悲不樂。

## 現代針灸經驗方

《中國傳統臨床醫學·針灸學》
（1）心虛膽怯：心俞、足三里、靈道、神門。
（2）心血不足：心俞、脾俞、膈俞、血海、神門。
（3）陰虛火旺：太谿、通里、內關、腎俞、三陰交。
（4）心血瘀阻：陰郄、心俞、巨闕、膈俞、間使。
（5）水飲凌心：少海、神門、脾俞、三焦俞、腎俞。
（6）心陽虛弱：心俞、關元俞、少衝、膻中、大陵。

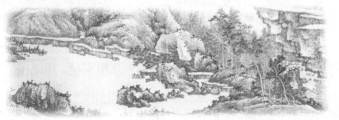

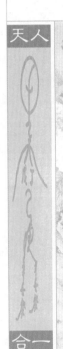

# 10. 失 眠

心煩焦慮，終夜不寐，多夢，善驚，恍惚，恐懼，多思。

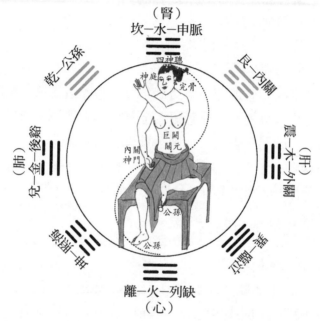

（腎）
坎－水－申脈

乾－公孫

艮－內關

兌－金－後谿
（肺）

震－木－外關
（肝）

異－木－臨泣

離－火－列缺
（心）

四神聰
神庭
完骨
巨闕
關元
內關
神門
公孫
公孫

**綠色指·針·灸三聯法**

承門經驗針灸方：

四神聰或神庭：針 3 分、留針 60 分鐘
巨　　關：向下 45°針 1 寸、留針 60 分鐘
關　　元：針 1 寸、留針 60 分鐘
完　　骨：針 5 分、留間捻 60 分鐘
神　　門：針 2 分、留針 60 分鐘
內　　關：針 2 分、留針 60 分鐘
公　　孫：針 3 分、留針 60 分鐘
（肝鬱化火者加針肝俞、太衝，陰虛火旺者加針照海）
【八脈配八卦】
艮屬內關（母）通陰維，乾屬公孫（父）通沖脈。
二脈相合達心胸，擅治心悶善驚與多慮。

**方義**：神庭、神門能寧心安神，神闕安五臟定心神，巨闕配關元能益腎寧心，使心腎交泰，內關能和胃寬胸，寧心安神，完骨是失眠經驗穴。

天人

合一

## 古醫籍名家針灸方

《針灸甲乙經》

驚悸不得眠，取陰交。不得臥，取浮郄。

《針灸大成》

心煩怔忡：魚際。

煩悶：腕骨。

煩悶不臥：太淵、公孫、隱白、肺俞、陰陵泉、三陰交。

## 現代針灸經驗方

《中國傳統臨床醫學‧針灸學》

（1）陰虛火旺：太谿、神門、三陰交、心俞、腎俞。

（2）心脾兩虛：陰郄、血海、足三里、心俞、脾俞。

（3）心膽氣虛：本神、膻中、氣海、心俞、膽俞。

（4）肝鬱化火：行間、太衝、神門、勞宮、肝俞。

（5）痰熱內擾：豐隆、中脘、胃俞、內關、神道。

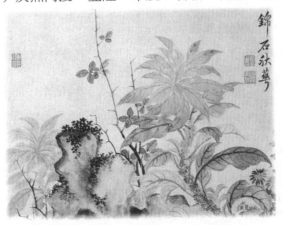

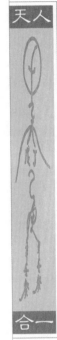

天人

合一

# 11. 胸脅痛（膽石症、膽囊炎）

脅肋疼痛多由肝氣鬱、瘀血停，肝膽濕熱所引起。

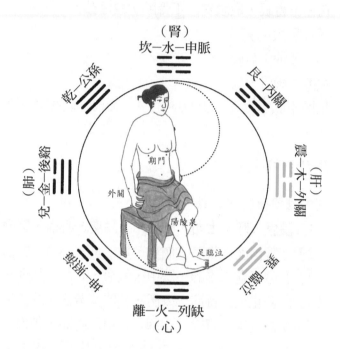

（腎）
坎－水－申脈

艮－內關

乾－公孫

兌（肺）金－後谿

震（肝）木－外關

巽－臨泣

離－火－列缺
（心）

期門

外關

陽陵泉

足臨泣

## 綠色指・針・灸三聯法

承門經驗針灸方：

外　關：針1寸、留捻2分鐘（透內關）
期　門：針2分、留捻2分鐘
陽陵泉：針5分、留捻2分鐘
　　　　（針感向下放射僅提插）
足臨泣：針3分、留捻2分鐘

【八脈配八卦】
震屬外關（女）通陽維，巽屬臨泣（男）通帶脈。
二脈相合通胸脅，擅長理氣解脅痛。
【附針方：膽石症、膽囊炎】
針膽囊點、膽俞、中脘、足臨泣。

**方義：** 期門疏肝理氣，外關行氣止痛，陽陵泉清熱化濕止脅痛。

## 古醫籍名家針灸方

《針經指南》

胸滿腹痛刺內關，

脇疼肋痛針飛虎（支溝）。

《素問病機氣宜保命集》

兩脇痛，針少陽經丘墟。

《針灸捷徑》

傷寒脇肋痛：支溝、陽陵泉、足臨泣。

傷寒胸膈痛：內關、期門、大陵。

《針灸玉龍經》

脇痛肝俞目翳除。

《針灸聚英》

脇肋腿痛後谿妙，兩足兩脇滿難伸，飛虎神針七分到。

## 現代針灸經驗方

《貴陽中醫學院學報》1990.1

內關透支溝，丘墟透照海。

《河南中醫》1990.10

內關透外關，或支溝透間使，或三陽絡透郄門，或取相應夾脊穴。並視病因相應取穴。

《陝西中醫》1988.9

支溝，強刺激手法。

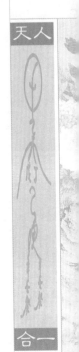

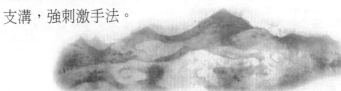

天人

合一

## 12. 水腫（陽水）

　　浮腫在腰以上為著，可伴有肺失宣降，脾氣受困，三焦阻滯相關症狀。多由風邪外襲，濕邪浸淫，困及肺脾三焦所致。

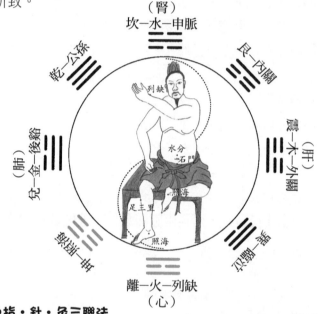

（腎）
坎—水—申脈
乾—公孫
艮—內關
兌（肺）
兌—金—後谿
震（肝）
震—木—外關
列缺
水分
石門
照海
足三里
照海
巽—屠—臨泣
坤—照海
離—火—列缺
（心）

### 綠色指・針・灸三聯法

承門經驗針灸方：

水　分：灸60分鐘
石　門：灸60分鐘
肺　俞：針5分、留捻2分鐘
三焦俞：針5分、留捻2分鐘
列　缺：針2分、留捻2分鐘
足三里：針3分、留捻2分鐘
照　海：針2分、留捻2分鐘

> **方義**：水分、石門通調小腸、膀胱、三焦經氣，分利水液，肺俞宣通肺氣，使水濕下行，三焦俞通調水道，列缺理肺行水，足三里健脾行氣血，水液自消，照海通陰蹻利水濕。

### 【八脈配八卦】
離屬列缺（主）通任脈，坤屬照海（客）通陰蹻。
二脈相合通胸腹，擅治浮腫水道通。

## 古醫籍名家針灸方

《素問病機氣宜保命集》

五脈論五水灸法：青水灸肝井，赤水灸心滎，黃水灸脾俞，白水灸肺經，黑水灸腎合。

《針灸玉龍經》

水蛊四肢浮腫：支溝（瀉）、水分、關元。

《古今醫統大全·水腫門》

灸法：水分（灸七壯，療腹腫不能食，若是水病宜灸），神闕（灸三壯，主水腫鼓脹，腸鳴如流水之聲極效），石門（灸七壯，主水脹水氣行皮中，小便黃，氣滿腫），水溝（灸三壯，主一切水腫人中平滿證），足三里（灸七壯，主水腹脹皮腫）。

## 現代針灸經驗方

《中國傳統臨床醫學·針灸學》

（1）風水相搏：列缺、偏歷、合谷、陰陵泉、肺俞、三焦俞。

（2）水濕浸襲：足三里、陰陵泉、水分、脾俞、三焦俞。

（3）濕熱內蘊：足三里、曲池、合谷、水分、三焦俞、膀胱俞。

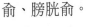

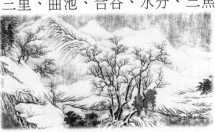

【水腫（陰水）】

浮腫腰以下為甚，伴腹脹便溏，面黃肢冷，小便少，舌淡苔白，脈沉弱。多由脾陽虛衰，腎氣衰微所致。

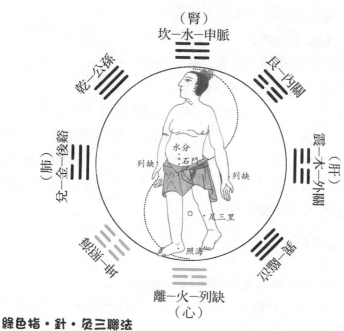

（腎）
坎－水－申脈

乾－公孫

良－內關

（肺）
兌－金－後谿

（肝）
震－木－外關

水分
列缺 石門 列缺
足三里
照海

坤－土－臨泣

巽－土－臨泣

離－火－列缺
（心）

## 綠色指‧針‧灸三聯法

承門經驗針灸方：

水　分：灸60分鐘
石　門：灸60分鐘
三焦俞：針5分、留捻2分鐘
腎　俞：灸30分鐘
足三里：灸10分鐘
列　缺：針2分、留捻2分鐘
照　海：針5分、留捻2分鐘

方義：脾俞、腎俞溫補脾腎陽氣，溫化通利水邪，其他穴位方義如陽水。

【八脈配八卦】
離屬列缺（主）通任脈，坤屬照海（客）通陰蹻。
二脈相合通胸腹，擅治浮腫水道通。

天人
合一

## 古醫籍名家針灸方

《勉學堂針灸集成・腫脹》

滿身卒腫,面浮洪大:內踝下白肉際三壯,立效。

水腫,腹脹:水分、三陰交、陽交並百壯;並治五臟俞穴,中脘針後按其孔勿令出水,陰蹻七壯。

四肢面目浮腫:照海、人中、合谷、下三里、絕骨、曲池、中脘針,腕骨、脾俞、胃俞、三陰交。

《醫學綱目・水腫》

浮腫:分水、中脘(各灸之),內庭、行間、臨泣(各瀉,立安)。

外腰水腫,先徒腰腫起:肝募,水分。肉中水腫,面痿黃:胃脘、通谷、氣海、水分。胞中水腫,根在心,水赤:心俞、巨闕、氣海。腹中水腫,從脾起,水黃:脾俞、胃脘、水分。肺喘水腫,從胸起,水白:肺俞、肝募。足心水腫,從足起:白環俞,水分、彧中。四肢水腫,變身浮:膽募。

兩脇水腫,四肢枯瘦,從脇起:章門、期門。

小腸水腫,從臍腫起:氣海。

《針灸大全》

脾俞不動瀉丘虛,復溜治腫如神醫。

水腫水分灸即安。

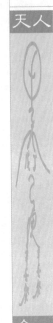

天人

合一

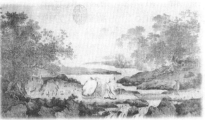

## 13. 腹　脹

　　腹大脹滿，胸脘脹悶，食後脹甚，納食少，大便溏，小便少，舌苔白膩，脈濕或緩，多由太陰之氣瘀滯，或寒痰交阻所至也。

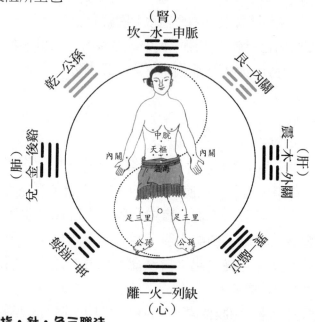

### 綠色指・針・灸三聯法

承門經驗針灸方：

中　脘：針1寸、留捻2分鐘，灸30分鐘
氣　海：針1寸、留捻2分鐘，灸30分鐘
天　樞：針1寸、留針30分鐘
足三里：針5分、留針30分鐘
內　關：針3分、留針30分鐘
公　孫：針3分、留針30分鐘

方義：足三里、中脘健脾和胃，天樞調理胃腸氣機，氣海通利三焦之水道，內關、公孫健脾益氣化濕消脹。

【八脈配八卦】
艮屬內關（母）通陰維，乾屬公孫（父）通沖脈。
二脈相合達臍腹，利濕消脹腹亦安。

254

## 古醫籍名家針灸方

《千金要方》

腹脹滿，繞臍結痛，堅不能食，灸中守百壯。穴在臍上 1 寸，一名水分。脹滿雷鳴，灸大腸俞百壯。

《針經摘英集》

治腹暴脹按之不下，刺任脈中脘、氣海二穴，次針足陽明經三里二穴。

《針灸玉龍經》

小腹脹滿氣攻心，內庭二穴刺須真。

兩足有水臨泣瀉，無水之時不須針。

## 現代針灸經驗方

《針灸學報》1990.6（2）

膻中、中脘、氣海。

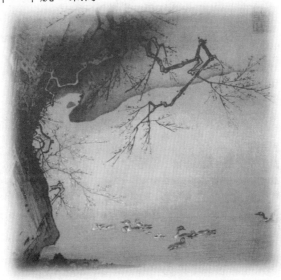

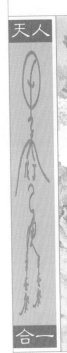

天人

合一

## 14. 肝硬化腹水

　　腹部鼓脹，皮色蒼黃，脈絡暴露，以肝脾病變多，久病腎虛，導致氣滯血瘀水停等錯綜複雜病症。

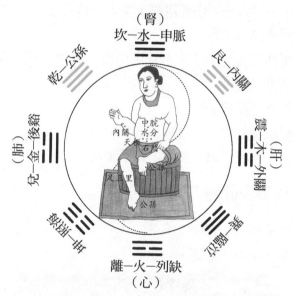

（腎）
坎－水－申脈

乾－公孫

艮－內關

兌－金－後谿
（肺）

震－木－外關
（肝）

坤－土－

巽－

離－火－列缺
（心）

中脘
水分
內關
天樞 石門
足三里
公孫
公孫

**綠色指・針・灸三聯法**

承門經驗針灸方：

中　脘：灸 20 分鐘
水　分：灸 60 分鐘
氣　海：灸 60 分鐘
天　樞：針 1 寸、留撚 2 分鐘，灸 20 分鐘
足三里：針 5 分、留撚 2 分鐘，灸 40 分鐘
內　關：針 3 分、留撚 2 分鐘
公　孫：針 3 分、留撚 2 分鐘
（酌情可針灸脾俞、肝俞、腎俞）

**方義：**中脘疏理中焦之氣，水分消利腹水，氣海調下焦之氣；肝俞疏肝解郁，脾俞運化水濕，腎俞開闊水道；足三里行氣降濁和胃消脹，內關、公孫通利三焦、水道。

**【八脈配八卦】**
艮屬內關（母）通陰維，乾屬公孫（父）通沖脈。
二脈相合達胸腹，擅長消脇脹滿與不快。

## 古醫籍名家針灸方

《針灸玉龍經》

病稱水腫實難調，腹脹膨滿不可消；

先灸水分通水道，後針三里及陰交。

《醫學綱目‧腹脹》

鼓脹之狀，腹身皆大：臍上下左右（各刺 2 寸），中脘、通關、三里（手）。

腹脹之狀，空而不堅，腹身盡腫，按之陷而不起：太白、公孫、復溜、絕骨、三里、分水。

《針灸逢源‧症治要穴歌》

蠱脹應知照海靈，行間氣海與三陰（交），

水溝三里內庭穩，分水多針病轉深。

《勉學堂針灸集成》

腹脹堅，臍小腹亦堅：水分中極各百壯，三焦俞、膈俞各三壯，腎俞隨年壯，太谿、太衝、三陰交、脾俞、中脘針。

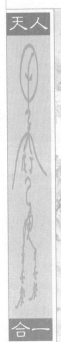

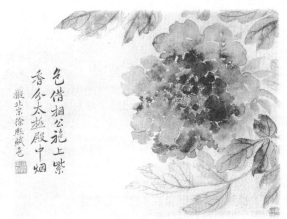

# 15. 黃疸（陽證）

肝膽濕熱鬱蒸，一身盡黃，色明如橘，煩渴頭汗，善饑，便秘，小便赤，脈滑數，舌苔黃厚。

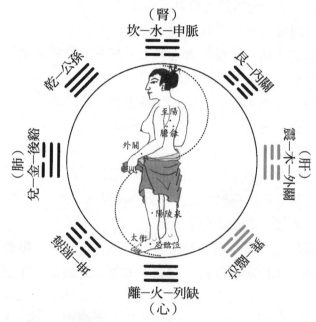

**綠色指・針・灸三聯法**

承門經驗針灸方：

膽　俞：針5分、留捻2分鐘
陽陵泉：針3分、留捻2分鐘
至　陽：針3分、留捻2分鐘，灸30分鐘（瀉）
太　衝：針2分、留捻2分鐘
外　關：針3分、留捻2分鐘
足臨泣：針3分、留捻2分鐘

**方義：** 膽俞、陽陵泉清利濕熱，太衝疏肝利膽，化裏濕熱，至陽宣發督脈經氣，清在表之濕熱，外關通瀉三焦導滯。

【八脈配八卦】
震屬外關（女）通陰維，巽屬臨泣（男）通帶脈。
二脈相合通胸脇，擅清膽熱與身黃。

天人

合一

## 古醫籍名家針灸方

《針經指南》

胸結身黃，取湧泉穴即可。

固知腕骨祛黃，然谷瀉腎。

《針灸玉龍經・磐石金直刺秘傳》

黃疸、四肢無力：中脘（灸），三里（瀉）。

渾身發黃：至陽（灸），委中（出血）。

## 現代針灸經驗方

《針灸治療學》

陽黃：至陽、腕骨、陽陵泉、太衝。

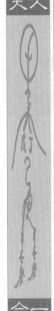

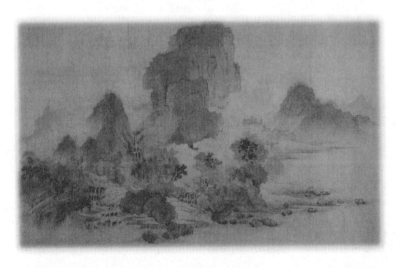

## 【黃疸（陰證）】

寒濕蘊於脾胃，身目皆黃，晦暗，如煙薰，形寒胸痞，腹滿肢重，大便色白，舌淡苔白，脈濡而細。

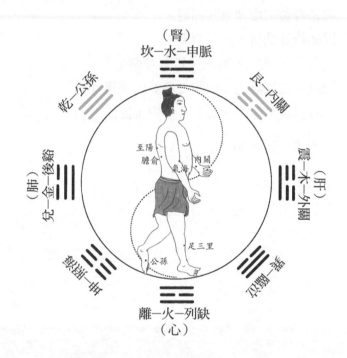

（腎）
坎—水—申脈

乾—公孫

艮—內關

兌—金—後谿
（肺）

震—木—外關
（肝）

至陽
膽俞
內關
氣海

巽—火—照海

公孫　足三里

坤—土—臨泣

離—火—列缺
（心）

**綠色指・針・灸三聯法**

承門經驗針灸方：

膽　俞：針5分、留捻2分鐘
至　陽：灸30分鐘
氣　海：灸30分鐘
足三里：針3分、留捻2分鐘，灸20分鐘
內　關：針5分、留捻2分鐘
公　孫：針3分、留捻2分鐘

> 方義：足三里，針灸之溫運脾胃化寒濕。針膽俞利膽退黃，氣海、公孫、內關益氣行血，至陽宣發在表之濕邪。

艮屬內關（母）通陰維，乾屬公孫（父）通沖脈。
二脈相合通胸腹，擅治脾黃胸腹滿。

## 古醫籍名家針灸方

《針灸玉龍經·玉龍歌》

至陽亦醫黃疸病，先瀉後補妙通神；

黃疸亦須腕骨灸，金針中脘必痊安。

《普濟方·黃疸》

治黃疸：穴魚際灸七壯。

《勉學堂針灸集成·黃疸》

先灸脾俞、心俞各三壯，次灸合谷三壯，次灸氣海百壯，針中脘穴，神效。

## 現代針灸經驗方

《針灸治療學》

陰證：脾俞、足三里、膽俞、陽陵泉、三陰交、氣海。

天人

合一

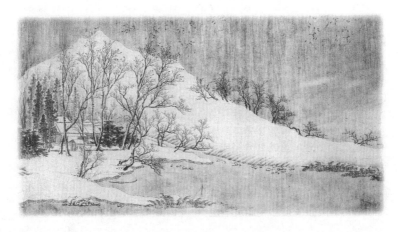

# 16. 嘔 吐

是由外邪、飲食、情志、脾胃虛弱等原因引起胃失和降，胃氣上逆所致，可伴上腹不適或疼痛等其他症狀。

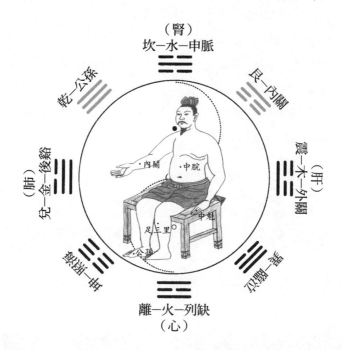

（腎）
坎－水－申脈

乾－公孫

艮－內關

兌－金－後谿
（肺）

震－木－外關
（肝）

・內關　・中脘

足三里

中魁

公孫

巽－土－臨泣

離－火－列缺
（心）

## 綠色指・針・灸三聯法

承門經驗針灸方：
中　脘：針1寸、留捻2分鐘，灸20分鐘
足三里：針5分、留捻2分鐘，灸20分鐘
內　關：針3分、留捻2分鐘
公　孫：針2分、留捻2分鐘
中　魁：針2分、留捻2分鐘或灸10分鐘

> 方義：中脘疏導氣機，消積導滯；足三里和胃降逆，內關寬胸行氣，通調三焦之氣；中魁止嘔特效穴。

【八脈配八卦】
艮屬內關（母）通陰維，乾屬公孫（父）通沖脈，
二脈相合達胸腹，擅治中滿及嘔逆。

天人

合一

## 古醫籍名家針灸方

《扁鵲心書》

嘔吐不食，灸中脘五十壯。

《素問病機氣機宜保命集》

嘔吐無度針手厥陰大陵穴。

《針灸聚英》

或針吐，中脘、氣海、膻中補。

《針灸大成》

反胃吐食：中脘、脾俞、中魁、足三里。

《勉學堂針灸集成》

嘔逆不得食：心俞百壯，只針中脘穴，神效。

反胃：公孫、中脘。

止吐下閉：關格宜瀉，四關穴，合谷、太衝。

嘔吐：中脘、內關，並針三陰交，留針神效。

## 現代針灸經驗方

《針灸治療學》

傷食嘔吐：下脘、璇璣、足三里、腹結；

痰飲嘔吐：章門、公孫、中脘、豐隆；

肝氣嘔吐：上脘、陽陵泉、太衝、梁丘、神門；

外感嘔吐：大椎、外關、合谷、內庭、中脘、三陰交、太衝。

《山東醫藥》1980.4　內關、中脘、足三里、天突為主穴，胃俞或膈俞為配穴。

《中國針灸》1983.3　巨闕透下脘，不容透太乙。施以電針。

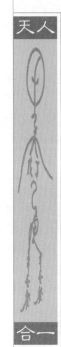

# 17. 呃　逆

由於飲食不節，情志不和，正氣虧虛所致的胃氣上逆動膈而引起喉間呃呃連聲，不能自制。

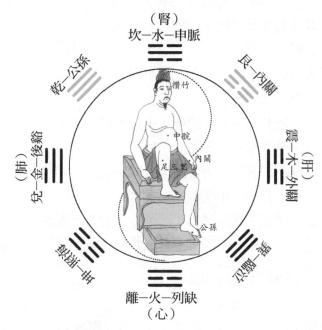

（腎）
坎－水－申脈

乾－公孫

艮－內關

兌－金－後谿
（肺）

震－木－外關
（肝）

巽－土－臨泣

離－火－列缺
（心）

攢竹

中脘

足三里

內關

公孫

## 綠色指·針·灸三聯法

承門經驗針灸方：
中　脘：針1寸、留捻2分鐘，灸20分鐘
膈　俞：針5分、留捻2分鐘，灸20分鐘
足三里：針3分、留捻2分鐘
攢　竹：針1分、留捻2分鐘
內　關：針3分、留捻2分鐘
公　孫：針3分、留捻2分鐘

方義：膈俞使氣機通暢，平降逆氣；中脘、足三里和胃降逆；攢竹止呃逆特殊穴。

【八脈配八卦】
艮屬內關（母）通陰維，乾屬公孫（父）通沖脈。
二脈相合達胸腹，擅治膈滿及呃逆。

天人
合一

## 古醫籍名家針灸方

《衛生寶鑒》

治一切呃逆不止，男左女右，乳下黑盡處一韭葉許，灸三壯。病甚者灸二七壯。

《針灸玉龍經》

反胃不禁兼吐食，中魁奇穴試看看。

## 現代針灸經驗方

《新中醫》1980.4

翳風，指壓或針刺。

《上海針灸雜誌》1984.1

中魁穴，施灸。

《遼寧中醫雜誌》1990.4

四花穴長針透刺。

《浙江中醫雜誌》1990.1

少商，指壓或針刺。

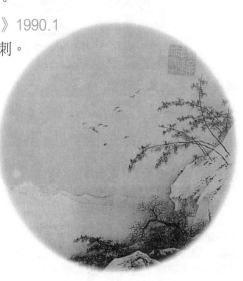

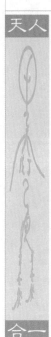

天人

合一

## 18. 噎 嗝

　　吞嚥困難，哽阻，甚至食入即吐，多由憂思鬱怒，酒食所傷，久病體虛所致。

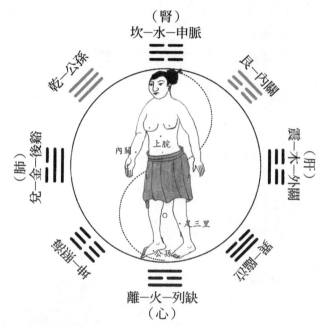

（腎）
坎─水─申脈

乾─公孫

艮─內關

兌─金─後谿
（肺）

震─木─外關
（肝）

巽─風─臨泣

坤─土─申脈

離─火─列缺
（心）

內關　上脘

足三里

公孫

### 綠色指・針・灸三聯法

承門經驗針灸方：
承門經驗針灸方：
膈　俞：針5分、留捻2分鐘，灸30分鐘
上　脘：針1寸、留捻2分鐘，灸20分鐘
內　關：針3分、留捻2分鐘
足三里：針5分、留捻2分鐘
公　孫：針3分、留捻2分鐘

方義：上脘和胃降氣，開利食道止吐；內關開胸順氣，足三里健運脾胃，益氣血，扶正祛邪；膈俞調氣行血開膈。

【八脈配八卦】
艮屬內關（母）通陰維，乾屬公孫（父）通沖脈。
二脈相合達胸膈，擅長寬胸及降逆。

## 古醫籍名家針灸方

《醫學綱目·嘔吐膈氣》

治五噎：膻中、中魁（灸之）。

《針灸捷徑》

五噎之證：一曰思噎，二曰憂噎，三曰勞噎，四曰乳噎，五曰食噎，其證皆因陰陽不和，三焦隔絕，津液不通，以至此病而生。

膻中（氣噎），勞宮（憂噎），心俞（憂噎），乳根（憂噎），中脘（食噎），膈俞（勞噎），脾俞（思噎、食噎），期門（產後噎）。

《針灸大成》

惡性吞酸食不投，膻中七壯除膈熱。

《勉學堂針灸集成》

胸噎不嗜食：間使、關衝、中脘針，期門三壯、然谷。

## 現代針灸經驗方

《針灸治療學》

天突、膻中、足三里、內關、上脘、胃俞、脾俞、膈俞。

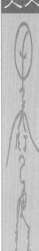

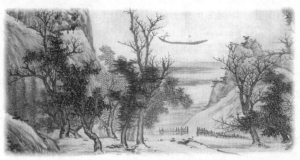

## 19. 胃脘痛（氣滯胃痛）

　　上腹胃脘近心窩處，或痛連脇背，或兼脘悶，噁心嘔吐，納呆，大便溏或便秘，分寒邪犯胃、飲食停滯、脾胃虛寒等。

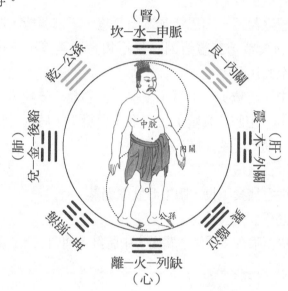

（腎）
坎－水－申脈
乾－公孫
艮－內關
兌－金－後谿
（肺）
中脘
內關
震－木－外關
（肝）
巽－風－申
坤－地－臨泣
離－火－列缺
（心）
公孫

**綠色指・針・灸三聯法**

承門經驗針灸方：
胃　俞：針5分、留捻2分鐘，灸20分鐘
中　脘：針1寸、留捻2分鐘，灸20分鐘
內　關：針2分、留捻3分鐘
公　孫：針5分、留捻2分鐘

> **方義：**胃俞、中脘俞募配穴調胃腑氣機，灸之溫經止痛，內關、公孫交會配穴寬胸通腑，消脹滿止痛。

【八脈配八卦】
艮屬內關（母）通陰維，乾屬公孫（父）通沖脈。
二脈相合通胃腑，健脾和胃氣機暢。

【附：氣滯胃痛】
針灸中脘、足三里、期門，針行間。

天人

合一

### 古醫籍名家針灸方

《勉學堂針灸集成》

胃脘痛：肝俞、脾俞、下三里、膈俞、太衝、獨陰、兩乳下各1寸灸二十壯。

《類經圖翼》

胃脘痛：膈俞、脾俞、胃俞、內關、陽輔、商丘。

《靈樞》

胃痛苦，腹膜脹，胃脘當心而痛，上支兩脇膈咽不通，食飲不下，取之三里也。

《針灸大成》

胃脘者：太淵、魚際、三里、兩乳下（各1寸灸三十壯）、膈俞、胃俞、腎俞（隨年壯）。

### 現代針灸經驗方

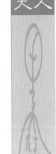

《中國針灸》1984.5

足三里、梁丘。

《針灸治療學》

中脘、足三里。

《中醫雜誌》1988.9

梁丘、胃俞。

《吉林中醫藥》1990.2

湧泉。

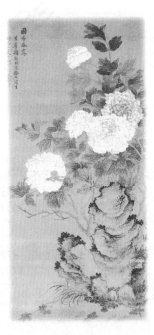

《廣西中醫藥》1986.9

足三里、內關、中脘為主穴、脾俞、胃俞、梁丘、內庭為配穴。

各取1～3穴。

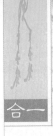

## 【胃脘病（附：胃痙攣、食道炎）】

胃脘突然出現劇烈絞痛，可伴嘔吐、冷汗，周身乏力。
多因素體脾胃虛弱又外感風寒或精神緊張，情緒激動所致。

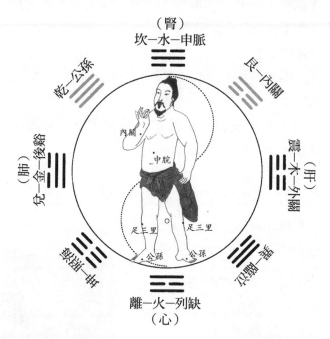

（腎）
坎—水—申脈

艮—內關

乾—公孫

震—木—外關
（肝）

兌—金—後谿
（肺）

巽—澤—臨泣

坤—脾—照海

離—火—列缺
（心）

### 綠色指・針・灸三聯法

**承門經驗針灸方：**

中　脘：針1寸、留捻2分鐘，灸30分鐘
內　關：針3分、留捻2分鐘
足三里：針5分、留捻2分鐘
公　孫：針3分、留捻2分鐘

> **方義：**中脘健脾和胃，內關理氣降逆寬胸，足三里和胃止痛。共用使得腑氣暢通，胃舒痛止。

### 【八脈配八卦】

艮屬內關（母）通陰維，乾屬公孫（父）通沖脈。
二脈相合通胃腑，腑氣調和胃乃安。

### 【附：食道炎】

針內關、天突，灸大杼。

## 古醫籍名家針灸方

《醫學綱目》

九種心痛：間使、靈道、公孫、太衝、三里、陰陵泉。

心氣痛：巨闕、鳩尾（各取 1 寸）、豐隆（瀉之）。

脾脊後心疼痛：中渚（瀉之，忌補）。

灸心痛背上穴：心俞、膈俞。

心胸痛，併發氣攻：勞宮、大陵（各 3 分，瀉之）、內關。

《針灸聚英》　上脘、中脘，治九種之心痛。

《類經圖翼》　脾心痛，痛如針刺：內關、大都（五壯）、太白（五壯）、足三里（連承山）、公孫。

肝心痛，色蒼蒼如死狀，終日不得休息：行間（七壯）、太衝（七壯）。

胃心痛、腹脹胸滿，或蚘結痛甚，蚘心痛也：巨闕（二七壯）、大都、太白、足三里（連承山）。

胃脘痛，膈俞、脾俞、胃俞、內關、陽輔、商丘。

《勉學堂針灸集成》

胸痛吐冷酸水：太衝三壯、內關二壯、獨陰五壯，足大指內初節橫紋中三壯，尾窮骨灸五十壯。

## 現代針灸經驗方

《針灸治療學》

實證：中脘、足三里、內關、公孫、行間；虛證：脾俞、胃俞、中脘、章門、足三里、內關、三陰交。

《中國針灸》1988.8

足三里、中脘、梁門、天樞、上脘、建里、公孫。

《浙江中醫雜誌》1988.23　鳩尾。

《中醫研究》1990.3

足三里、內關、梁丘。隨證加取配穴。

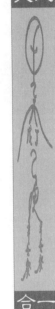

## 20. 泄瀉（慢性結腸炎）

脾虛濕勝，便溏，腹痛脹滿，可由寒濕、濕熱、傷食、肝乘、脾腎陽虛所致。

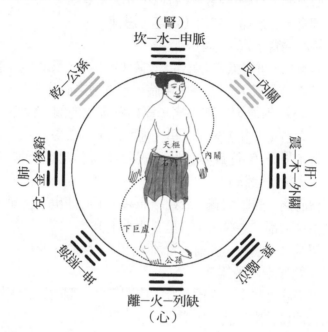

（腎）
坎－水－申脈

乾－公孫

艮－內關

兌－金－後谿
（肺）

震－木－外關
（肝）

天樞
石門
內關

下巨虛
公孫

巽－澤－申脈

坤－土－照海

離－火－列缺
（心）

### 綠色指·針·灸三聯法

承門經驗針灸方：

天　樞：針1寸、留捻2分鐘，灸15分鐘
內　關：針2分、留捻2分鐘
石　門：針1寸、留捻2分鐘，灸30分鐘
下巨虛：針5分、留捻2分鐘
公　孫：針2分、留捻1分鐘

**方義：** 天樞疏調胃腸氣機灸之溫中散寒化濕，石門通調三焦水道，下巨虛調暢胃腸氣機健運化濕，內關、公孫調利脾胃，化濕止瀉。

【八脈配八卦】
乾屬公孫（父）通沖脈，艮屬內關（母）通陰維。
二脈相合達胸腹，脾濕得化泄瀉止。

【附：慢性結腸炎】
針灸天樞、長強：各針1寸，大腸俞細火針刺1寸，共2～3下。

## 古醫籍名家針灸方

《古今醫鑒》

泄瀉三五年不癒，灸百會三七壯即癒。

《得效方》

灸瀉痢，取天樞、氣海，大能止泄。

《雜病治例》

陷下則灸之，脾俞、關元、腎俞、復溜、腹哀、長強、太谿、大腸俞、足三里、氣舍、中脘。

《針灸大成》

大便泄瀉不止：中脘、天樞、中極。

《勉學堂針灸集成》

腸鳴溏泄腹痛：神闕百壯，三陰交三壯。

## 現代針灸經驗方

《中國針灸》1985.5

天樞、內關、三陰交。

《中國針灸雜誌》1985.5

長強針刺或施灸，三陰交為配穴。

《四川中醫》

神闕為主穴，施灸。

《中國針灸》1986.6

上脘、中脘、天樞、大橫、足三里。

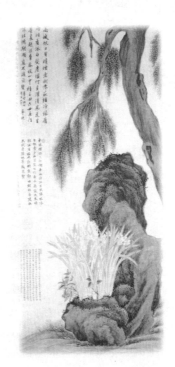

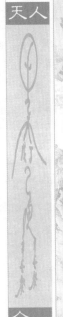

# 21. 便　秘

　　大便秘結不通，便乾，有實秘、虛秘之分，可伴腹脹滿痛或其他症狀。

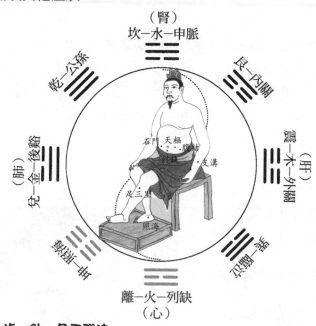

**綠色指·針·灸三聯法**

承門經驗針灸方：

| | |
|---|---|
| 腹　結： | 針1寸、留捻2分鐘（先右後左） |
| 石　門： | 針1寸、留捻2分鐘（虛秘灸20分鐘） |
| 天　樞： | 針1寸、留捻2分鐘（虛秘灸20分鐘） |
| 支　溝： | 針5分、留捻2分鐘 |
| 足三里： | 針2分、留捻2分鐘 |
| 列　缺： | 針2分、留捻2分鐘 |
| 照　海： | 針3分、留捻2分鐘 |

**方義**：腹結穴通泄大腸腑氣，散結鬱；足三里鼓舞中氣；天樞增強排便傳送能力，石門配支溝通利三焦調整水液輸布。

**【八脈配八卦】**
離屬列缺（主）通任脈，坤屬照海（客）通陰蹻。
二脈相合通臍腹，能開閉腸大便通。

## 古醫籍名家針灸方

《針灸玉龍經》

大便閉塞不能通，照海分明在足中。

更把支溝來瀉動，方知醫士有神功。

《針灸捷徑》

　　大便秘結不通、大便難：承滿、大腸俞、章門、支溝、照海、承山，以上穴法虛秘者補則通，實秘者瀉則通，寒多先補後瀉，熱結先瀉後補。

《針灸大全》

大便閉澀大敦燒。

《古今醫統大全‧秘結候》

　　針灸法：照海（灸三壯、瀉之），章門（灸二七壯），太白（灸三壯、瀉之），氣海（刺），足三里（刺）。

《針灸聚英‧玉龍賦》

　　肚痛秘結，大陵合外關於支溝。

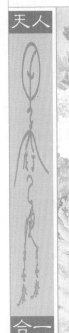

## 現代針灸經驗方

《中醫雜誌》1980.10

承山、強刺激手法。

《浙江中醫雜誌》1989.8

天樞，溫針灸。

《河北中醫》1985.6

支溝，強刺激手法。

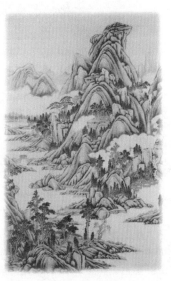

天人

合一

## 22. 淋證（前列腺炎）

指小便頻數短澀，滴瀝刺痛，欲出未盡，小腹拘急或痛引腰腹的病證。此證分六種，小便灼熱刺痛為熱淋；小便排出砂石為石淋；少腹脹滿，小便澀痛，尿有餘瀝為氣淋；溺血而痛為血淋；小便混濁如米泔水或如脂膏為膏淋；小便淋瀝不已，遇勞即發為勞淋。

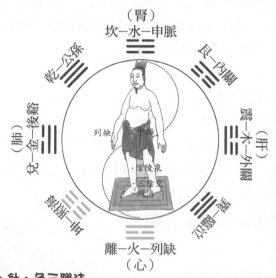

### 綠色指・針・灸三聯法

承門經驗針灸方：
中　極：針1寸、留捻3分鐘
陰陵泉：針3分、留捻2分鐘
三陰交：針3分、留捻2分鐘
列　缺：針2分、留捻2分鐘
照　海：針3分、留捻2分鐘
（酌情針刺三焦俞、小腸俞）

方義：中極補虛益元，疏利三焦氣機，清熱利濕；陰陵泉清化濕熱，通利三焦，共奏涼血止血，清熱通淋；三陰交補脾固腎，利水通淋。

【八脈配八卦】
坤屬照海（客）通陰蹻，離屬列缺（主）通任脈。二脈相合達胸腹，清熱利水固腎精。

【附：前列腺炎】
針膀胱俞、中極、合谷、小海。

## 古醫籍名家針灸方

《丹谿心法》

灸法：治小便淋澀不通，用食鹽，不以多少，炒熱，放溫，填臍中，卻以艾灸七壯，即通。

《醫學綱目》

熱淋，小便黃、腹滿：陰陵泉、關元（各 2 寸）、氣沖（二七壯）。

《針灸大全》

大小腸俞大小便。

氣海血海療五淋。

## 現代針灸經驗方

《針灸學報》1990.6

主穴秩邊。氣淋加氣海、曲泉；血淋加血海、三陰交；熱淋加膀胱俞、中極、陰陵泉；膏淋加腎俞、照海；石淋加委陽、然谷；勞淋加灸百會、太谿。

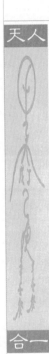

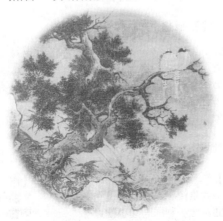

# 23. 癃閉（前列腺肥大）

以排尿困難，小便量少，點滴而出，甚則閉塞不通為主症的一種疾病。「癃」多久病，小便困難，尿液點滴短少，病緩；「閉」多暴病，小便閉塞，尿液點滴不出，病急。

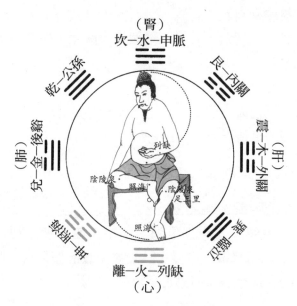

（腎）
坎─水─申脈

乾─公孫

艮─內關

兌（肺）─金─後谿

震─木─外關（肝）

巽─濕─申

坤─膽─照海

離─火─列缺
（心）

列缺

陰陵泉　照海　陰陵泉　足三里

照海

## 綠色指・針・灸三聯法

**承門經驗針灸方：**

中　極：針1寸、留捻2分鐘
陰陵泉：針3分、留捻2分鐘
足三里：針5分、留捻2分鐘
列　缺：針2分、留捻2分鐘
照　海：針3分、留捻2分鐘
（重者散點刺會陰穴3～5下）

**方義：**中極、陰陵泉，疏利三焦氣機，足三里補脾益氣，氣化水濕利尿。

**【八脈配八卦】**
坤屬照海（客）通陰蹻，離屬列缺（主）通任脈。二脈相合通水道，利尿開閉小便通。

**【附：前列腺肥大】**
針曲骨，四花針法點刺會陰，灸小腸俞。

## 古醫籍名家針灸方

《五十二病方》

癃病灸左足中指。

《醫心方》

治小便不出，腹滿氣急者方：灸關元穴，在臍下 3 寸，隨年壯。

《醫學綱目》

小便閉塞不通：陰谷（1.5 寸，灸）、陰陵泉（瀉之）。

小便閉不通：陰陵泉、陰谷、三陰交、氣海、關元（灸三十壯，刺 2.5 寸）。不已，取下穴：太谿、陰交。

## 現代針灸經驗方

《中國針灸》1984.4

主穴中極，配穴關元、合谷、陰陵泉、太衝。

《河南中醫藥》1983.5

取穴：曲骨、照海。

《山東中醫雜誌》1990.9

取穴：中極、水道、三陰交。

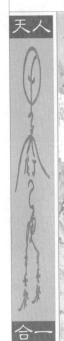

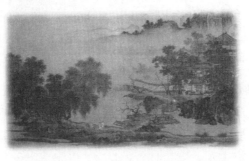

## 24. 遺　尿

　　指因氣虛、膀胱虛冷而致睡眠中尿出不知、醒後即止的病證，俗稱「尿床、尿炕」。多見體弱、病後氣虛及小兒稟賦不足者。

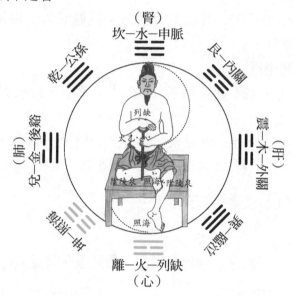

（腎）
坎－水－申脈

乾－金－公孫

艮－內關

巽－木－外關
（肝）

兌－金－後谿
（肺）

坤－照海

坎－木－照海

離－火－列缺
（心）

**綠色指・針・灸三聯法**

承門經驗針灸方（方一）：
太　乙：針 1 寸、留針 30 分鐘
陰陵泉：針 3 分、留捻 2 分鐘，灸 30 分鐘
列　缺：針 2 分、留捻 2 分鐘
照　海：針 3 分、留捻 2 分鐘

**方義：** 陰陵泉溫脾助陽，培土制水。太乙益氣血，壯脾固攝，深刺調腎經氣。

【八脈配八卦】
坤屬照海（客）通陰蹻，離屬列缺（主）通任脈。
二脈相合通心腎，水腑調和夜安泰。

【附：方二】
針灸關元、腎俞、膀胱俞。

## 古醫籍名家針灸方

《千金要方》

治小兒遺尿方：灸臍下 1.5 寸，隨年壯。又灸大敦三壯，亦治血尿。

《醫學入門》

遺尿失禁：陰陵泉、三里。

《類經圖翼》

小便不禁：氣海、關元、陰陵泉、大敦、行間。

## 現代針灸經驗方

《湖北中醫雜誌》1980.1

列缺，埋針。

《江西中醫藥》1983.6

關元、三陰交。

《中國針灸》1985.5

關元、百會。

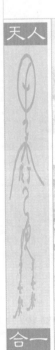

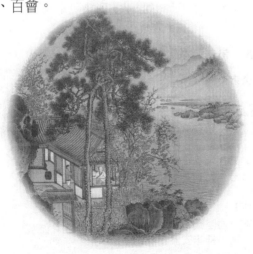

# 25. 遺 精

不因性生活而精液遺泄的病證，多因情志失調，房勞過度，手淫，飲食失節，濕熱下注等導致。

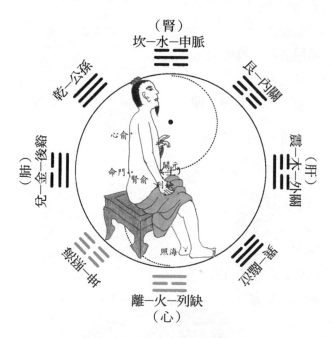

（腎）
坎─水─申脈

乾─公孫

兌─金─後谿
（肺）

離─火─列缺
（心）

艮─內關

震─木─外關
（肝）

**綠色指・針・灸三聯法**

承門經驗針灸方：
命　門：針1寸、留捻2分鐘
關　元：灸20分鐘
心　俞：針5分、留捻2分鐘
腎　俞：灸20分鐘
列　缺：針2分、留捻2分鐘
照　海：針2分、留捻2分鐘

**方義：**心俞、神門清心降火，寧心益神；關元、腎俞、命門育陰制火，補元固精。

【八脈配八卦】
坤屬照海（客）通陰蹻，離屬列缺（主）通任脈。
二脈相合達心腎，神志安泰精關固。

## 古醫籍名家針灸方

《千金方》

夢泄精，灸中封五十壯。

《針灸聚英》

夢遺：灸中樞、曲骨、膏肓、腎俞；

心俞、腎俞治腰腎虛乏之夢遺；

針三陰於氣海，專司白濁久遺精。

《古今醫統大全·夢遺精滑門》

針灸法：命門（治遺精不禁者、灸五

壯立效），心俞（不宜多灸），腎俞、中

極（二穴灸隨年壯），白環俞（灸五十壯）。

《勉學堂針灸集成·虛勞》

夢與人交泄精：三陰交三七壯，夢斷百日後更灸五十

壯，則無復泄精。

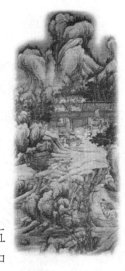

## 現代針灸經驗方

《廣西中醫藥》　1989.12

主穴取百會、會陰（用粗製針抵住穴位刮針，不刺

入）。

心腎不交配神門、內關、照海、三陰交；脾腎陰虛配

取足三里、腎俞、關元、命門、次髎、氣海。

《浙江中醫雜誌》1984.9

選取八髎。腎虛配關元、中極、命門、腎俞；肝鬱配

期門、三陰交；脾虛配足三里、中脘、三陰交；心虛配神

門、內關；濕熱配足三里、陰陵泉。

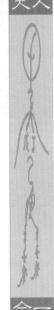

天人

合一

天人

合一

## 26. 早洩、陽痿

　　早洩指房事過快射精，陽痿指陽事不舉或臨房舉而不堅。多因手淫過度或房勞過度，七情內傷，嗜食厚味，飲酒太過，先天不足，年老陽衰及恐懼傷腎所致。

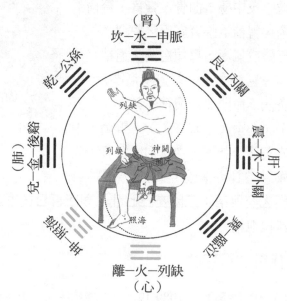

**綠色指‧針‧灸三聯法**

承門經驗針灸方：

神　闕：灸 20 分鐘，隔鹽灸法
關　元：灸 30 分鐘
腎　俞：灸 30 分鐘
腰陽關：灸 30 分鐘
列　缺：針 2 分、留捻 2 分鐘
照　海：針 3 分、留捻 2 分鐘

**方義**：腎俞、腰陽關、關元壯元陽益精氣，散陰寒壯腰膝，神闕補益脾腎，安五臟。

【八脈配八卦】
坤屬照海（客）通陰蹻，離屬列缺（主）通任脈。
二脈相合通心腎，水火相濟房事堅。

## 古醫籍名家針灸方

《針灸資生經》

陰谷主陰痿,小腹急引陰內廉痛。大赫、然谷主精溢上縮。太衝主兩丸騫縮,腹堅不得臥。石門主小腹堅痛,下引陰中,不得小便,兩丸騫。陰交主腹堅痛,痛引陰中,不得小便,兩丸騫。陰縮,灸中封。大赫、中封主痿厥。曲泉主不尿,陰痿。

氣衝治陰痿莖痛,筋攣陰縮入腹,相引痛,灸中封五十壯,或下滿五十壯。

## 現代針灸經驗方

《中國傳統臨床醫學·針灸學》

（1）陽氣虛衰：命門、腎俞、關元、氣海、三陰交、大赫。

（2）陰虛火旺：肝俞、腎俞、太衝、太谿、心俞、神門、內關、三陰交、大赫。

（3）心脾虧損：中極、命門、脾俞、足三里、神門。

（4）驚恐不釋：中極、志室、肝俞、太衝、陽陵泉、心俞、神門。

（5）肝腎濕熱：中極、陰谷、三陰交、太衝。

（6）陰濕傷陽：關元、神闕、歸來、次髎、曲泉、陰陵泉。

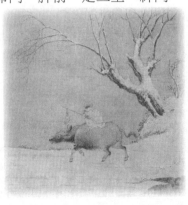

天人
合一

# 27. 消渴症（上消）

口渴多飲，是因上焦蘊熱，肺燥津乏所致。

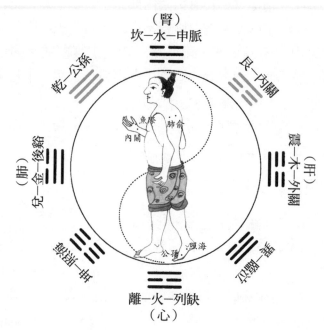

（腎）
坎－水－申脈

乾－公孫

艮－內關

兌－金－後谿
（肺）

震－木－外關
（肝）

巽－土－臨泣

坤－土－申

離－火－列缺
（心）

魚際　肺俞
內關

公孫・照海

### 綠色指・針・灸三聯法

承門經驗針灸方：
肺　俞：針5分、留捻2分鐘
魚　際：針3分、留捻2分鐘
內　關：針3分、提插5下出針
　（向手部傳導為佳）
照　海：針3分、留捻2分鐘
舌　下：刺絡放血
公　孫：針3分、留捻2分鐘

**方義：**肺俞配魚際清上焦之熱潤肺，內關清胸膈鬱熱除煩，照海滋腎水養肺金，舌下刺絡清火利咽生津止渴。

【八脈配八卦】
艮屬內關（母）通陰維，乾屬公孫（父）通沖脈。
二脈相合達胃肺，養陰清熱口渴消。

## 古醫籍名家針灸方

《勉學堂針灸集成》

消渴飲水：人中、兌端、隱白、承漿、然谷、神門、內關、三焦俞。

腎虛消渴：然谷、腎俞、腰俞、肺俞、中膂俞在第二十椎下兩旁各 2 寸夾脊起肉端，灸三壯。

食渴：中脘針、三焦俞、胃俞、太淵、列缺針，皆瀉。

## 現代針灸經驗方

《針灸治療學》

上消：少府、心俞、太淵、肺俞、胰俞。

《上海針灸雜誌》1984.4

肺俞（瀉）、腎俞（補）、照海（補）、金津、玉液（均出血）。

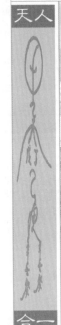

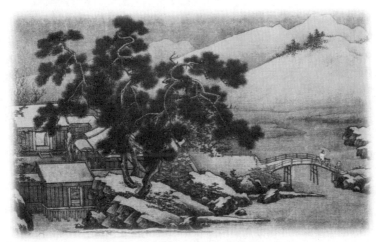

# 消渴症（中消）

善食易饑，形體消瘦，是因中焦積熱，胃火熾盛所致。

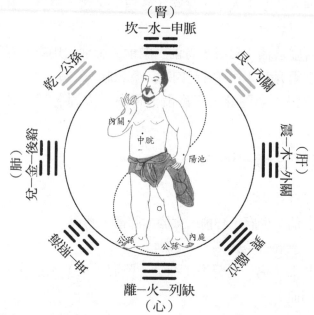

**綠色指・針・灸三聯法**

承門經驗針灸方：

中　脘：針1寸、留捻2分鐘
內　庭：針2分、留捻2分鐘
陽　池：針3分、留捻2分鐘，
　　　　灸左陽池10分鐘
內　關：針3分、提插5下出針
　　　　（向手部傳導為佳）
舌　下：刺絡放血
公　孫：針3分、留捻2分鐘

**方義**：中脘、內庭通氣脈清胃火，陽池通調三焦氣機，內關清膈下鬱熱除煩渴，舌下刺絡生津清火。

【八脈配八卦】
艮屬內關（母）通陰維，乾屬公孫（父）通沖脈。
二脈相合達胃肺，養陰清熱口渴消。

288

## 古醫籍名家針灸方

《針灸捷徑》

消渴可選金津、玉液、人中、承漿、關元、腎俞。

《針灸聚英》

行間、湧泉主消渴之腎渴。

《醫學綱目》

小腸俞、陽池（各灸之），廉泉（出惡血方已）。一法：胃俞、心俞、膻中（各灸之）。又法：承漿、然谷、勞宮、曲池、意舍、關元（各灸之）。

## 現代針灸經驗方

《針灸治療學》

中消：內庭、三陰交、脾俞、胃俞、胰俞。

《中國針灸》1989.5

液門、陽池、三焦俞、胰俞（第八胸椎棘下旁開 1.5寸），隔橘皮灸。

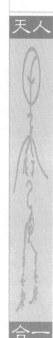

天人

合一

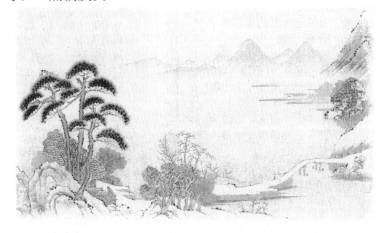

# 消渴症（下消）

飲一溲一，尿甜或如脂膏，是因腎虛不固所致。

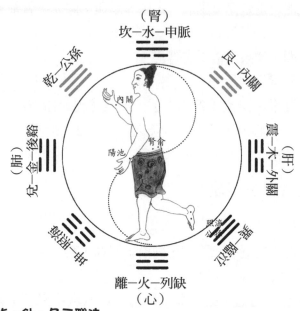

（腎）
坎─水─申脈

乾─公孫

艮─內關

兌─金─後谿
（肺）

震─木─外關
（肝）

巽─土─申

照海─

離─火─列缺
（心）

內關

陽池

腎俞

## 綠色指·針·灸三聯法

承門經驗針灸方：

腎　俞：針５分、留捻２分鐘

關　元：灸20分鐘

陽　池：針２分、留捻２分鐘，
　　　　灸左陽池10分鐘

內　關：針３分、提插５下出針
　　　　（向手部傳導為佳）

公　孫：針３分、留捻２分鐘

照　海：針２分、留捻２分鐘

舌　下：刺絡放血

【八脈配八卦】

艮屬內關（母）通陰維，乾屬公孫（父）通沖脈。

二脈相合達脾腎，養陰固腎尿溲消。

方義：腎俞、關元補腎氣，陽池通調三焦氣機，內關除煩熱，照海滋腎陰清下焦餘熱，舌下刺絡放血生津清火。

【附：經驗方二】

針陽池、脾俞、然谷，灸左陽池。

## 古醫籍名家針灸方

《千金要方》

消渴口乾不可忍者，灸小腸俞百壯，橫三間寸灸之。

《勉學堂針灸集成・消渴》

消渴飲水：人中、兌端、隱白、承漿、然谷、神門、內關、三焦俞。

腎虛消渴：然谷、腎俞、腰俞、肺俞、中膂俞灸三壯。

食渴：中脘、三焦俞、胃俞、太淵，列缺針、皆瀉。

## 現代針灸經驗方

《針灸治療學》

下消：太谿、太衝、肝俞、腎俞、胰俞。

《吉林中醫藥》1989.1

曲池、三陰交、陽陵泉、複溜。多飲加魚際，多食加中脘，多尿加關元。

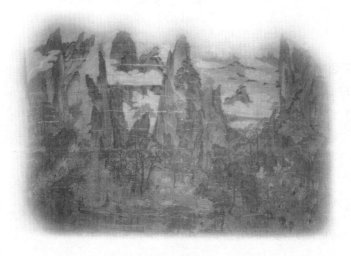

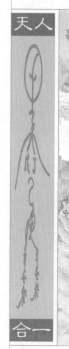

## 28. 虛勞（羸瘦）

身體虛弱，日見消瘦而黃。

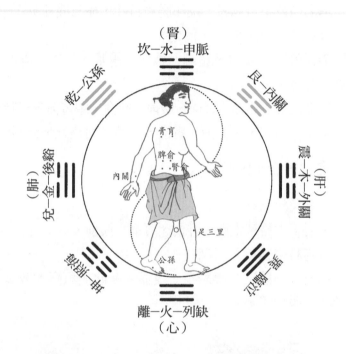

（腎）
坎一水一申脈

乾一公孫

艮一內關

兌一金一後谿
（肺）

震一木一外關
（肝）

巽一風一臨泣

坤一地一申

離一火一列缺
（心）

膏肓
脾俞
腎俞
內關
足三里
公孫

### 綠色指‧針‧灸三聯法

承門經驗針灸方：

膏　肓：灸60分鐘
脾　俞：灸30分鐘
腎　俞：灸30分鐘
內　關：針3分、留捻2分鐘
公　孫：針3分、留捻2分鐘

**方義：** 補益脾腎、化生精血，壯元補腎，寬胸健脾益氣血，生肉益肌，膏肓是調補身體虛勞之經驗效穴。

### 【八脈配八卦】

艮屬內關（母）通陰維，乾屬公孫（父）通沖脈。
二脈相合達心脾腎，益血生肌精氣旺。

## 古醫籍名家針灸方

《勉學堂針灸集成》

虛勞羸瘦，耳聾，尿血，小便濁，或出精陰中痛，足寒如冰：崑崙、腎俞，隨年壯，照海、絕骨。身有四海：氣海、照海、髓海。

《類經圖翼》

羸瘦骨立：百勞、胃俞、腰俞、長強。

《針經指南》

三里卻五勞之羸瘦。

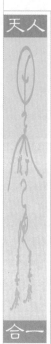

天人

合一

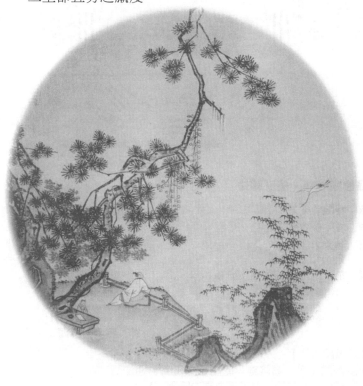

## 29. 氣血虧虛（氣虛畏寒）

　　頭暈乏力，自汗，易感冒，少氣懶言，食少便溏，舌淡苔薄白，脈細弱。偏血虛者，面白無華，心悸不寧，唇見色淡明顯。

天人

合一

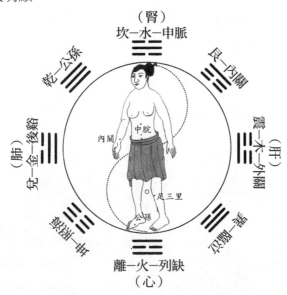

（腎）
坎—水—申脈

艮—內關

乾—公孫

兌—俊谿

（肺）
兌—金—俊谿

內關

中脘

震—木—外關
（肝）

足三里

公孫

離—火—列缺
（心）

### 綠色指・針・灸三聯法

承門經驗針灸方：

內　關：針 5 分、留捻 2 分鐘
中　脘：灸 15 分鐘
關　元：灸 20 分鐘
脾　俞：針 5 分、留捻 1 分鐘，
　　　　灸 20 分鐘
足三里：針 3 分、留捻 2 分鐘
公　孫：針 3 分、留捻 2 分鐘

**方義：** 足三里健脾胃、調氣血，配脾俞助運化、生氣血，中脘補中益氣，調脾和胃，關元壯下元，公孫生氣血、除虛熱。

【附：氣虛畏寒】
　針灸膻中、氣海（重灸）。

【八脈配八卦】
艮屬內關（母）通陰維，乾屬公孫（父）通沖脈。
二脈相合達心脾腎，益氣補血精力旺。

# 古醫籍名家針灸方

《乾坤生意》

● 四花穴灸法

治男子婦人五勞七傷，氣虛血弱，骨蒸潮熱，形容憔悴，咳痰喘，五心煩悶，四肢困倦及諸風體弱，痼疾形體虛弱者，並宜灸之。

● 四花穴圖形

陶道一穴在第一椎骨節下，俯而取之，灸二七壯。

身柱一穴在第二椎骨節下間，俯而取之，灸二七壯。

肺俞二穴在第三椎骨節下，3分微多，四椎上2分微少，以脊骨分中。橫開兩旁各2寸，灸七壯至百壯。常灸二七壯。

膏肓二穴在第四椎下1分微多，五椎上2分微少，以脊骨俞中，橫開兩旁各3.5寸，主百病皆治。灸三七至七七壯。凡取前六穴，令患者平身正坐，手搭膝端正，度量取之。

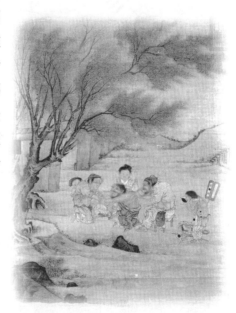

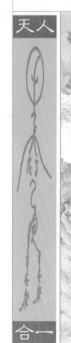

天人

合一

# 30. 氣虛萎靡（病後萎弱）

氣虛體弱，萎靡不振。

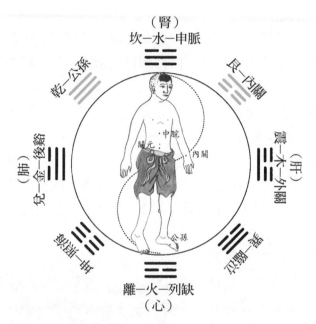

（腎）
坎—水—申脈

乾—公孫

艮—內關

兌—金—後谿
（肺）

震—木—外關
（肝）

坤—土—申脈

離—火—列缺
（心）

## 綠色指・針・灸三聯法

承門經驗針灸方：

百　會：灸20分鐘
中　脘：灸20分鐘
關　元：灸30分鐘
內　關：針2分、留捻3分鐘
公　孫：針3分、留捻3分鐘

方義：補益脾腎，溫通陽氣。百會提舉清陽，中脘補脾和胃，關元壯元補腎。

【八脈配八卦】
艮屬內關（母）通陰維，乾屬公孫（父）通沖脈。
二脈相合達心脾腎，益氣補血振心神。

【附：病後萎弱】
針灸腎俞、命門、關元、足三里、三陰交。

## 古醫籍名家針灸方

《針灸玉龍經》

風勞氣嗽灸未痊，第一椎下灸兩邊。勞嗽應須瀉魄
戶，小兒骨蒸偏歷尊。虛損天樞實為主。

《針經摘英集》

治男子臟氣虛憊，真氣不足，一切氣疾久不瘥，不思
飲食，全無氣力，燔針。針任脈氣海一穴，針入 5 分，可
灸百壯。次以毫針針足陽明經三里二穴。

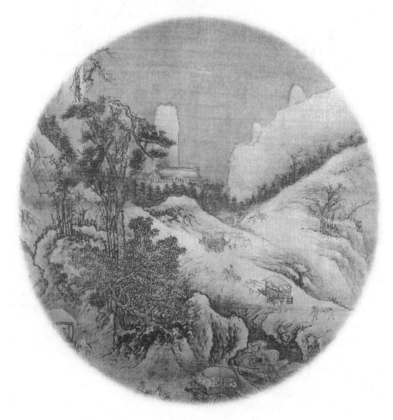

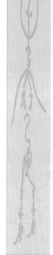

# 31. 虛勞（陽虛）

腰膝酸冷，頭暈乏力，自汗氣喘，食少腹脹，畏寒發冷，兩脈沉細，苔白。

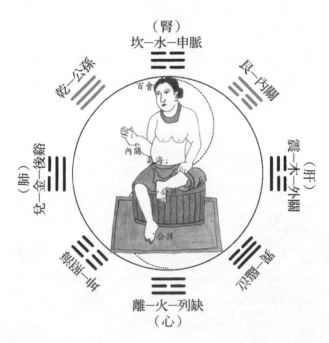

（腎）
坎—水—申脈

艮—內關

乾—公孫

兌—金—後谿
（肺）

震—木—外關
（肝）

巽—辰—商陽

離—火—列缺
（心）

百會
內關
氣海
公孫
公孫

## 綠色指‧針‧灸三聯法

**承門經驗針灸方：**

百　會：針3分、留捻2分鐘，灸15分鐘
命　門：針5分、留捻1分鐘，灸30分鐘
氣　海：灸30分鐘
內　關：針2分、留捻2分鐘
公　孫：針3分、留捻2分鐘

**方義：**百會提舉清陽、通諸陽，氣海補元氣、調氣機，命門能培元補腎、益元氣，共同達到調補腎氣、益脾生血的作用。

【八脈配八卦】
艮屬內關（母）通陰維，乾屬公孫（父）通沖脈。
二脈相合達脾腎，益氣補脾助陽復。

天人
合一

## 古醫籍名家針灸方

《扁鵲心書》
男婦虛勞，灸臍下三百壯。
《洪氏集驗方·灸勞法》
以肚臍相對取背脊骨，灸之甚妙。
《得效方》
灸法：諸虛極，灸膏肓俞、氣海穴，壯數癒多癒妙。
《勉學堂針灸集成》
勞瘵症：灸腰眼穴，其名遇仙灸。人脈微細或時無者；以圓利針刺足少陰經復溜穴，深刺以候回陽脈生方可出針。虛勞百損，失精勞症：肩井、大椎、膏肓俞、肝俞、腎俞、脾俞、下三里、氣海。

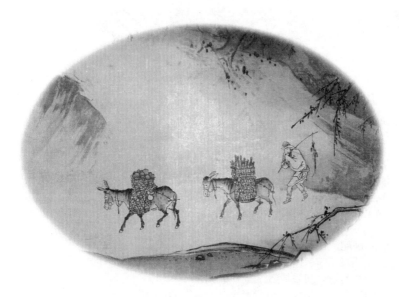

## 32. 虛勞（陰虛）

　　手足心熱骨蒸潮紅，盜汗，咳嗽痰稠，咽乾怔忡，心煩少寐，便秘，尿赤，兩脈虛數，少苔。

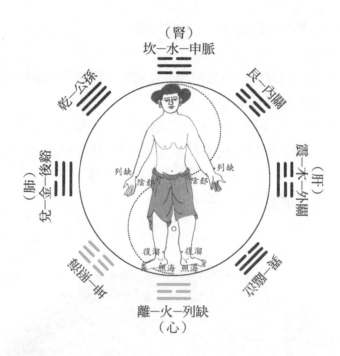

### 綠色指・針・灸三聯法

承門經驗針灸方：

列　缺：針1分、留捻2分鐘
照　海：針2分、留捻2分鐘
陰　郄：針1分、留捻2分鐘
復　溜：灸20分鐘

> **方義：**陰郄補心安神，照海滋陰降火利咽，陰郄、復溜清虛熱止盜汗，滋腎潤肺固陰。

【八脈配八卦】
艮屬照海（客）通陰蹻，乾屬列缺（主）通任脈。
二脈相合達心肺腎，清心潤肺補腎陰。

## 古醫籍名家針灸方

《醫學綱目》
盜汗不止，取陰郄瀉之。
《醫學入門》
骨蒸勞瘵，灸膏肓三里。
勞瘵骨蒸，或板齒乾燥，大椎、鳩尾各灸二七壯。
又膏肓、肺俞、四花、大椎等，若灸之早，百發百中。
《針灸甲乙經》
虛損盜汗，取百勞肺俞。汗不止，取曲差。
《勉學堂針灸集成》
傳屍骨蒸：肺俞灸，膏肓俞灸，四花、腰眼穴並灸。

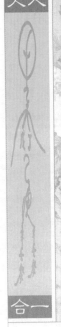

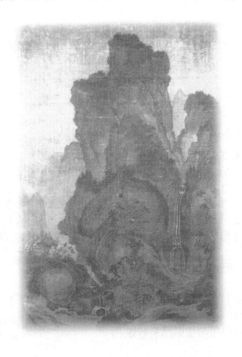

# 33. 眩　暈

　　眼眩頭暈，旋轉不定，不能站立，或伴噁心嘔吐，出汗，甚至昏倒等症，多因肝陽上亢、氣血虧虛、腎精不足、痰濁中阻所致。

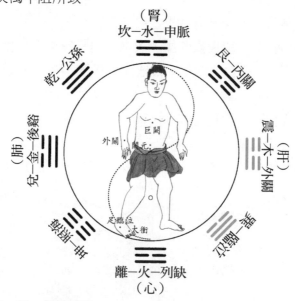

（腎）
坎—水—申脈

乾—公孫

艮—內關

兌—金—後谿
（肺）

震—木—外關
（肝）

巽—臨泣

坤—照海

離—火—列缺
（心）

巨闕
外關・關元

足臨泣
太衝

## 綠色指・針・灸三聯法

承門經驗針灸方：

百　會：針2分、留捻2分鐘，灸20分鐘
巨　闕：針1寸、留捻2分鐘
關　元：針2寸、留捻2分鐘，灸30分鐘
風　府：針5分、留捻2分鐘
太　衝：針3分、留捻2分鐘
外關、足臨泣：針3分、留捻2分鐘
重者灸膈俞、肝俞、脾俞、腎俞。

方義：百會升舉清陽，巨闕清心寧神，關元溫補腎氣，巨闕配關元可使心腎交泰，風府疏泄浮陽，祛頭部風邪；太衝平肝潛陽，引熱下行。

【八脈配八卦】
震屬外關（女）通陽維，巽屬臨泣（男）通帶脈。二脈相關通肝目，可止頭風及目眩。

【附：方二】
針風池、肝俞，
針灸上星。

## 古醫籍名家針灸方

《醫心方・治頭風方》

灸頭風方：灸百會穴；又灸前頂穴，在囟會後 1.5
寸；又灸五處穴，在當兩眼入髮際 1 寸。

**《針經指南》**

頭暈目眩，要覓於風池。

《針灸玉龍經》

口風頭暈面赤，不欲人言；攢竹（瀉）、三里
（瀉）、未癒瀉合谷、風池。

《針灸捷徑》

頭眩兩目生花：上星、神庭、風池、肝俞、腎俞、合
谷。

《針灸集成》

目眩暈不能坐：人中、合谷、絲竹
空。

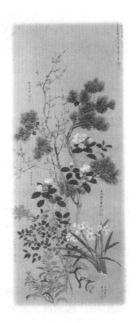

《勉學堂針灸集成》

風眩：臨泣、陽谷、腕骨、申脈。

## 現代針灸經驗方

《江蘇中醫雜誌》1986.7
風池、百會。

《上海針灸雜誌》1989.8
頭維，刺穴放血。

《中醫雜誌》1988.2
百會，艾灸。

## 34. 痙證（柔痙）

項背強直，頭痛，發熱不惡寒，汗出，甚則四肢抽搐，苔薄白，脈浮緩。

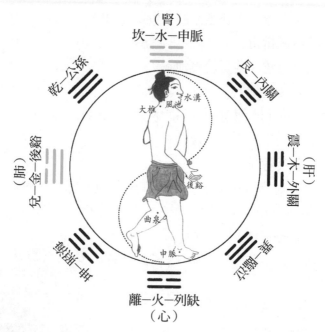

（腎）
坎—水—申脈

乾—公孫
兌—金—後谿
（肺）

艮—內關
震—木—外關
（肝）

巽—臨泣
離—火—列缺
（心）

大椎　風池　水溝
後谿　曲泉　申脈

**綠色指・針・灸三聯法**

承門經驗針灸方：

大　椎：針3分、留捻2分鐘，灸20分鐘
後　谿：針3分、留捻2分鐘
風　池：針5分、留捻2分鐘
曲　泉：針2分、留捻2分鐘
水　溝：針1分、留捻2分鐘
申　脈：針3分、留捻2分鐘

> **方義**：大椎疏通諸陽、驅散表邪、鎮痙止搐，風池疏散風邪、通經活絡、舒筋止痙，曲泉養肝陰和營血、舒筋解痙，水溝醒神開竅。

【八脈配八卦】
兌屬後谿（夫）通督脈，坎屬申脈（妻）通陽蹺。
二脈相合通頸背，陽脈調和經筋舒。

## 古醫籍名家針灸方

《針灸聚英》

打撲傷損破傷風，先於痛處下針攻，後向承山立作效，甄權留下意無窮。

剛柔二痙最乖張，口噤眼合面紅妝，熱血流入心肺腑，須要金針刺少商。

《針灸聚英》

脊強兮，水道筋縮。臍風須然谷而易醒。反張悲哭，仗太衝大橫須精。

《類經圖翼》

角弓反張：百會、神門、間使、僕參（七壯）、命門、太衝。

## 現代針灸經驗方

《中國針灸》1985.5

大椎、身柱、風池、上關、下關、頰車、合谷、曲池、陰陵泉、太衝。

《山東中醫雜誌》1988.7

人中、印堂、百會、風府、風池、大椎、督俞、肝俞、曲池、手三里、合谷、後谿、環跳、陽陵泉、足三里，施重雀啄術。

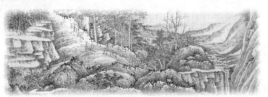

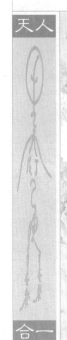

## 【痙證（剛痙）】

項背強直，頭痛，發熱惡寒，無汗，牙關緊閉，四肢抽搐，舌淡苔薄白，脈浮緊。

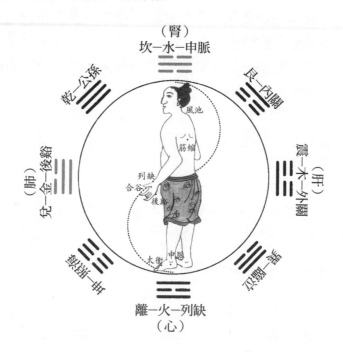

（腎）
坎－水－申脈

乾－公孫

艮－內關

兌－金－後谿
（肺）

震－木－外關
（肝）

巽－風－臨泣

離－火－列缺
（心）

風池
筋縮
列缺
合谷
後谿
太衝　申脈

**綠色指・針・灸三聯法**

承門經驗針灸方：

| | |
|---|---|
| 風　池 | 針5分、留捻2分鐘 |
| 筋　縮 | 灸20分鐘 |
| 列　缺 | 針2分、留捻2分鐘 |
| 合　谷 | 針3分、留捻2分鐘 |
| 後　谿・申脈 | 針3分、留捻2分鐘 |
| 太　衝 | 針3分、留捻2分鐘 |

**方義：**風池疏散風邪，列缺、合谷解表散寒，筋縮能舒筋解痙，與合谷、太衝相配，能解一身痙痛，後谿、申脈為交會穴，有止痙之功。

【八脈配八卦】

兌屬後谿（夫）通督脈，坎屬申脈（妻）通陽蹻。
二脈相合通頸背，陽脈調和經筋舒。

## 古醫籍名家針灸方

《扁鵲心書》

破傷風，牙關緊急，項背強直，灸關元百壯。

婦人無故風搐發昏，灸中脘五十壯。

《針經摘英集》

治脊強反折，刺督脈啞門一穴，應時立癒。

《針灸捷徑》

論風痙之證：風府、風門、肝俞。

風痙之證（其狀眼目昏花口喎旋轉）：神庭、百會、風池、上星。

傷寒發痙（其狀身體強直有汗者柔痙，無汗者剛痙）：百會、人中、合谷、曲池、風門、復溜。

## 現代針灸經驗方

《針灸治療學》

高熱傷陰：百會、風府、大椎、曲池、湧泉、太衝、十二井穴；

熱入營血：曲澤、勞宮、委中、行間、十宣穴；

破傷風：百會、大椎、人中、委中、後谿、豐隆、三間。

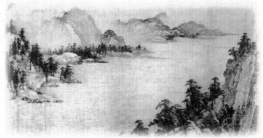

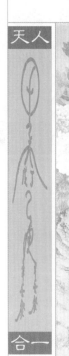

## 35. 厥證（氣厥、熱厥）

卒然昏倒，不省人事，口噤拳握，氣促，肢厥冷，舌苔薄白，脈伏或沉弦。

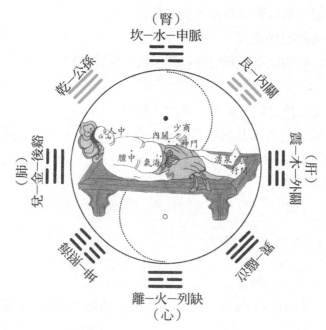

（腎）
坎－水－申脈

乾－公孫

艮－內關

兌－金－後谿
（肺）

震－木－外關
（肝）

巽－膻中

坤－照海

離－火－列缺
（心）

人中
內關　少商
神門
膻中　氣海
湧泉
行間

### 綠色指‧針‧灸三聯法

承門經驗針灸方：

人　中：針1分、留捻2分鐘
膻　中：針2分、留捻2分鐘
氣　海：針5分、留捻2分鐘，灸20分鐘
內　關：針3分、留捻2分鐘
行　間：針2分、留捻2分鐘
公　孫：針5分、留捻2分鐘

**方義：** 人中開竅醒神，膻中降氣寬胸，內關行氣解郁寬胸寧心，氣海補氣回陽，行間疏肝清熱降逆氣。

【八脈配八卦】
艮屬內關（母）通陰維，乾屬公孫（父）通沖脈。
二脈相合達心胸，益氣寬胸開醒竅。

【附：熱厥】
針刺水溝、少商、神門、湧泉。

天人

合一

## 古醫籍名家針灸方

《勉學堂針灸集成・厥逆》

中惡：百會三七壯，間使年壯，承漿七壯，心俞七壯，人中五十壯，隱白一壯，囊下十字紋三壯，神闕百壯，下三里七壯，最神。

《醫學入門》

尺厥百會一穴美，更針隱白效昭昭。

《百症賦》

厥寒厥熱湧泉清。

## 現代針灸經驗方

《中醫雜誌》1980.12　十二井穴、百會、水溝、湧泉、承漿、神闕、關元、四神聰。

《上海針灸雜誌》1987.6　神闕、關元，艾灸。

《浙江中醫雜誌》1989.3　太衝，指掐治氣厥。

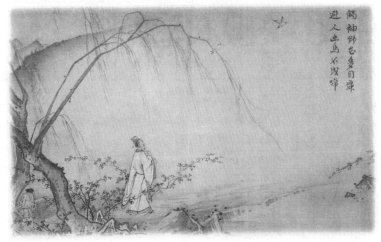

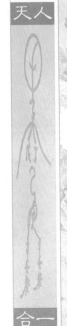

## 厥證（食厥、痰厥）

飲食過飽，突發昏厥，氣窒，腹脹滿，苔厚膩，脈滑實。

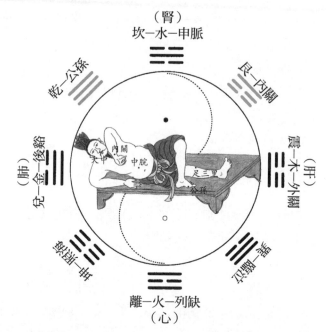

（腎）
坎─水─申脈

乾─公孫

艮─內關

（肺）
兌─金─後谿

震─木─外關
（肝）

巽─木─臨泣

離─火─列缺
（心）

### 綠色指‧針‧灸三聯法

承門經驗針灸方：

人　中：針1分、留捻1分鐘
中　脘：針5分、留捻2分鐘，
足三里：針3分、留捻2分鐘，
　　　　灸15分鐘邊灸邊按摩200下
內　關：針2分、留捻3分鐘
公　孫：針5分、留捻3分鐘

方義：人中開竅醒神，中脘疏導氣機、消積導滯，足三里和胃降逆導滯。

【八脈配八卦】
艮屬內關（母）通陰維，乾屬公孫（父）通沖脈。
二脈相合達心胃，補脾降逆神易醒。

【附：痰厥】
針中脘、豐隆、大敦，灸靈台。

## 古醫籍名家針灸方

《針灸大成》

寒厥刺太淵、液門。

《類經圖翼‧厥逆》

厥逆：人中（灸七壯，或針入至齒妙），膻中（二十一壯），百會（暴厥逆冷），氣海。

《扁鵲心書‧厥證》

治驗：一婦人產後發昏，二目滯澀，面上發麻，牙關緊急，兩手拘攣，——令灸中脘穴五十壯，即日而癒。

## 現代針灸經驗方

《浙江中醫雜誌》1985.11

食厥：商陽、十宣出血。

痰厥：人中、十宣（點刺出血）、內關、神門、豐隆。

《中醫雜誌》1987.10

食厥：神闕、隔鹽灸。

痰厥：天突、少商（點刺放血）。

《遼寧中醫雜誌》1988.12

三才穴（百會、璇璣、湧泉）、人中。

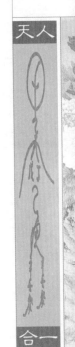

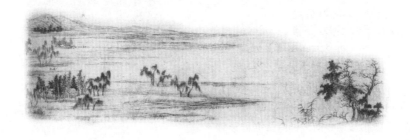

## 厥證（寒厥）

手足逆冷，身寒面蒼，指（趾）甲青紫，吐泄腹痛，脈沉遲細，舌苔淡白。

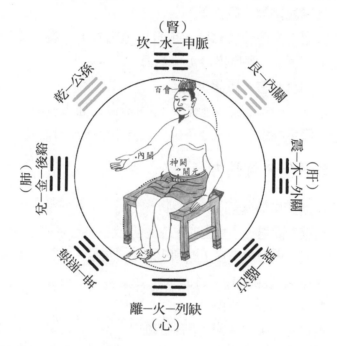

（腎）
坎—水—申脈

乾—公孫

艮—內關

震—木—外關
（肝）

兌—金—後谿
（肺）

巽—木—臨泣

坤—土—照海

離—火—列缺
（心）

### 綠色指・針・灸三聯法

承門經驗針灸方：

百　會：針2分、留捻2分鐘，灸30分鐘
神　闕：灸30分鐘
關　元：灸30分鐘
內　關：針3分、留捻2分鐘
公　孫：針5分、留捻2分鐘

方義：神闕益氣回陽，百會升陽舉陷，關元溫陽益氣，內關寬胸行氣醒神。

【八脈配八卦】
艮屬內關（母）通陰維，乾屬公孫（父）通沖脈。
二脈相合達心胃，補脾降逆神易醒。

## 古醫籍名家針灸方

《聖濟點錄·治中惡灸刺法》

屍厥者，灸厲兌（左右各一）穴。

《針經摘英集》

治屍厥刺任脈玉泉一穴，在臍下 4 寸，針入 3 分。次針足太陰經隱白二穴，針入三分，更兼兩脇下，熨之。

《得效方·卒厥屍厥》

灸法：頭上百會穴四十九壯，兼臍下氣海、丹田穴三百壯。覺身體溫暖即止。

## 現代針灸經驗方

《中醫雜誌》1987.10

寒厥：中脘、關元、氣海、腎俞、足三里，均隔薑灸。

《河南中醫》1982.2

天突、氣海。

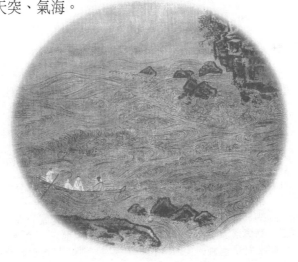

天人

合一

313

## 36. 癲　證

精神抑鬱，沉默癡呆，或笑或哭，語言顛倒，恍惚，時好時壞，經年不癒。

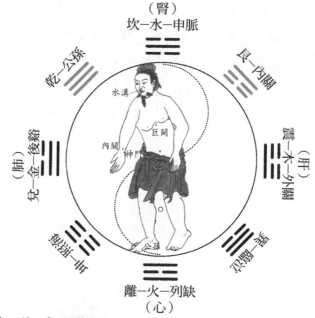

（腎）
坎－水－申脈

乾－公孫

艮－內關

兌－金－後谿
（肺）

震－木－外關
（肝）

坤－土－申

巽－木－臨泣

離－火－列缺
（心）

水溝
巨闕
內關
神門
公孫

### 綠色指·針·灸三聯法

承門經驗針灸方（方一、喜怒無常）：
水　溝：針2分、留捻2分鐘
巨　闕：針1寸、留捻2分鐘
神　門：針2分、留捻2分鐘
心　俞：針5分、留捻2分鐘，
　　　　灸30分鐘
內　關：針3分、留捻2分鐘
公　孫：針5分、留捻2分鐘
【附：方二、呆癡不靈】
針刺巨闕、神門，針灸心俞、少商、湧泉。
【附：方三、悲傷落淚】
針水溝、大陵，針灸百會。

**方義**：水溝醒神開竅，神門安神定志，巨闕、心俞俞募配穴養心氣、安心神，湧泉降氣醒神安志，百會升清陽、醒腦，少商醒神開竅、瀉火滌痰。

【八脈配八卦】
艮屬內關（母）通陰維，乾屬公孫（父）通沖脈。二脈相合達心胸，開竅醒神養心氣。

## 古醫籍名家針灸方

《景岳全書・癲狂癡呆》

灸法：間使（五壯），人中（小炷艾灸之），骨骶（二十壯）。

《補輯肘後方・治卒發癲狂病方》

灸陰莖上三壯，囊下縫二七壯。

灸兩乳頭三壯。

灸足大趾本聚毛中七壯，灸足小趾本節七壯。

《衛生寶鑒》

小兒癲癇瘛瘲，脊強互相引，灸長強穴三十壯，

小兒癲癇，驚風目眩，灸神庭穴七壯。

## 現代針灸經驗方

《針灸治療學》

癲證：神門、大陵、印堂、膻中、豐隆、三陰交。

《雲南中醫雜誌》1985.3

人中、少商、隱白、大陵、申脈（火針）、風府（溫針）、海泉（刺出血）。

《中醫藥學報》1987.2

主穴百會、神門、太衝、配穴膻中、期門。

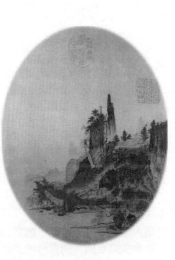

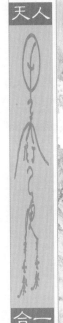

## 37. 狂　證

喜怒無常，喧擾打罵，狂躁不寧，妄行亂語，少臥不饑，脈多滑大。

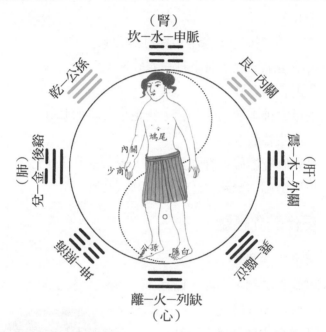

### 綠色指・針・灸三聯法

少　商：針2分、留捻3分鐘
隱　白：針2分、留捻3分鐘
肝　俞：針5分、留捻2分鐘
鳩　尾：針1寸5分、患者深吸氣，向下
　　　　45°慢速捻轉進針，快出針。
內　關：針3分、留捻2分鐘
公　孫：針5分、留捻2分鐘

方義：少商、隱白強刺激醒神開竅、瀉火滌痰，肝俞疏肝解鬱，鳩尾養心安神。

【八脈配八卦】
艮屬內關（母）通陰維，乾屬公孫（父）通沖脈。
二脈相合達心胸，開竅醒神養心氣。

## 古醫籍名家針灸方

《千金翼方》

癲狂二三十年者，灸天窗、次肩井、次風門、次肝俞、次腎俞、次手心主（大陵）、次曲池、次足五冊（委中）、次湧泉（各五百壯），日七壯。

《補輯肘後方》

給卒狂言鬼語方：針其足大拇趾爪下少許，即止。又方：灸天樞，百壯，亦主狂言恍惚。

《針經指南》

癇發癲狂兮，憑後谿而療理。

《針灸聚英·百證賦》

發狂奔走，上脘同起於神門。

## 現代針灸經驗方

《針灸治療學》

狂證：勞宮、人中、上脘、大鐘。

《雲南中醫雜誌》1983.4

風府、間使、四神聰、大陵。

《新中醫》1988.4

合谷（雀啄術）、少商、中衝、四縫（均點刺出血）。

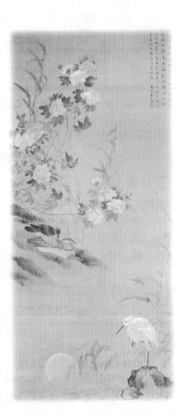

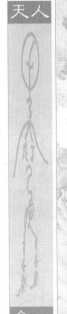

天人

合一

# 38. 癇 證

又名：「癲癇」或「羊癲瘋」發作時精神恍惚，甚則突然仆倒，不識人，口吐涎沫，雙目上視，四肢抽搐，或口中豬羊叫聲，過時甦醒。

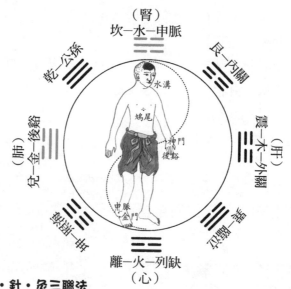

（腎）
坎一水一申脈

乾一公孫
兌一金一後谿
（肺）

艮一內關

震一木一外關
（肝）

巽一震一照海

離一火一列缺
（心）

水溝
鳩尾
神門
後谿
申脈
金門

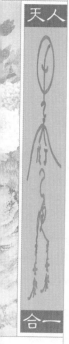
## 綠色指・針・灸三聯法

承門經驗針灸方：
腰　奇：針3分、留捻2分鐘，灸20分鐘
水　溝：針2分、留捻2分鐘
鳩　尾：針2寸（吸氣雙臂上舉時向下45°
　　　　進針）快速捻轉後出針
後　谿：針3分、留捻2分鐘
神　門：針2分、留捻2分鐘
申脈（金門）：針2分、留捻2分鐘（病重者酌情
　　　　　　　針灸心俞、肝俞、腎俞）。

**方義**：神門養心益智安神、熄風止痙，鳩尾降氣解鬱除癇，腰奇為治癇要穴，水溝醒神開竅。

【八脈配八卦】
兌屬後谿（夫）通督脈，坎屬申脈（妻）通陽蹻。
二脈相合達諸陽，潛陽熄風止痙癇。

## 古醫籍名家針灸方

《雜病治例・癇》

灸百會、鳩尾、上脘、神門。

《針灸大全》

鳩尾能治五般癇，若下湧泉人不死；

人中治癇功最高，十三鬼穴不須饒。

《古今醫統大全》

癇灸法：神庭、百會、囟會、長強、右左隨意會相宜，灸炷如麥大，灸三壯即瘥。

《醫學入門》

勞宮能治五般癇，更刺湧泉疾若逃，人中間使怯顛妖，上星亦好。

## 現代針灸經驗方

《中國針灸》1988.8

神道透腰陽關，神道透大椎，腰奇透腰陽關。

《中醫雜誌》1986.2

（1）大椎、風府、百會；

（2）長強、腰俞、命門；

（3）百會、長強；

（4）人中、齦交。

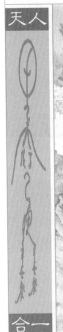

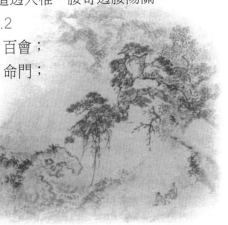

## 39. 痿　證

　　肢體筋脈弛緩，軟弱不能行，或腰腿膝不利，不能伸屈，或冷麻失知覺。日久肌肉萎縮（多見下肢）。現代醫學中多發性神經炎、肌營養不良症、重症肌無力、進行性肌萎縮，可參考治療。

天人

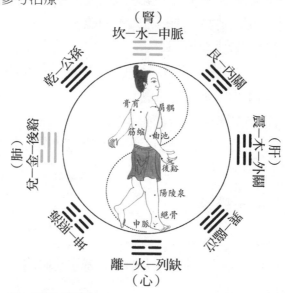

（腎）
坎—水—申脈

乾—公孫

艮—內關

兌—金—後谿
（肺）

震—木—外關
（肝）

巽—澤—申

坤—雷—商

離—火—列缺
（心）

髒肓　肩髃
筋縮　曲池
後谿
陽陵泉
絕骨
申脈

合一

**綠色指・針・灸三聯法**

承門經驗針灸方：
膏　肓：針3分、留捻2分鐘，灸20分鐘
肩　髃：針5分、留捻2分鐘，灸20分鐘
曲　池：針3分、向下傳導，灸20分鐘
筋　縮：針5分、留捻2分鐘，灸20分鐘
陽陵泉：針5分、向下傳導，灸20分鐘
絕　骨：灸20分鐘
後谿、申脈：針3分、留捻2分鐘
【八脈配八卦】
兌屬後谿（夫）通督脈，坎屬申脈（妻）通陽蹺。
二脈相合達諸陽，筋脈濡養步健行。

**方義**：肩髃、曲池針灸之使經脈氣血旺盛，臟腑得養，筋脈濡潤。筋縮灸之使筋脈得養，弛緩得收；筋會陽陵泉，髓會絕骨，使筋強骨堅。

## 古醫籍名家針灸方

《扁鵲心書》

久患傴僂不伸灸臍俞一百壯。

腰足不仁，行步少力，乃房勞損腎以致骨痿，急灸關元五百壯。

《針灸資生經·足麻》

是足之不能行，蓋腎有病也。當灸腎俞或一再灸而不效。宜灸環跳、風市、犢鼻、膝關、陽陵泉、陰陵泉、三里、絕骨等穴。

但按略酸即是受病處，灸無不效也。

《針灸玉龍經》

肩髃相對主痿留，壯數灸之宜推求。

《針灸聚英》

人中、曲池可治其痿證。

風痹痿厥如何治，大杼曲泉真是妙。

## 現代針灸經驗方

《新中醫》1983.6

上肢：肩髃、曲池、陽池、合谷；

上肢：環跳、陽陵泉、懸鐘、解谿。

《四川中醫》1987.5

懸鐘透三陰交，足三里、梁丘、環跳；

陽陵泉透陰陵泉，解

谿、伏兔、風市。

兩組交替使用。

# 40. 痺　證

　　由風、寒、濕等外邪侵襲人體、閉阻經絡所致。風盛疼痛遊走不定稱行痺，寒盛疼痛劇烈稱痛痺，濕盛疼痛有定處稱著痺。

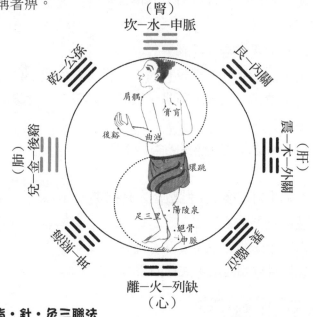

**綠色指・針・灸三聯法**

承門經驗針灸方：

膏　肓：灸20分鐘
肩　髃：針1寸、留捻2分鐘，灸20分鐘
曲　池：針5分、留捻2分鐘，灸20分鐘
環　跳：針5分、留捻2分鐘，灸15分鐘
足三里：針3分、留捻2分鐘，灸15分鐘
陽陵泉：針3分、留捻2分鐘
絕　骨：針3分、留捻1分鐘，灸10分鐘
後谿、申脈：針2分、留捻2分鐘
【八脈配八卦】
兌屬後谿（夫）通督脈，坎屬申脈（妻）通陽蹻。
二脈相合通諸陽，擅治肢節煩痛與不遂。

> **方義：**祛風除濕，溫經散寒，通經活絡，活血止痛。

## 古醫籍名家針灸方

《針灸聚英》

骨寒髓冷火未燒，靈道妙穴分明說。

《醫學綱目》

白虎歷節風痛：兩踝尖（在內外兩踝尖灸之）；渾身疼痛，往來上下無常：陽輔；如足跟不得履地：風池；如膝蓋腫起，曲池（1.5寸）、陽陵泉（1.5寸）。

《類經圖翼‧手足病》

五痹：曲池、外關、合谷、中渚。

《醫學入門‧雜病穴法》

冷風濕痹針環跳、陽陵、三里燒針尾。

《扁鵲心書‧痹症》

風寒濕氣合而為痹，走注疼痛，或臂腰足膝拘攣，兩肘牽急……於痛處灸五十壯自癒。

## 現代針灸經驗方

《中國針灸》1984.4

行痹：風門、風市；

痛痹：曲池、三陰交、內關；

著痹：血海、足三里。

上肢關節取肩三針、曲池、手三里、天井、外關、陽池、合谷、中渚、八邪等；腰脊柱取相應背俞穴如腎俞、大腸俞、次髎等。

《雲南中醫藥》1985.6　扶突，不留針。

《中醫雜誌》1987.9　天樞（雙）、陰交、水分。

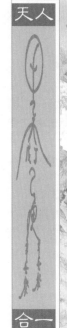

# 41. 面痛（三叉神經痛）

指面頰抽搐疼痛，多由風寒之邪襲於陽明經脈、血氣痹阻而致，可見眉棱骨痛、顴骨痛、下頜及舌、頰痛。

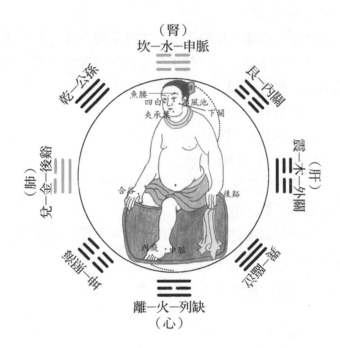

（腎）
坎－水－申脈

乾－公孫

艮－內關

兌（肺）－金－後谿

震（肝）－木－外關

巽－申－瑞端

坤－商丘

離－火－列缺
（心）

## 綠色指‧針‧灸三聯法

承門經驗針灸方：

風池（患）：針 5 分、留針 30 分鐘（瀉）

合谷、內庭（健）：針 3 分、留針 30 分鐘（瀉）

下關（患）：針 1.5 寸、留針 30 分鐘，灸 20 分鐘

魚腰（Ⅰ支痛）、四白（Ⅱ支痛）、夾承漿（Ⅲ支痛）；

針 2 分、閃電感禁捻，適當彈撥或電針 30 分鐘

後谿、申脈：針 3 分、留捻 2 分鐘

【八脈配八卦】

兌屬後谿（夫）通督脈，坎屬申脈（妻）通陽蹺。

二脈相合達諸陽，擅治額面與頭疾。

> 方義：祛風散寒，疏通陽明，活血止痛。

## 古醫籍名家針灸方

《醫學入門》

頭面耳目口鼻咽牙病，曲池、合谷為之主。二穴又治肩背肘膊疼痛及瘧疾。

《醫學綱目》

面赤頰熱，惡風寒，頷痛：攢竹、玉枕（灸三壯，妙）、巨髎（灸五壯）。

《針灸聚英》

頭面之疾針至陰。

## 現代針灸經驗方

《陝西中醫》1985.6

人迎。

《中醫雜誌》1990.12

聽宮、聽會、翳風。

《針灸學報》1989.5

顴髎，深刺放電感為佳。

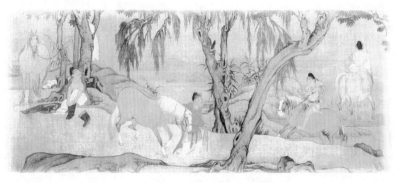

## 42. 面癱（面肌痙攣）

　　以口眼喎斜為主要表現。又稱「卒口僻」、「口眼喎斜」、「引口移頰」。多因榮衛不足，衛氣不固，加之風邪內侵，或感受寒邪，導致榮衛阻澀或寒濕阻絡，或氣虛血滯，脈絡失養所致。

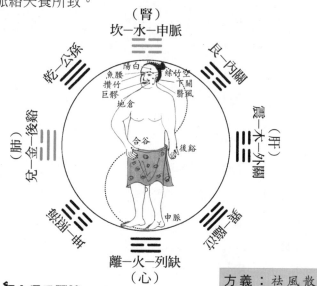

（腎）
坎－水－申脈

乾－公孫

艮－內關

兌－金－後谿
（肺）

震－木－外關
（肝）

巽－商陽

坤－三陰交

離－火－列缺
（心）

陽白　絲竹空
魚腰　　下關
攢竹　　翳風
巨髎
地倉
合谷
後谿
申脈

**方義：** 祛風散邪，活血通脈，養筋牽正。

**綠色指・針・灸三聯法**

承門經驗針灸方：
頰車對刺地倉：各針 5 分、留捻 2 分鐘，灸 15 分鐘
下關對刺巨髎：各針 8 分、留捻 2 分鐘，隔薑灸 20 分鐘
翳風（早期健，晚期患：針 5 分、提插瀉法），（患）隔薑灸 30 分鐘。
絲竹空、陽白透魚腰：各針 5 分，留捻 2 分鐘
合　谷：針 3 分、留間捻 30 分鐘
後谿、申脈：針 2 分、留捻 2 分鐘
【八脈配八卦】
兌屬後谿（夫）通督脈，坎屬申脈（妻）通陽蹻。
二脈相合達諸陽，擅治額面與頭疾。
【附：面肌痙攣】
敏感點皮膚別針，灸下關，針風池、翳風、合谷、太衝。

## 古醫籍名家針灸方

《勉學堂針灸集成》

口眼喎斜：合谷、地倉、承漿、大迎、足三里、間使灸三七壯。

偏風口喎：間使左取右，右取左，灸三七壯，立瘥神效。

《扁鵲心書》

賊風入耳，口眼喎斜，隨左右灸地倉穴五十壯，或二七壯。

《普濟本事方》

右於耳垂下麥粒大灸三壯。左引右灸，右引左灸。

《聖濟總錄》

風口歪，灸列缺二穴。患左灸右，患右灸左。

## 現代針灸經驗方

《遼寧中醫雜誌》1985.5

四白、陽白、地倉、人中、合谷、內庭，繆刺法。

《山東中醫雜誌》1986.5

地倉、太陽、天牖，針灸治療。

《內蒙古中醫藥》

內頰車，點刺出血。

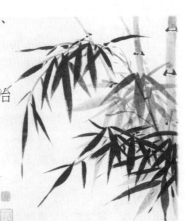

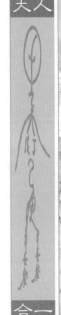

# 43. 頭痛（太陽經型）

痛在頭後部，下連頸項，多因風寒、風熱、風濕所致。

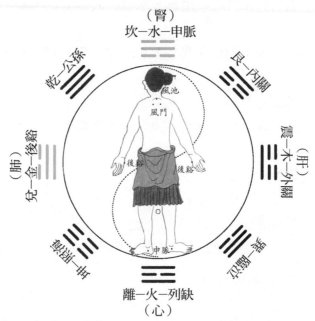

（腎）
坎－水－申脈

乾－公孫

艮－內關

兌－金－後谿
（肺）

震－木－外關
（肝）

巽－澤－申

坎－照海

離－火－列缺
（心）

**綠色指‧針‧灸三聯法**

承門經驗針灸方：
風　池：針3分、留捻2分鐘
風　門：針3分、留捻2分鐘，灸10分鐘
後　谿：針2分、留捻2分鐘
申　脈：針2分、留捻2分鐘

**方義：** 風門、風池解表散寒，疏風止痛，後谿通督脈屬太陽經，疏散太陽病邪。

【八脈配八卦】
兌屬後谿（夫）督脈，坎屬申脈（妻）通陽蹺。
二脈相合達頭頸，擅治頭痛及頸背痛。

【附：方二】
風池、天柱：各針5分、留捻2分鐘

## 古醫籍名家針灸方

《針經指南》

頭風頭痛刺申脈與金門。

絲竹療頭疼不忍，頭項痛，擬後谿必安然。

《醫學入門》

一切風寒暑濕邪，頭痛發熱外關起，頭風連項腫，或引肩者，針申脈金門手三里。

## 現代針灸經驗方

《中醫雜誌》1982.11

華佗夾脊 5、7、9、11、14，風池。

《上海針灸雜誌》1989.8

迎香，雀啄手法。

《四川中醫》1990.6

風池、絲竹空、率谷、金門。

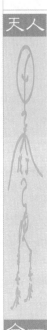

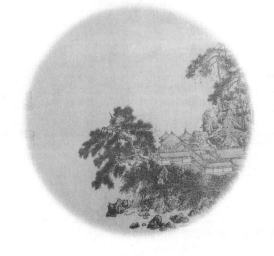

# 頭痛（陽明經型）

痛在前額及眉棱骨處。

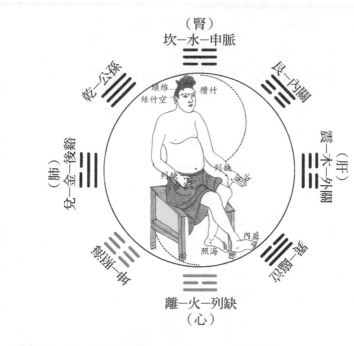

（腎）
坎─水─申脈

乾─公孫

艮─內關

兌─金─後谿
（肺）

震─木─外關
（肝）

頭維　攢竹
絲竹空

列缺　合谷
列缺　合谷

內庭
照海

巽─木─臨泣

坤─照海

離─火─列缺
（心）

天人
合一

## 綠色指・針・灸三聯法

承門經驗針灸方：
攢　竹：針1分、留捻1分鐘
絲竹空：針1分、留捻1分鐘
頭　維：針1分、留捻1分鐘
內　庭、合谷：針3分、留捻2分鐘
列　缺：針2分、留捻3分鐘
照　海：針3分、留捻3分鐘

**方義**：合谷解表散邪，頭維疏通陽明，攢竹、絲竹空疏散頭面風邪，內庭疏導陽明邪熱。

【八脈配八卦】
離屬列缺（主）通任脈，坤屬照海（客）通陰蹺。
二脈相合面額咽，擅治面赤咽乾與頭痛。

## 古醫籍名家針灸方

《針灸玉龍經》

中風後頭痛如破：百會（灸、次用三棱針四旁刺之出血），合谷（瀉）；

頭風偏痛不可忍，半邊口燥熱：合谷（瀉），解谿（左疼取右，右疼取左）；

頭風如破眉目間痛：陽白、解谿、合谷（並瀉）。

## 現代針灸經驗方

《中國針灸》1982.2

太陽、頭維、風池、太衝、合谷。

《浙江中醫雜誌》1983.4

太陽、魚腰、印堂，三棱針點刺放血。

《上海針灸雜誌》1989.8

迎香，雀啄手法。

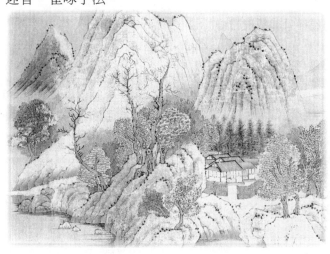

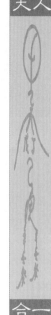

# 頭痛（厥陰經型、高血壓）

痛處多在巔頂部及目痛。

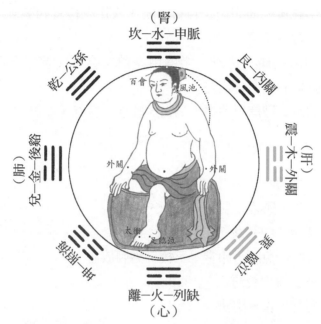

（腎）
坎—水—申脈

乾—公孫

艮—內關

兌（肺）金—後谿

震（肝）木—外關

巽—臨泣

離—火—列缺
（心）

百會　風池

外關　外關

太衝　足臨泣

## 綠色指·針·灸三聯法

承門經驗針灸方：

外　關：針2分、留捻2分鐘
太　衝：針3分、留捻5分鐘
百　會：針2分、留捻2分鐘，灸15分鐘
風　池：針2分、留捻2分鐘
足臨泣：針3分、留捻2分鐘

**方義：** 百會舉升清陽入腦，配風池袪風行血定痛；太衝疏肝解鬱降逆平陽，外關維繫陽脈，行氣通經活絡散陽邪。

【八脈配八卦】
震屬外關（女）通陽維，巽屬臨泣（男）通帶脈。
二脈相合通肝目，疏肝清熱鎮頭痛。

【附：高血壓】
（1）灸百會、針神門、大敦；
（2）太衝透湧泉（向足趾麻電感最佳）。

天人

合一

## 古醫籍名家針灸方

《針灸捷徑》

傷寒頭痛：解谿、風池、合谷，

傷寒頭項強：後谿、承漿（看虛實補瀉），

頭風頭痛及遍身體痛：腦空、百會、神庭、風池、合谷，

偏頭風痛：絲竹空、太陽、率谷、風池、太淵、申脈。

## 現代針灸經驗方

《上海針灸雜誌》1988.7

湧泉。

《江西中醫藥》1983.2

百會、上星、後谿、太衝。

《遼寧中醫雜誌》1983.3

厥陰頭痛主穴行間，配內關、足竅陰。

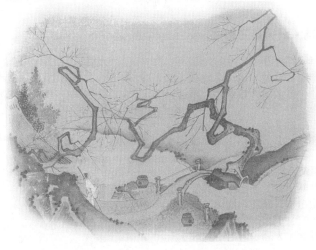

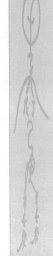

# 頭痛（少陽經型）

痛在頭之側，連及耳部。

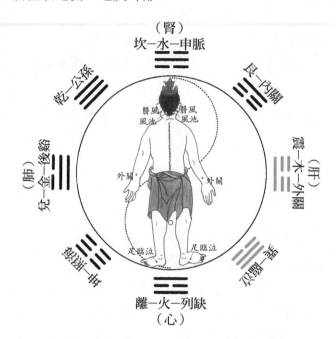

（腎）
坎—水—申脈

艮—內關

乾—公孫

兌—金—後谿
（肺）

翳風
風池

翳風
風池

外關

外關

足臨泣

足臨泣

震—木—外關
（肝）

坤—土—照海

巽—木—足臨泣

離—火—列缺
（心）

### 綠色指‧針‧灸三聯法

**承門經驗針灸方：**

風　池：針3分、留捻2分鐘，灸10分鐘
外　關：針2分、留捻2分鐘
翳　風：針2分、刺3~5下，灸10分鐘
足臨泣：針2分、留捻3分鐘
俠　谿：針2分、留捻2分鐘

> **方義：**風池、外關、翳風疏散風邪止痛，俠谿解瀉少陽邪熱，足臨泣行氣解鬱。

【八脈配八卦】
震屬外關（女）通陽維，巽屬臨泣（男）通帶脈。
二脈相合達耳頰頸，擅清頭風偏頭痛。
【附：方二】
針刺風池、太陽、合谷、列缺

## 古醫籍名家針灸方

《古今醫統大全·頭痛門》

灸法：神庭（灸三壯）、上星（灸三壯）、後頂、百會、風池（隨灸一處可癒）。

《針灸大全》

攢竹、絲竹主頭疼，偏正皆宜向此針。

更去大都徐瀉動，風池又刺三分深。曲池合谷先針瀉。

列缺頭痛及偏正，重瀉太淵無不應。

《針灸聚英》

頭風鼻淵，上星可用（針加灸），攢竹、頭維治目疼頭痛。

## 現代針灸經驗方

《江西中醫藥》1983.2

顳部痛：太陽透率谷，風池、外關、中渚。

《上海針灸雜誌》1989.3

翳風。

《遼寧中醫雜誌》1983.3

少陽頭痛：主穴絕骨，配穴風池、太陽。

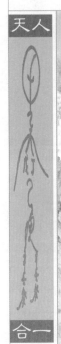

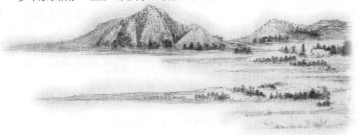

## 44. 癭氣、癭囊

　　與甲亢、甲狀腺囊腫相近，多由肝鬱痰濕，陰虛陽亢，癭結於頸前而成病。

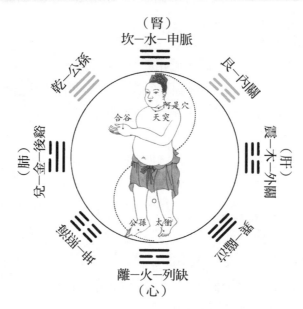

（腎）
坎－水－申脈

乾－公孫
艮－內關
兌－金－後谿
（肺）
震－木－外關
（肝）
阿是穴
合谷　天突
公孫　太衝
離－火－列缺
（心）

**天人**

**合一**

### 綠色指・針・灸三聯法

承門經驗針灸方：
阿是穴（病灶中心點雞爪刺法）：針3～5分，撚轉快速出針。
天　突：灸30分鐘
內　關：針5分、留撚2分鐘
合　谷：針3分、留撚2分鐘
太　衝：針3分、留撚2分鐘
公　孫：針3分、留撚2分鐘

**方義：**阿是穴疏通局部氣血、軟堅散結，消癭氣，合谷疏導陽明經氣，行氣活血散瘀，太衝清泄肝火、疏肝散鬱，天突疏泄局部壅滯，化瘀散結。

【八脈配八卦】
艮屬內關（母）通陰維，乾屬公孫（父）通沖脈。
二脈相合達咽頸，利咽散鬱痰結消。

## 古醫籍名家針灸方

### 《得效方·項癭》

灸法：治諸癭，灸天突穴三七壯，又灸肩。

髃左右相當宛宛處。又灸兩耳後髮際，共百壯。

### 《外台秘要方》

又灸癭法：灸耳後髮際陰骨間有一小穴，亦有動脈，準前灸，大效。

### 《神農針灸圖經》

治瘡癭氣方：灸百會一穴，百勞二穴，肩井二穴，曲池二穴。

## 現代針灸經驗方

### 《中國針灸》1988.8

氣癭穴（相當水突穴），內關、間使、足三里、三陰交，針灸治療甲亢、甲狀腺腫。

### 《新中醫》1987.3

天應穴（直刺入腺體 1/2 以上）配合谷、列缺，治療單純性甲狀腺腫。

### 《中國針灸》1982.2

（1）局部視結節大小在其周圍刺 4～8 分；

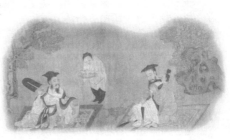

（2）天柱、大杼、內關、曲骨，治良性甲狀腺結節。

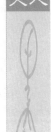

天人

合一

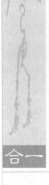

## 45. 頸　痛

　　指頸部活動不適或疼痛，又稱頸筋急，其疼痛可以突然發作，也可以緩慢發痛。疼痛可牽連肩背或引發肢體麻木。多因正氣虛或風寒濕邪留滯於經脈、筋肉關節，導致氣血瘀滯而發病。

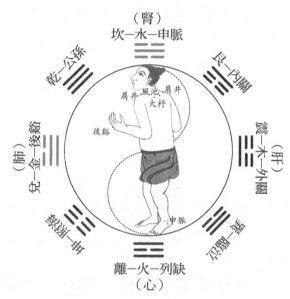

### 綠色指・針・灸三聯法

承門經驗針灸方：
大　杼：針3分、留捻2分鐘，灸20分鐘
肩　井：針3分、留捻2分鐘
風　池：針3分、留捻2分鐘
後　谿：針3分、留捻2分鐘
申　脈：針2分、留捻2分鐘

方義：骨會大杼配肩井、風池舒筋活絡，祛風除濕，溫經散寒，後谿通頭頸諸陽脈絡、散瘀邪消痹痛。

【八脈配八卦】
兌屬後谿（夫）通督脈，坎屬申脈（妻）通陽蹺。
二脈相合通諸陽，祛瘀散邪痛自消。

## 古醫籍名家針灸方

《針灸大全》

頭項拘急，引肩背痛：公孫、承漿、百會、肩井、中渚。

《醫學綱目》

頸項痛：後谿、承漿、風府。

《千金要方》

少澤、前谷、後谿、陽谷、完骨、崑崙、少海、攢竹，主項強急痛，不可以顧。

《針灸玉龍經》

項強：天井及天柱。

巨骨更取穴譩譆，肩背痛兼灸天柱。

肩井曲池軀背痛，風傷項急風府尋。

## 現代針灸經驗方

《河北中醫》1990.12

支溝。

《中國針灸》1981.4

風池、天柱、肩中俞、外關、後谿，針刺加火罐。

《中國針灸》1984.4

懸鐘。

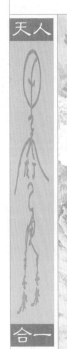

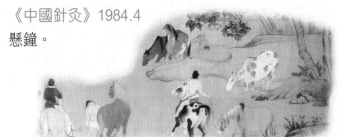

## 46. 落　枕

　　以一側或兩側頸項疼痛劇烈、活動受限，頭向患側歪斜。其疼痛多是晨醒後突然出現。可牽連肩及背部。多因頸部筋肉扭傷或頸部關節紊亂及感受外邪所致氣血凝滯，筋絡痹阻而出現局部疼痛，活動受限。

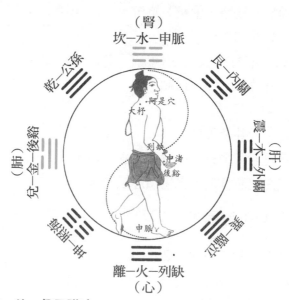

（腎）
坎—水—申脈

乾—公孫

艮—內關

兌—金—後谿
（肺）

震—木—外關
（肝）

巽—木—臨泣

坤—土—照海

離—火—列缺
（心）

大杼
阿是穴
列缺
中渚
後谿
申脈

### 綠色指・針・灸三聯法

承門經驗針灸方：
大　杼：針5分、留捻2分鐘，灸20分鐘
阿是穴：針5分、留捻2分鐘，灸20分鐘
後　谿：針3分、留捻2分鐘
中渚或列缺：針3分、留捻2分鐘
申　脈：針2分、留捻2分鐘

> 方義：大杼、阿是穴疏通局部氣血，溫經通絡，舒筋止痛，後谿通於督脈，善治頸痛，列缺治落枕效穴。

【八脈配八卦】
兌屬後谿（夫）通督脈，坎屬申脈（妻）通陽蹺。
二脈相合通諸陽，祛瘀散邪痛自消。

## 古醫籍名家針灸方

《針灸集成》

腰脛項強不能舒：風府、風池、人中。

《醫學綱目》

肩背胛痛：崑崙、懸鐘、肩井。

《針灸大全》

頭項尋列缺。

《勉學堂針灸集成》

項強：風門、肩井、風池、崑崙、天柱、風府、絕骨詳其經絡之，兼針阿是穴，隨針之，法詳在於手臂酸痛之部能行則無不神效。

## 現代針灸經驗方

《針灸治療學》

落枕穴，壓痛點、後谿、懸鐘。

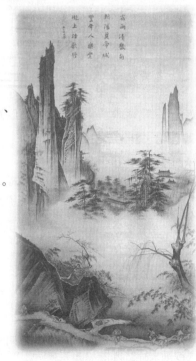

《新中醫》1983.7

內關透外關，指掐透穴。

《中國針灸》1984.4

後谿。

《江西中醫藥》1987.1

中渚。

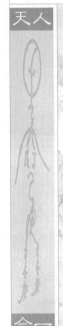

## 47. 肩凝症（附：網球肘）

　　現代醫學稱肩凝症為肩周炎，多因素體虛弱、外感風寒濕邪，或外傷所致。

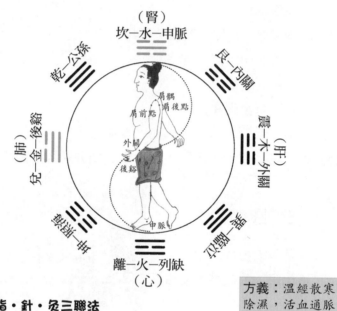

（腎）
坎─水─申脈

乾─公孫

艮─內關

兌─金─後谿
（肺）

震─木─外關
（肝）

巽─膽─臨泣

坤─脾─臨泣

離─火─列缺
（心）

肩髃　肩後點
肩前點
外關
後谿
申脈

**方義：** 溫經散寒除濕，活血通脈止痛。

**綠色指‧針‧灸三聯法**

承門經驗針灸方：

肩　髃：針 1 寸（針感下傳），留捻 2 分鐘，灸 30 分鐘
肩前、肩後痛點：針 1 寸、留捻 2 分鐘，灸 30 分鐘
外　關：針 2 分、留捻 2 分鐘
申　脈：針 2 分、留捻 2 分鐘
後　谿：針 2 分、留捻 2 分鐘

【八脈配八卦】
兌屬後谿（夫）通督脈，坎屬申脈（妻）通陽蹻。
二脈相合通諸陽，祛瘀散邪痛自消。
【附：網球肘】
商陽：點刺出血；阿是穴：針雞爪刺法，艾灸之。
（或細火針點刺 2～3 針直達病灶）

## 古醫籍名家針灸方

《針灸玉龍經》

肩端紅腫痛難，刺足少陽經肩井穴。肩髃穴中針遍，頓然神效保安康。雙手拘攣筋骨痛，舉動艱難疾可憎。若是曲池針瀉動，更醫尺澤便堪行。

《針灸逢源》

臂痛少澤與外關，肩髃合谷曲池間，握物拘攣曲澤當，中渚腕骨少海兼。

《醫學綱目》

肩不可動，臂不可舉：肩髃（2.5寸），

巨骨（5分），清冷淵（1寸），關衝（5分）。

## 現代針灸經驗方

《上海針灸雜誌》1983.5

病在陽明經：巨骨、肩髃配曲池、合谷；

病在太陽經：天宗、臑俞配養老、後谿；

病在少陽經：肩井、肩髃配外關。

《針灸學報》1989.5

肩髃透極泉，先瀉後補，針灸並用。

《吉林中醫藥》1989.2

陽陵泉下穴（穴下2公分）

《陝西中醫》1986.7

條口透承山，巨刺法。

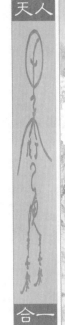

## 48. 肩臂痛（附：彈響指）

　　整個上肢，即腕以上部位發生疼痛的症狀，屬於「痹證」範疇。由外邪侵襲於手三陽經，經氣閉阻而引起。

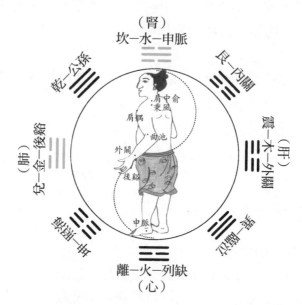

（腎）
坎－水－申脈

艮－內關

乾－公孫

兌－金－後谿
（肺）

震－木－外關
（肝）

巽－□□－□□

坤－□□－申

離－火－列缺
（心）

**綠色指‧針‧灸三聯法**

承門經驗針灸方：

肩中俞：針 2 分、留捻 2 分鐘
秉　風：針 2 分、留捻 2 分鐘
肩　髃：針 1 寸、針感下傳出針，灸 30 分鐘
曲　池：針 3 分、針感下傳出針，灸 30 分鐘
外　關：針 2 分、留捻 2 分鐘
後谿、申脈：針 3 分、留捻 2 分鐘

**方義：** 肩中俞、秉風為治療肩胛部疼痛之效穴，肩髃、曲池有祛風通絡之功，外關通陽維，配後谿、申脈共達舒筋脈散瘀邪，止痹痛之功效。

【八脈配八卦】
兌屬後谿（夫）通督脈，坎屬申脈（妻）通陽蹺。
二脈相合通諸陽，祛瘀散邪痛自消。

【附：彈響指】
少商點刺出血，阿是穴針雞爪刺法，艾灸之。

## 古醫籍名家針灸方

《千金巽方》

臂重不舉，灸肩井，隨年壯，可至百壯，針入 5 分補之。又灸尺澤三十壯，針入 3 分補之。

《針經摘英集》

治臂腰疼痛不可忍，刺足少陽經肩井穴，手陽明經肩髃穴，次曲池穴，得氣先瀉後補之，灸亦大良，可灸三壯。

《針灸玉龍經》

肩臂風連背亦痛，用針胛縫妙通靈。五樞本治腰疼痛，入穴分明疾頓輕。臂細無力轉動難，筋寒骨痛夜無眠。曲澤一針依補瀉，更將通里保平安。

## 現代針灸經驗方

《上海針灸雜誌》1987.6

太淵、列缺、合谷、偏歷。

《中國針灸》1983.3

夾脊穴，電針治療。

《中國針灸》1983.3

扶突（閃電穴），治療臂痛。

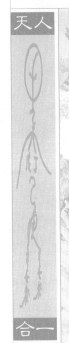

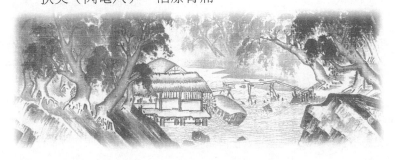

## 古醫籍名家針灸方

《針經摘英集》

治腰背俱痛不可忍，刺風池二穴，次針合谷二穴，次崑崙二穴，針入 5 分。凡痛勿便攻之，先以正痛處針之，穴名天應穴，針名決痛針，針訖，以手重按，捻之，而隨經刺穴而癒，謂痛捻之發散，榮衛流行，刺之速癒也。

治腎虛腰痛久不已，刺肩井二穴，次針腎俞二穴，治腰脊內引痛不得屈伸，近上痛者刺合谷二穴，近下痛者，刺崑崙二穴，次刺復溜二穴。

《類經圖翼》

腰背重痛難行：章門、腰俞、委中刺血出，崑崙七壯。

## 現代針灸經驗方

《中醫雜誌》1988.10

天柱、崑崙。

《上海針灸雜誌》1989.8

神闕，隔薑灸。

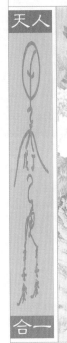

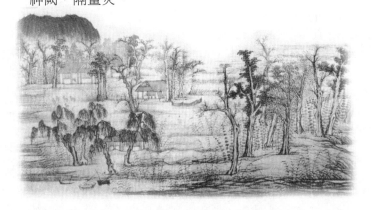

## 50. 腰痛（腎炎）

　　中醫多以寒濕、濕熱、腎虧、血瘀為主分型，現代醫學腰肌勞損，腰椎骨質增生，腰椎間盤突出，腰部軟組織損傷，脊柱炎等參考治療。

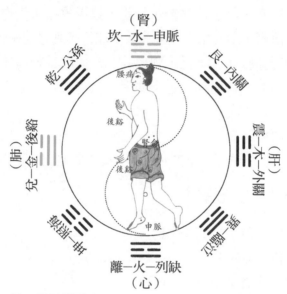

**綠色指・針・灸三聯法**

承門經驗針灸方：
腰痛穴：針 5 分、留捻 3 分鐘
局部俞穴：針 8 分、留捻 3 分鐘，灸 20 分鐘
後　谿：針 3 分、留捻 2 分鐘
申　脈：針 3 分、留捻 2 分鐘

【八脈配八卦】
兌屬後谿（夫）通督脈，坎屬申脈（妻）通陽蹺。
二脈相合貫腰脊，疏經通絡化瘀痛。
【附：腎炎】
臍上下、左右各 1 寸共四穴：各灸 30 分鐘
腎俞：針 5 分、留捻 2 分鐘，灸 30 分鐘

**方義：** 腰痛穴（在神庭和印堂中點）疏導督脈經氣，祛風散寒止痛，局部俞穴疏導局部氣血，針灸之溫經散寒祛瘀邪，後谿通督脈，善治腰疾。

## 古醫籍名家針灸方

《千金要方》

腰痛，灸腳跟上橫紋中白肉際十壯良，又灸足巨陽七壯，巨陽在外踝下。

又灸腰眼穴七壯。

《衛生寶鑒·灸腰痛法》

腎俞穴、中膂穴二穴，腰俞一穴各灸五壯。

《針灸玉龍經》

腎虛腰痛最難當，起坐艱難步失常；
腎俞穴中針一下，多加艾火灸無妨；

脊膂強痛瀉人中，挫閃腰痛亦可針；
委中亦是腰痛穴，任君取用兩相通。

《醫方類聚》

腰痛針承山，得氣瀉之立癒，或連胯痛於風市，足三里兼瀉之。

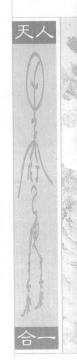

## 現代針灸經驗方

《黑龍江中醫藥》1981.3

急性腰痛：人中、養老、百勞、跟上穴、齦交異點。

慢性腰痛：腎俞、關元、次髎、殷門、委中、太谿、三陰交。

《中國針灸》1982.2　攢竹。

《浙江中醫雜誌》1987.9

腰脊正中痛：人中。腰脊兩側痛：委中、至陰。

均刺血療法。

天人
合一

# 51. 腰腿痛（坐骨神經痛）

指以腰部和腿部疼痛為主要症狀的病證。

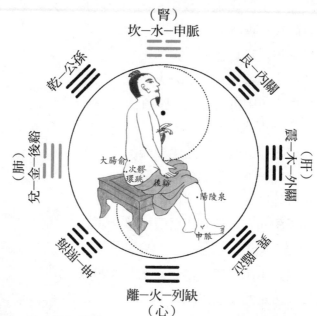

（腎）
坎—水—申脈

乾—公孫

艮—內關

兌—金—後谿
（肺）

震—木—外關
（肝）

大腸俞
次髎
環跳
後谿
陽陵泉
申脈

巽—土—臨泣

離—火—列缺
（心）

**綠色指・針・灸三聯法**

承門經驗針灸方：

大腸俞：針1寸、留捻2分鐘，灸20分鐘
次　髎：針1寸、提插瀉法，使麻電感。
環　跳：針2.5寸、提插瀉法，使麻電感放散至足。
陽陵泉：針1寸、留捻2分鐘，灸20分鐘
後　谿：針2分、留捻2分鐘
申　脈：針3分、留捻2分鐘

**方義：** 疏通經脈，活血祛瘀，祛風散寒，溫經止痛。

【八脈配八卦】
兌屬後谿（夫）通督脈，坎屬申脈（妻）通陽蹻。
二脈相合達諸陽，祛瘀通經止痺痛。
【附：坐骨神經痛】
針八髎、環跳、丘墟，灸崑崙下2寸。

## 古醫籍名家針灸方

《針灸玉龍經》
腿行步難：髋骨（痛瀉之、拘攣補之）；
腰股癱瘓痛，內痛針血海，外疼針風市；
腳步難行：曲池、承山，痛則針太衝；
腳背紅腫，痛入風：委中。
《針灸玉龍經‧玉龍歌》
環跳為能治腿風，居髎二穴亦相同。
更有委中出毒血，會君行步顯奇功。
《針灸逢源》
腿疼環跳及委中，臨泣陽陵泉可通，
最好大鐘並京骨，支溝陽輔病堪攻。

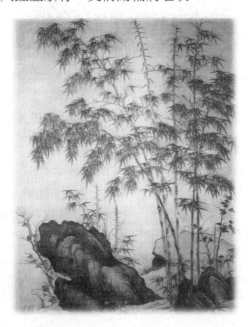

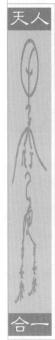

## 52. 腿膝腫痛

### （滑膜炎、滑囊炎、風濕性關節炎）

多由風寒濕邪侵入，勞損過度所致。

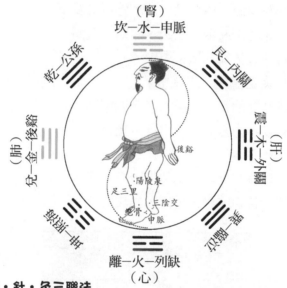

（腎）
坎—水—申脈

乾—公孫　　　　艮—內關

兌—金—後谿　　　　　　震—木—外關（肝）

（肺）　　　後谿

坤—地—臨泣　　　　巽—風—臨泣

後谿

陽陵泉
足三里・三陰交
絕骨・申脈

離—火—列缺
（心）

**綠色指・針・灸三聯法**

承門經驗針灸方：

足三里：針5分、留捻2分鐘，灸20分鐘
陽陵泉：針5分、留捻2分鐘，灸20分鐘
絕　骨：針5分、留捻2分鐘，灸10分鐘
三陰交：針3分、留捻2分鐘，灸15分鐘
後　谿：針3分、留捻2分鐘
申　脈：針2分、留捻2分鐘

**【八脈配八卦】**
兌屬後谿（夫）通督脈，坎屬申脈（妻）通陽蹻。二脈相合通諸陽，祛瘀散邪痛自消。

**【附1：膝關節滑膜炎】**
細火針（內外膝眼深速刺入2～3針，消毒敷蓋）。

> **方義**：祛風除濕，溫經活絡，行血止痛。

**【附2：滑囊炎】**
中火針（速刺1～2針，擠出黃水，消毒敷蓋）。

**【附3：風濕性關節炎】**
針刺滑肉門、外陵、小腸俞深2寸留針；關節周圍陽經阿是穴點刺出血。

## 古醫籍名家針灸方

### 《針灸捷徑》

兩腳膝腫痛：髕骨、膝眼、膝關、委中、陰陵泉、陽陵泉、足三里、行間。

腿腳紅腫痛：風市、三陰交、足三里、下巨虛、陽陵泉、崑崙。

### 《針灸大全》

最是陽陵泉一穴，膝間疼痛用針燒。委中腰痛腳攣急，取得其經血自調。腳疼膝腫針三里，懸鐘二陵三陰交。更向太衝須引氣，指頭麻木自輕飄。轉筋目眩針魚腹，承山崑崙立便消。

## 現代針灸經驗方

### 《針灸學報》1990.6

主穴取阿是穴，火針多刺（五針左右），使黃色黏稠液體流盡後加壓包紮；配穴取腰一至五夾脊、足三里、陽陵泉，治療鶴膝風。

### 《雲南中醫雜誌》1988.9

主穴陽陵泉、陰陵泉、委中。熱痹加合谷，風寒濕痹加關元、足三里。

### 《廣西中醫藥》1989.12

痛在膝蓋處取曲池、肘髎；痛在膝內側取曲澤、尺澤；痛在膝彎處取小海。治療風濕性膝關節炎。

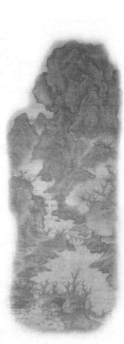

## 53. 足跟痛

多由內傷或外感寒濕而發病,肝腎虧損或氣血兩虛而致筋骨失去氣血濡養而引起虛性疼痛;寒濕之邪侵襲,使氣血凝滯,脈絡閉阻不通而致麻木疼痛。

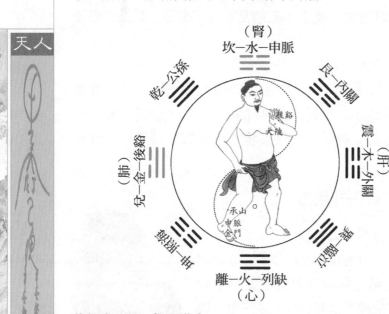

**綠色指‧針‧灸三聯法**

承門經驗針灸方:
承山:針5分、留捻2分鐘
大陵:針2分、留捻2分鐘
後谿:針2分、留捻2分鐘
申脈(金門):針3分、留捻2分鐘

**方義:**溫經散寒,活血止痛。

【八脈配八卦】
兌屬後谿(夫)通督脈,坎屬申脈(妻)通陽蹻。
二脈相合通諸陽,祛瘀散邪痛自消。
【附:方二】
針風池、內庭,崑崙透照海,灸崑崙。

## 古醫籍名家針灸方

《醫學入門》

腳盤痛者瀉內庭，腳跟痛者瀉僕參。

《針灸資生經》

足踝下痛者，宜灸申脈、照海、丘墟、公孫、京骨、太衝、足臨泣等穴，其疼痛處可灸之方效。

## 現代針灸經驗方

《上海針灸雜誌》

天柱、後谿、大陵，治足跟痛。

《河南中醫》1990.10

肩奇穴（肩峰內開 2 寸，鎖骨後緣處的鎖骨喙突粗隆處）。

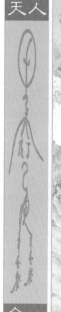

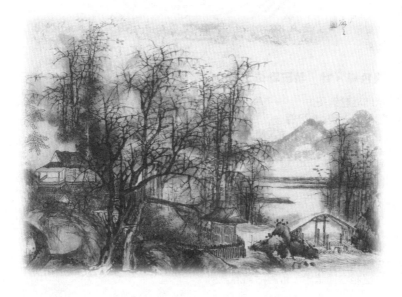

## 54. 腳氣（濕腳氣）

兩足漸腫，軟弱無力，不便行走，心悸氣促，甚則足跗至膝浮腫特大，破之流水，酸重難動，脈濡數。

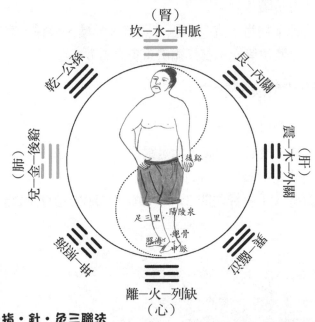

（腎）
坎－水－申脈

乾－公孫

艮－內關

兌－金－後谿
（肺）

震－木－外關
（肝）

後谿

足三里・陽陵泉

照海・絕骨・申脈

巽－臨泣

離－火－列缺
（心）

**綠色指・針・灸三聯法**

承門經驗針灸方：

陽陵泉：灸 20 分鐘
足三里：針 3 分、向下傳導為度，灸 60 分鐘
絕　骨：灸 20 分鐘
照　海：針 3 分、留捻 2 分鐘
後　谿：針 3 分、留捻 2 分鐘
申　脈：針 3 分、留捻 2 分鐘
若觸之熱甚，皆改為針（不灸）。

**方義**：傷於濕者，下先受之。濕滯經絡，取足三里、三陰交，以瀉陽明、太陰之濕，取筋會陽陵泉、髓會絕骨，以強筋骨而健步，申脈、照海清足部濕邪。

【八脈配八卦】
兌屬後谿（夫）通督脈，坎屬申脈（妻）通陽蹺。
二脈相合通諸陽，行經活絡消濕痹。

## 古醫籍名家針灸方

### 《針灸資生經》

若始覺腳氣，速灸風市、足三里各一二百壯，以瀉風濕毒氣，若覺悶熱者，不得灸。

### 《扁鵲心書》

腳氣少力，或頑麻疼痛，灸湧泉穴五十壯。

### 《針灸聚英》

腳氣連延，裏絕三交（足三里、絕骨、三陰交）

### 《類經圖翼・手足病》

腳氣：肩井、足三里、陽陵泉、陽輔、崑崙、照海、太衝。

### 《勉學堂針灸集成》

腳氣：中脘針、三陰交，灸針後勿為飽食，經七日更針，神效。又方腹下股間必有結核以針貫刺，灸針孔三七壯，立效。

## 現代針灸經驗方

### 《針灸治療學》

濕腳氣：足三里、三陰交、陰陵泉、八風。

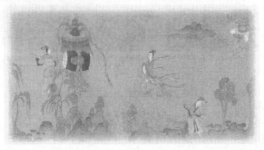

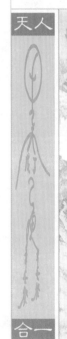

天人

合一

## 【腳氣（乾腳氣）】

兩腳不腫，腳脛日漸枯瘦，皮燥，兩腳酸軟，脈細數，舌紅。

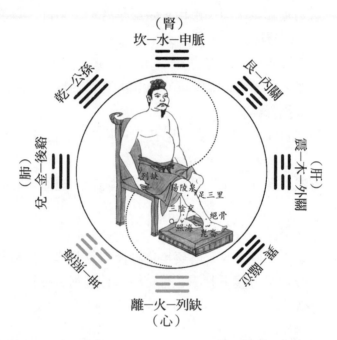

（腎）
坎－水－申脈

乾－公孫

艮－內關

兌－金－後谿
（肺）

震－木－外關
（肝）

列缺
陽陵泉　足三里
三陰交　絕骨
照海　崑崙

巽－臨泣－申

坤－臨泣

離－火－列缺
（心）

### 綠色指・針・灸三聯法

承門經驗針灸方：
陽陵泉：針3分、留捻2分鐘
絕　骨：針4分、留捻2分鐘
崑　崙：針2分、留捻2分鐘
足三里：針2分、留捻2分鐘
照　海：針2分、留捻2分鐘
三陰交：針3分、留捻2分鐘
列　缺：針1分、留捻1分鐘

**方義：**列缺、照海清熱利濕，絕骨、三陰交補脾益精髓、筋骨得養，崑崙可通脈健步，足三里疏通氣血。

### 【八脈配八卦】

坤屬照海（客）通陰維，離屬列缺（主）通任脈。
二脈相合達陰絡，滋陰瀉熱祛病疾。

天人

合一

## 古醫籍名家針灸方

《針灸大成》

乾腳氣，膝頭並內踝及五趾疼痛，先取照海，次取膝關、崑崙、絕骨、委中、陽陵泉、三陰交。

《針灸玉龍經》

寒濕腳氣痛難煞，先針三里及陰交；更兼一穴為奇妙，絕骨才針腫便消。

《雜病治例・腳氣》

針公孫、衝陽，灸三里。

《針灸大全》

陰蹻陽蹻兩踝邊，腳氣四穴先尋取；陰陽陵泉亦主之，陰蹻陽蹻與三里；

諸穴一般治腳氣，在腰玄機宜正取。

## 現代針灸經驗方

《針灸治療學》

乾腳氣：解谿、陰市、復溜、血海、照海、懸鐘；

腳氣沖心：尺澤、膻中、勞宮、神門、足三里、湧泉。

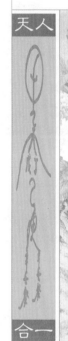

天人

合一

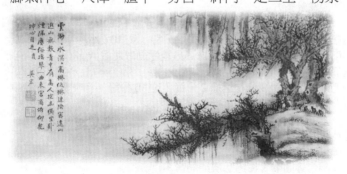

# 55. 腦中風後遺症（一）

中風後吞咽困難，失語。

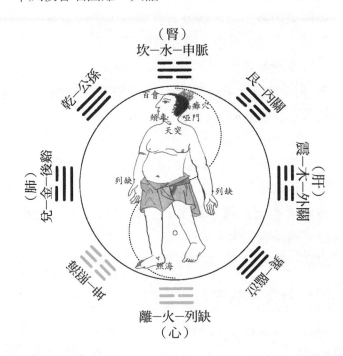

（腎）
坎—水—申脈

乾—公孫

艮—內關

震—木—外關
（肝）

兌—金—後谿
（肺）

巽—風池—臨泣

坤—脾—照海

離—火—列缺
（心）

百會　偏癱穴
頰車　啞門
天突
列缺　　列缺
照海

## 綠色指・針・灸三聯法

承門經驗針灸方：
百　會：針2分、留捻2分鐘，灸15分鐘
偏癱穴（健側）：針2分、留捻2分鐘，灸10分鐘
頰車（健側）：針2分、留捻2分鐘舌面散刺金津、
玉液、海泉點刺
啞門、天突：針3分、留捻2分鐘，灸10分鐘
照海、列缺：針2分、留捻2分鐘

方義：啞門、天突利舌咽，舌面散刺，金津、玉液、海泉點刺改善舌肌麻痹或痙攣。

## 【八脈配八卦】
離屬列缺（主）通任脈，坤屬照海（客）屬陰維。
二脈相合達咽喉，擅治咽痹能開音。

天人

合一

## 古醫籍名家針灸方

《類經圖翼》

口噤不開：頰車、承漿、合谷。

《醫學綱目》

口噤不開，唇吻不收，瘖不能言：百會、人中。

《千金要方》

若不能語，灸第三椎上百壯。

《扁鵲心書》

中風、半身不遂，語言謇澀，乃腎氣虛損也，灸關元
五百壯。

## 現代針灸經驗方

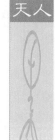

《針灸學報》1990.6

風府、啞門。

《吉林中醫藥》1990.2

湧泉。

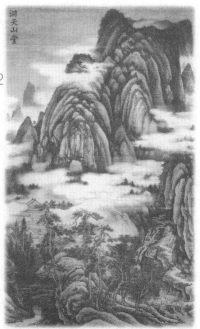

洞天山堂

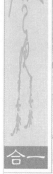

# 腦中風後遺症（二）

上下肢癱瘓，運用不靈活。

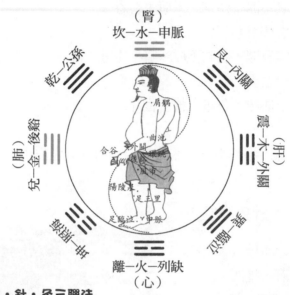

（腎）
坎－水－申脈

乾－公孫

艮－內關

震－木－外關（肝）

兌（肺）－金－後谿

肩髃
曲池
合谷 外關 環跳
風市
陽陵泉
足三里
足臨泣 申脈

巽－木－臨泣

坤－土－照海

離－火－列缺
（心）

## 綠色指・針・灸三聯法

**承門經驗針灸方：**
上、下肢（先針健側，後針患側加灸）
肩　髃：針1寸、留捻2分鐘，灸60分鐘
合谷、曲池：針3寸、留捻2分鐘，灸60分鐘
環　跳：針1寸、留捻2分鐘，灸60分鐘
風市、陽陵泉：針5分、留捻2分鐘
足三里：針5寸、留捻2分鐘，灸60分鐘
外關、足臨泣，申脈、後谿：各針3分、留捻2分鐘
十二井穴：點刺出針

【八脈配八卦】
兌屬後谿（夫）通督脈，坎屬申脈（妻）通陽蹻。
二脈相合達諸陽，擅治手足不遂不能用。
震屬外關（女）通陽維，巽屬臨泣（男）通帶脈。
二脈相合走筋經，擅治手足不舉筋無力。

> **方義：** 疏調經脈，行氣活血，使正氣旺盛，肢體自用。

## 古醫籍名家針灸方

《衛生寶鑒》

中風針法：半身不遂

手太陰：列缺、偏風、半身不遂。天府，卒中惡鬼疰，不得安臥。

手陽明：肩髃、曲池、偏風，半身不遂。

足陽明：大巨，偏枯，四肢不舉。衝陽，偏風，口眼歪斜，足緩不收。

手太陽：腕骨，偏枯狂傷。

足太陽：輔陽，風痹不仁，四肢不舉。

足少陰：照海，大風偏枯，半身不遂，善悲不樂。

足少陽：陽陵泉，半身不遂。環跳，風眩，偏風半身不遂。

## 現代針灸經驗方

《山東中醫雜誌》1987.6

天窗、百會、艾灸。

《中國針灸》1984.4

百會透曲鬢。

《上海針灸雜誌》1988.7

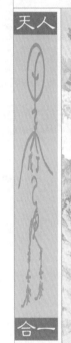

①肩髃→臂臑，肩髃→臑會，曲池→少海，四瀆→臂中，梁丘→伏兔，血海→箕門，足三里→下巨虛，太谿→崑崙。

②頸臂、曲池→外關，合谷→後谿，環跳、殷門、承山→承筋，陰陵泉→陽陵泉，三陰交→絕骨。隔日交替使用，長針透穴治療。

# 56. 重症肌無力（一）

咀嚼無力主症。

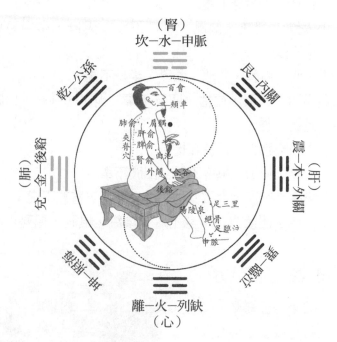

（腎）
坎─水─申脈

乾─公孫

艮─內關

兌─金─後谿
（肺）

震─木─外關
（肝）

離─火─列缺
（心）

## 綠色指・針・灸三聯法

承門經驗針灸方：

百　會：針2分、留捻2分鐘，灸15分鐘
神　闕：灸60分（隔鹽）
頰　車：針3分、留捻2分鐘，灸20分鐘
合　谷：針3分、留捻2分鐘
後谿、申脈：各針3分、留捻2分鐘

> **方義：**百會升陽益氣，神闕補氣益陽，合谷、頰車疏通面部氣血，增加肌力。

【八脈配八卦】
兌屬後谿（夫）通督脈，坎屬申脈（妻）通陽蹻。
二脈相合通諸陽，脈通氣血盈肌亦壯。
【附：呼吸困難】
針灸膻中、氣海，針刺內關、公孫。

## 現代針灸經驗方

《實用針灸內科學》

中氣不足：氣海、百會、足三里、三陰交、腎俞、公孫。治則補中益氣，佐以補腎。

胃陰不足：胃俞、中脘、脾俞、太谿、照海、足三里、三陰交。治則益胃養陰。

肝腎虧損，氣血兩虛：腎俞、脾俞、胃俞、肝俞、太谿、三陰交、足三里、陽陵泉、絕骨。治則滋腎養肝，益氣養血。

水針療法：足三里、陰陵泉、三陰交、曲池、手三里。

藥物選擇：維生素 $B_1$、維生素 $B_6$、維生素 $B_{12}$，胎盤注射液等。

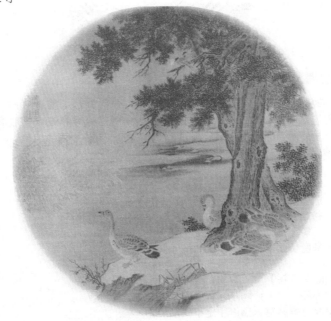

## 重症肌無力（二）

　　四肢痿軟無力，不能行為主症，此病常伴眼瞼下垂之症，參照五官科針方。

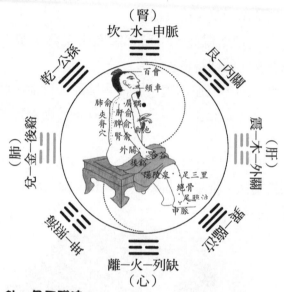

### 綠色指・針・灸三聯法

承門經驗針灸方：

足臨泣、申脈：針2分、留捻2分鐘
足三里：針5分、留捻2分鐘
陽陵泉：灸60分鐘
絕　骨：灸15分鐘
肩　髃：針1寸、留捻2分鐘，灸30分鐘
曲　池：針5分、留捻2分鐘，灸30分鐘
合　谷：針3分、留捻2分鐘
外關、後谿：針5分、留捻2分鐘
（酌情針灸華佗夾脊穴及肺、肝、脾、腎俞穴）

**方義：**益氣補脾，疏通周身經氣，強筋壯骨，填精補髓。

【八脈配八卦】
震屬外關（女）通陽蹺，巽屬臨泣（男）通帶脈。
二脈相合通經脈，擅治手足不舉筋無力。

## 古醫籍名家針灸方

參照痿症應用。

**現代針灸經驗方**

《四川中醫》1987.5

懸鐘透三陰交、足三里、梁丘、環跳；陽陵泉透陰陵泉、解谿、伏兔、風市。兩組交替使用。

《山西中醫》1990.6

周身痿取人中、後谿、大椎、腎俞、秩邊或環跳、曲池、外關、髀關、足三里、陽陵泉、三陰交；上肢取肩髃、肩貞、曲池、合谷、內關、外關；下肢取腎俞、大腸俞、秩邊、環跳、委中、髀關、伏兔、梁丘、犢鼻、足三里、解谿、陽陵泉、丘墟、陰陵泉、三陰交；脊柱取人中、後谿、風池、大椎、腎俞、腰陽關、大腸俞、夾脊穴。

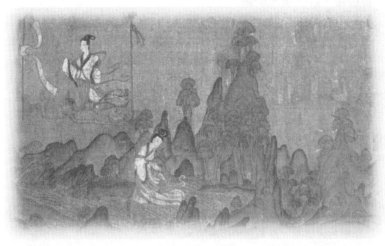

## 57. 脊髓空洞症

脊髓退行性病變，相關階段痛覺、溫覺減退，甚至消失，肢癱，肌萎，屬中醫痹證及痿證範疇。

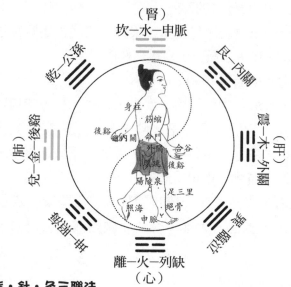

（腎）
坎—水—申脈

乾—公孫

艮—內關

兌—金—後谿
（肺）

震—木—外關
（肝）

巽—關衝

離—火—列缺
（心）

### 綠色指・針・灸三聯法

承門經驗針灸方：

命　門：針5分、留捻2分鐘，灸30分鐘
筋　縮：針5分、留捻2分鐘，灸30分鐘
身　柱：針5分、留捻2分鐘，灸30分鐘
合谷、外關、足三里、華佗夾脊穴（病變階段）
針3分，留捻2分鐘
環　跳：針3寸，發現麻電感即可，灸60分鐘
陽陵泉：針5分、留捻2分鐘，灸60分鐘
絕　骨：灸15分鐘
申脈、後谿：針2分、留捻2分鐘

**方義：** 補肝益腎，溫通脈絡，養筋益髓，益氣通陽。

【八脈配八卦】
兌屬後谿（夫）通督脈，坎屬申脈（妻）通陽蹺。
二脈相合通諸陽，益氣溫陽痿痹消。

## 現代針灸經驗方

《實用針灸內科學》

脾腎陽虛：腎俞、脾俞、三陰交、氣海、太谿。治則健脾補腎。

肝腎兩虛：肝俞、腎俞、太谿、三陰交、志室。治則養血柔肝，滋補肝腎。

皮膚針療法：手足陽明經督脈、膀胱經叩刺，並結合患部腧穴叩刺，滋補肝腎。

水針療法：曲池、外關、合谷、足三里、懸鐘、陽陵泉，相應節段華佗夾脊穴。維生素 $B_1$、維生素 $B_6$、維生素 $B_{12}$ 等藥物選擇。

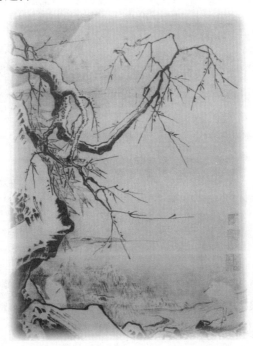

天人

合一

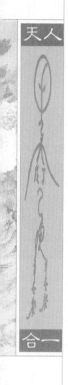

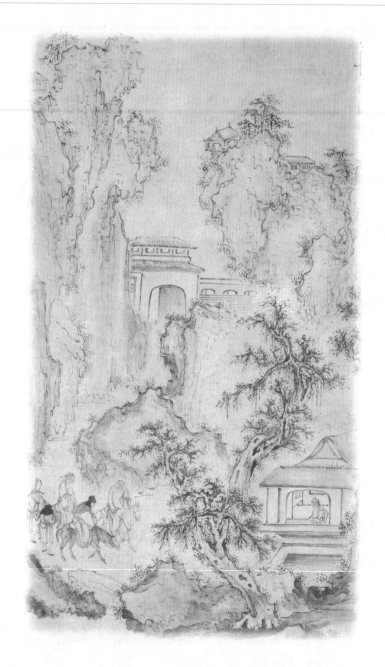

# 二、婦產科病症

## 醫心慧語

病人苦痛急需救治時，你用身心去幫助他，解除了他的苦難，使他的身體得到康復。殊不知，你的行為也幫助了自己！因為你使自己的心靈得到了昇華。你還會得到人世間最美好的讚譽語言。

——作者

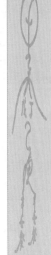

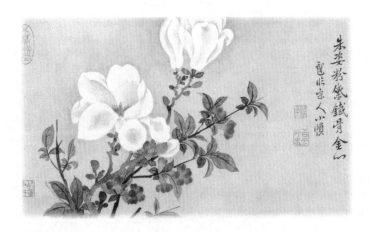

## 1.月經不調

實證：經期未到而先至，色紫，可伴身熱，腹痛輕，脈洪數。

虛證：經色紅，身不熱，伴腹痛，脈沉細。

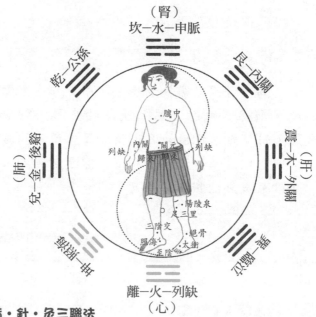

（腎）
坎－水－申脈

乾－公孫　　　　艮－內關

膻中

兌－金－後谿　　列缺　內關　關元　列缺　　　震－木－外關
（肺）　　　　　　　歸來　氣海　　　　　　　　　（肝）

陽陵泉
足三里
三陰交　　絕骨
照海　太衝
至陰

巽－土－臨泣

離－火－列缺
（心）

**綠色指‧針‧灸三聯法**

承門經驗針灸方：
關　元：灸 30 分鐘
歸　來：針 1 寸、留捻 2 分鐘
三陰交：針 3 分、留捻 3 分鐘
公　孫：針 2 分、留捻 2 分鐘
列缺、照海：各針 2 分、留捻 1 分鐘
（實證針刺瀉法、不灸，虛證針刺補法加灸）

**方義：**關元灸之調補沖任，歸來溫經調血，三陰交補益氣血，調經活血，公孫為沖脈交會穴，通調沖脈。

【八脈配八卦】
坤屬照海（客）通陰蹻，離屬列缺（主）通任脈。
二脈相合達腰腹，擅治婦人血積經不調。

【附：方二】
灸血海、至陰。

天人
合一

## 古醫籍名家針灸方

《千金要方・婦人方》

月水不利，奔豚上下並無子，灸四滿三十壯，穴在丹田兩邊相去各 1.5 寸。

治月水不斷方：灸內踝下白肉際青脈上，隨年壯。

《針灸玉龍經・磐石金直刺秘傳》

婦人經血不通：三陰交（瀉）

婦人血氣痛：合谷（補），三陰交（瀉）

《針灸玉龍經・針灸歌》

關元氣海臍心下，虛憊崩中真妙絕。婦人血氣痛難禁，四滿灸之效可許。

大敦二穴足大趾，血崩血衄宜細詳。女人經候不勻調，中極氣海與中膠。

《醫學綱目・調經》

月經不調：陰獨（三分此穴大效，在足四趾間三壯）。

婦人五旬，經斷後再行，或多或少，或瘀或紅，並下腹中氣滿如胎孕：天樞、中脘、氣海（各五分、立癒）。經閉久，忽大崩，復又斷絕，復又大行不調者：豐隆（六分、止血），石門（五分、斷經）。

## 現代針灸經驗方

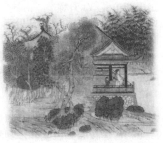

《針灸治療學》

經早：關元、血海。

經遲：氣海、氣穴、三陰交。

經亂：關元、三陰交。

## 2. 崩　漏

　　崩，指經血非時暴下不止，又稱經崩；漏，指經血淋漓不盡，又稱經漏。二者常交替出現，故稱崩漏。多由血熱氣虛，血瘀之證導致沖任二脈受損所致。

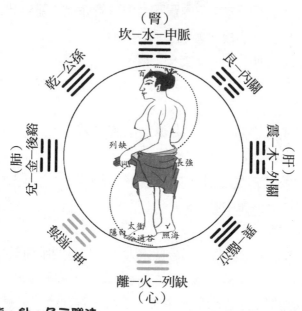

**綠色指・針・灸三聯法**

承門經驗針灸方：

百　會：灸 15 分鐘
長　強：灸 30 分鐘
通　谷：針 3 分、留捻 2 分鐘
隱　白：針 1 分、留捻 2 分鐘，灸 30 分鐘
　　　　（血瘀證重者加針太衝穴）
列　缺、照海：各針 2 分、留捻 2 分鐘

**方義：**百會提升陽氣，配長強固崩止漏，通谷滋陰補血、固崩止漏，隱白是治療崩漏的常用經驗穴，太衝擅長理氣化瘀。

【八脈配八卦】
坤屬照海（客）通陰蹻，離屬列缺（主）通任脈。
二脈相合達腰腹，能使沖任調和下血止。

## 古醫籍名家針灸方

《針灸大成》

月經不調：氣海、中極、帶脈（一壯）、腎俞、三陰交。

月事不利：足臨泣、三陰交、中極。

過時不止：隱白

下經若冷，來無定時：關元。

女人漏下不止：太衝、三陰交。

血崩：氣海、大敦、陰穀、太衝、然谷、三陰交、中極。

《針灸資生經》

大敦治血崩不止。

## 現代針灸經驗方

《新中醫》1989.3

斷紅穴（位於手背第二、第三掌骨間），進針沿掌骨水準方向刺入 1.5 寸，針後旋雀啄灸。

《浙江中醫雜誌》

隱白，艾灸。

《江蘇中醫雜誌》1983.4

崩症：地機、血海；漏症：交信、合陽。

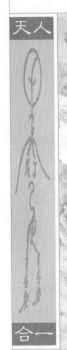

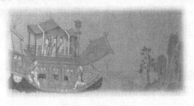

## 3. 閉　經

　　氣虛血少，血枯經閉，多見血氣虧虛病症。氣滯血瘀，痰阻胞門而致經閉，多見煩躁易怒，胸肋脹滿，小腹脹痛拒按諸症。或見胸悶嘔惡，神疲倦怠，帶下量多色白諸症。

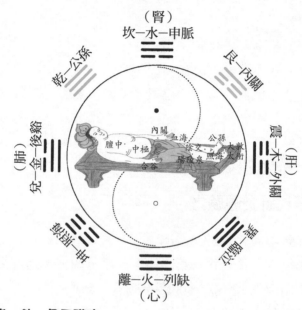

**綠色指・針・灸三聯法**

承門經驗針灸方：
中　極：針3分、留捻2分鐘
血　海：針1寸、留捻2分鐘（朝上針刺）
三陰交：灸30分鐘
大　敦：針1分、留捻2分鐘，灸20分鐘
內關、公孫：各針3分、留捻2分鐘

方義：中極能理沖任，合血海以化瘀通經；三陰交能調經活血，又能健脾祛濕化痰。大敦清熱行血。

【八脈配八卦】
乾屬公孫（父）通沖脈，艮屬內關（母）通陰維。
二脈相合達胸腹，擅調胸悶倦怠經不通。

## 古醫籍名家針灸方

《針灸甲乙經》

婦人漏下，若血閉不通，逆氣脹，血海主之。

女子漏血，太衝主之。

女子不下月水，照海主之。

女子漏血，腹脹滿不得息，小便黃，陰谷主之。

婦人子臟中有惡血，內逆滿痛，石關主之。

女子胞中痛，月水不以時休止，天樞主之。

## 現代針灸經驗方

《中國針灸》1986.3

長強，強刺激。

《上海針灸雜誌》1988.7

（1）心俞、腎俞、足三里、氣海。

（2）脾俞、血海、三陰交。兩組交替使用。

《針灸治療學》

血枯經閉：肝俞、脾俞、膈俞、腎俞、關元。

血滯經閉：中極、地機、合谷、三陰交、太衝、豐隆。

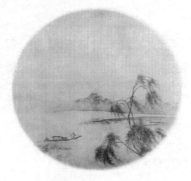

# 4. 痛　經

　　經期前中後發生小腹痛，可陣發加劇，常伴腰骶疼，面蒼白，冷汗，肢冷甚至昏厥等症。

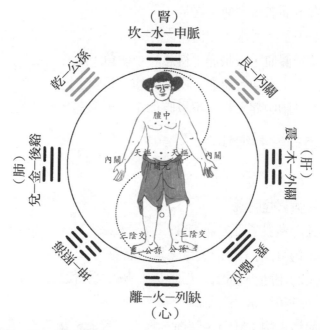

## 綠色指‧針‧灸三聯法

承門經驗針灸方：
關　元：灸30分鐘
次　髎：針1寸（針感下傳為佳）不留針
三陰交：針3分、留捻2分鐘，灸20分鐘
內　關：針2分、留捻2分鐘
公　孫：針2分、留捻2分鐘
痛經重者加針四關穴（合谷、太衝）

**方義：**關元灸之調補沖任、溫經止痛，次髎活血止痛，三陰交溫經調血止痛，公孫沖脈交會穴。四關穴功擅疏肝理氣，調經活血止痛。

【八脈配八卦】
乾屬公孫（父）通沖脈，艮屬內關（母）通陰維。
二脈相合達胸腹，能調婦人沖任不和腰腹痛。

天人

合一

## 古醫籍名家針灸方

《蘭室秘藏》

足太陽腎經中陰谷二穴……婦人漏血不止，少腹急引陰痛，腹脹如腫，女子如妊娠，可灸三壯。

《針灸甲乙經》

小腹脹滿痛引陰中，月水至則腰脊痛，胞中瘕，子宮有寒，引髕髀，水道主之。

《醫心方》

治月水來腹痛方：灸中極穴在臍下 4 寸。

《針灸捷徑》

血痛氣痛諸般痛：氣海、陰交、曲泉、石門、帶脈、百會、中極、血海。

## 現代針灸經驗方

《針灸治療學》

寒濕凝滯：中極、水道、地機。

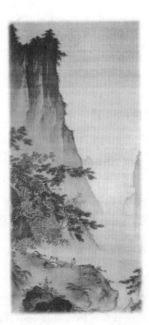

肝鬱氣滯：氣沖、太衝、三陰交。

肝腎虧損：肝俞、腎俞、關元、足三里、照海。

《河北中醫》1985.6

承山。

《陝西中醫》1986.7

承漿、大椎。

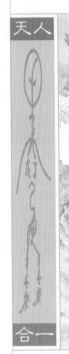

## 5. 帶下症

白帶過多，多為虛證；若色深黃，或五色雜下，多為濕熱實證。

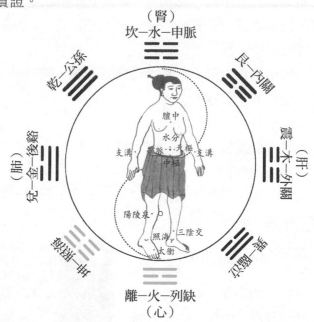

（腎）
坎—水—申脈

艮—內關

乾—公孫

震—木—外關
（肝）

兌—金—後谿
（肺）

巽—風—臨泣

坤—土—照海

離—火—列缺
（心）

膻中
水分
支溝·帶脈··天樞·支溝
中極
陽陵泉
照海·三陰交
太衝

### 綠色指·針·灸三聯法

承門經驗針灸方：

次　髎：針1寸、針感下傳會陰
中　極：灸30分鐘
帶　脈：灸30分鐘
三陰交：針3分、留捻2分鐘
陽陵泉：針3分、針感下傳為度不留針。
列缺、照海：各針2分、留捻2分鐘
（伴濕熱者針隱白、行間穴）

**方義：**次髎調經活血化濕止帶，中極補腎氣清濕熱；帶脈調帶脈而止帶下；三陰交健脾利濕，調理三陰；陽陵泉疏肝利膽，清熱利濕。

【八脈配八卦】
坤屬照海（客）通陰蹺，離屬列缺（主）通任脈。
二脈相合達腰腹，擅能調水補腎化濕熱。

天人
合一

## 古醫籍名家針灸方

### 《針灸資生經》

關元治帶下瘕聚因產惡露不止，月脈斷絕，下經冷。

氣海、小腸俞治帶，中髎治帶下，月事不調，帶脈治帶下赤白。陰交療帶下。曲骨療帶下赤白，惡合陰陽，小便閉不通，但是虛乏冷極，皆宜灸。上髎主白瀝。次髎主赤白瀝，心積脹腰痛。中髎主赤淫時白，氣癃，月事少。帶下，灸間使三十壯。絕嗣不生，漏下赤白，泉門十壯。下血，痢赤白，漏血，足太陰五十壯，在內踝上 3 寸。腹中五寒百壯。漏下赤白，月水不利，灸交儀。

## 現代針灸經驗方

### 《上海針灸雜誌》1988.7

曲骨，深刺 2.5～3 寸（慎）

### 《中國針灸》1990.10

足臨泣、中極。

### 《河南中醫》1985.6

次髎為主穴。寒濕型配命門加灸；陰瘡配蠡溝；濕熱型配三陰交。針刺加拔火罐治療。

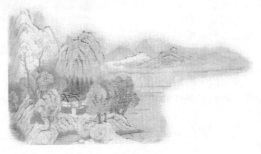

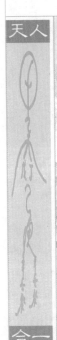

# 6. 乳癖（乳腺增生、乳腺炎）

乳中腫物，形圓，大小不等，邊界清，質稍硬，無或輕微壓痛。多見於中年婦女。多由情志內傷、肝鬱痰凝、積聚胃絡乳房所致，或思慮傷脾，鬱怒傷肝，肝強脾弱，氣機受損，沖任失調而成。

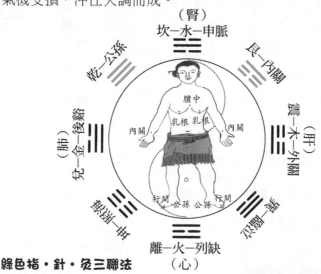

**綠色指‧針‧灸三聯法**

**承門經驗針灸方：**
局部腫塊：中心點及周圍旁開 0.5 寸共五點
各針 0.5～1 寸，捻轉出針。
膻　中：針 3 分、留捻 2 分鐘
乳　根：針 5 分、留捻 2 分鐘
行　間：針 3 分、留捻 2 分鐘
內關、公孫：各針 3 分、留捻 3 分鐘

**方義：**局部圍刺，可疏通氣血，散去瘀滯；氣會膻中，能散鬱結，乳根疏通絡脈，散結消癖；行間疏肝理氣，解鬱散結。

**【八脈配八卦】**
乾屬公孫（父）通沖脈，艮屬內關（母）通陰維。
二脈相合達胸腹，寬胸行氣任沖和。
**【附：乳腺炎】**
天宗（健患側皆可）：斜向下針 1 寸捻轉快速出針
後刺血，拔罐。

## 古醫籍名家針灸方

### 《幼幼新書》

《莊氏集》俞穴灸法：乳癖，用粗線兩條，各量兩乳頭中間夾，於兩乳頭垂下，照今端直方停，對兩乳於左右肋上各灸七壯，炷如麥粒大。

## 現代針灸經驗方

### 《針灸治療學》

肝鬱氣滯：屋翳、行間、內關、膻中。
痰濁凝結：膺窗、豐隆、膻中、脾俞、中脘。
肝腎陰虛：水泉、蠡溝、乳根、腎俞。

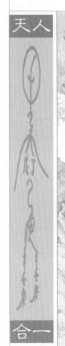

天人

合一

# 7. 子宮脫垂（卵巢囊腫、子宮肌瘤）

中醫稱為陰挺，多發生在產後，由中氣不足、氣虛下陷，或腎氣不足，失於固攝，子宮絡脈損傷，不能提攝子宮而成。

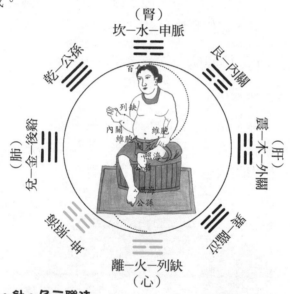

（腎）
坎－水－申脈

乾－公孫

艮－內關

兌－金－後谿
（肺）

震－木－外關
（肝）

坤－土－照海

巽－木－臨泣

離－火－列缺
（心）

## 綠色指‧針‧灸三聯法

承門經驗針灸方：

百　會：針2分、留捻2分鐘，灸20分鐘
關　元：針1寸、留捻2分鐘，灸20分鐘
維　胞：針1.5寸、留捻2分鐘，灸20分鐘
列缺、照海：針2分、留捻2分鐘
公　孫：針2分、留捻2分鐘
（艾灸會陰穴，效果最佳）

方義：百會升陽舉陷，關元補下焦陽氣而調沖任，維胞能提攝子宮，照海、公孫補益脾腎之氣，調和沖任陰蹺之脈。

【八脈配八卦】
坤屬照海（客）通陰蹺，離屬列缺（主）通任脈。
二脈相合達腰腹，調任陰維攝胞宮。
【附：卵巢囊腫、子宮肌瘤】
針氣海、大赫、次髎，灸命門、左陽池。

## 古醫籍名家針灸方

《醫心方・治婦人陰脫方》
治婦人陰挺出方：灸臍中二壯癒。
《針灸玉龍經・針灸歌》
人門挺露號產瘄，陰蹺臍心二穴主。
《針灸聚英・雜病歌》
陰挺出兮治太衝，少府照海曲泉同。
陰挺出者曲泉焦，照海大敦共三穴。
欲斷產兮治合谷，右足內踝上寸燒。
臍下二寸三分灸，灸至三壯陽氣消。
複有肩井帶在內，從此妊孕絕根苗。

## 現代針灸經驗方

《四川中醫》1990.8
百會，隔附子灸。
《上海針灸雜誌》1990.9
百會、氣海、維道、照海、太衝，針灸並施。
《針灸治療學》
脾虛：百會、氣海、維道、足三里、三陰交；
腎虛：關元、子宮、大赫、照海。

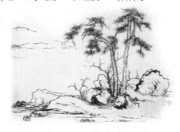

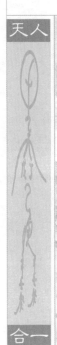

天人

合一

## 8. 陰癢（老年婦女尿道炎）

　　婦女內、外陰瘙癢，甚則奇癢。多因肝經濕熱下注，或外陰不潔，感染蟲類所致。亦有因肝腎不足、精血虧虛、生風化燥形成。

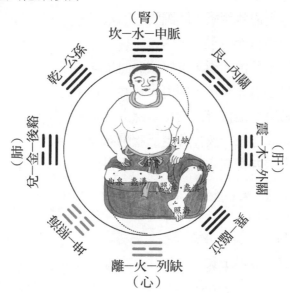

### 綠色指・針・灸三聯法

承門經驗針灸方：
曲　骨：針2分、留捻2分鐘
曲　泉：針2分、留捻2分鐘
蠡　溝：針3分、留捻3分鐘
少　府：針2分、留捻2分鐘
列缺、照海：各針2分、留捻2分鐘

方義：曲骨瀉之止陰部瘙癢，曲泉清肝熱、祛濕邪，止帶濁、療陰癢，少府、蠡溝能疏肝清熱，為療陰癢經驗穴。

【八脈配八卦】
坤屬照海（客）通陰蹺，離屬列缺（主）通任脈。
二脈相合達腰腹，擅治濕熱帶濁又保腎。
【附：老年婦女尿道炎】
針次髎、陰陵泉，灸中極、三陰交。

## 古醫籍名家針灸方

*《針灸甲乙經》*

女子手腳拘攣，腹痛，疝，月水不通，乳餘疾，絕子，陰癢，陰交主之。

腹滿疝積，乳餘疾，絕子，陰癢，刺石門。

女子禁中癢，腹熱痛，乳餘疾，絕子內不足，子門不端，少腹苦寒，陰癢及痛，經閉不通，小便不利，中極主之。

## 現代針灸經驗方

*《針灸治療學》*

中極、下髎、血海、三陰交、蠡溝。

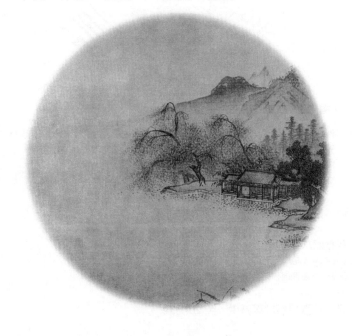

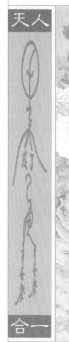

## 9. 不孕症（預防流產）

女子婚後不孕，又稱無子，斷緒。多由腎氣虛弱，或沖任失調，或寒濕阻胞或氣滯血瘀所致。

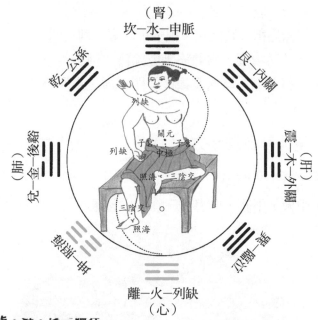

（腎）
坎—水—申脈

乾—公孫

艮—內關

兌—金—後谿
（肺）

震—木—外關
（肝）

離—火—列缺
（心）

**綠色指・針・灸三聯法**

承門經驗針灸方：
關　元：灸30分鐘
中　極：針5分、留捻2分鐘，灸15分鐘
子　宮：針1寸、留捻2分鐘，灸15分鐘
三陰交：針3分、留捻3分鐘
列缺、照海：各針2分、留捻2分鐘

**方義：**關元、中極壯元暖宮、調補沖任，配三陰交調經活血、理氣啟宮，子宮調養沖任、啟宮育子。

【八脈配八卦】
坤屬照海（客）通陰蹺，離屬列缺（主）通任脈。
二脈相合達腰腹，擅治沖任調和子宮暖。
【附：預防流產】
神闕：食鹽炒熱填滿臍中，灸20分鐘

天人

合一

## 古醫籍名家針灸方

### 《千金要方》

婦人絕子，灸然谷五十壯，在內踝前且下 1 寸。婦人絕嗣不生，胞門閉塞，灸關元三十壯極之。

婦人妊子不成，若墜落，腹痛，漏見赤，灸胞門五十壯，在關元左邊 2 寸是也，右邊二寸名子戶。

婦人子臟閉塞，不受精，痛灸胞門五十壯。

婦人絕嗣不生，漏赤白，灸泉門（曲骨）十壯，三極之。

崩中帶下，因產惡寒不止，中極穴在關元下 1 寸，婦人斷緒最要穴，四度針即有子，若未有，更針入 8 分，留十呼，得氣即瀉，灸亦佳，但不及針，日灸三七至三百止。

### 《類經圖翼》

不孕：命門，腎俞，氣海，中極，關元（七壯至百壯），胞門，子戶，陰廉，然谷，照海（子宮冷）。

一法灸神闕穴，先以淨乾鹽填臍中，灸七壯，後去鹽，換川椒 21 粒，上經姜片蓋定，又灸十四壯，灸畢即用膏貼之，艾炷須如指大，長五六分許。

## 現代針灸經驗方

### 《江西中醫藥》1986.5

主穴中極、三陰交，配穴大赫。

### 《北京中醫》1987.4　胞門、子戶為常用穴。

### 《中國針灸》1991.11

中極、子宮，肝氣不舒或痰濕者配三陰交、太衝。

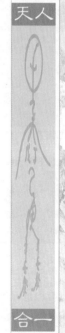

## 10. 胎位不正，難產

妊娠7個月，產前檢查發現枕後位、臀位、橫位等胎位。

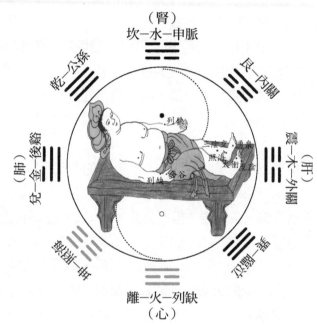

（腎）
坎─水─申脈

乾─公孫

艮─內關

兌─金─後谿
（肺）

震─木─外關
（肝）

坤─照海

巽─臨泣

離─火─列缺
（心）

列缺
陰 通泉
照海 氣衝至陰
列缺 合谷

### 綠色指‧針‧灸三聯法

**承門經驗針灸方：**
至　陰（雙）：灸30～60分鐘
臨產時胎位糾正後針刺下穴：
合　谷：針3分、留捻（補法）
太　衝：針3分、留捻（補法）
三陰交：針3分、留捻（瀉法）
列缺、照海：針2分、留捻2分鐘

**【八脈配八卦】**
坤屬照海（客）通陰蹻，離屬列缺（主）通任脈。
二脈相合達腰腹，擅助催產胞衣下。

**方義：**至陰穴為矯正胎位異常經驗效穴。

## 古醫籍名家針灸方

《醫學入門》

婦人通經瀉合谷，三里至陰催孕妊。

死胎陰交（瀉）不可緩，胞衣照海內關（瀉）尋。

《類經圖翼》

產難橫生：合谷，三陰交。

二治橫逆難產，危在頃刻。

《千金要方》

難產針兩肩井入 1 寸，須臾即分娩。

## 現代針灸經驗方

《河南中醫》1987.7

合谷、三陰交，針刺得氣後行電針治療。

《針灸治療學》

氣血虛弱：足三里、三陰交、復溜、至陰；

氣滯血瘀：合谷、三陰交、獨陰。

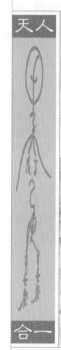

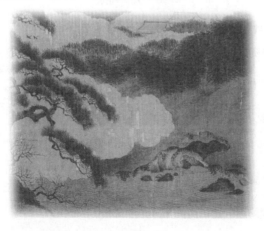

# 11. 產後缺乳

　　婦女產後乳汁甚少，甚則乳汁全無。產婦既往體質虛弱，加之產後氣血不足，無以生化乳汁為缺乳虛證，病在脾胃經。實證在肝鬱氣滯絡脈不通。

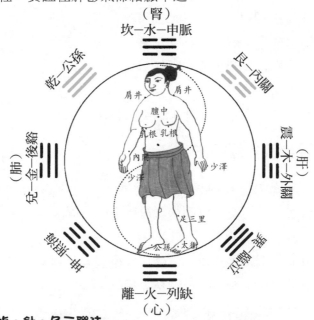

**綠色指・針・灸三聯法**

承門經驗針灸方：
膻　中：針3分、留捻2分鐘
乳　根：針5分、留捻2分鐘
少　澤：針1分、留針不捻
（氣血虧虛灸脾俞，針足三里；
肝鬱氣滯針太衝、肩井）
內關、公孫：各針3分、留捻2分鐘

**方義：** 氣會膻中峻下胸中大氣，又可調暢氣機，乳根養血生乳下乳，少澤為生乳通澤之經驗效穴。

【八脈配八卦】
乾屬公孫（父）通沖脈，艮屬內關（母）通陰維。
二脈相合達胸腹，益氣補脾寬胸乳自流。

天人

合一

## 古醫籍名家針灸方

《針灸捷徑》

婦人無乳：合谷、少澤（補）。

婦人妒乳癰腫：肩井、乳根、合谷、少澤、太谿、臨泣、魚際。

《千金翼方》

婦人無乳法：初針兩手小指外側近爪甲深 1 分（少澤），兩手液門深 3 分，兩手天井深 6 分，若欲試三，先針，指即知之，神驗不傳。

《勉學堂針灸集成》

無乳針：膻中七壯至七七壯，禁針，少澤補。

## 現代針灸經驗方

《河南中醫》1981.3

膺乳穴（位於目內眥斜行上 1.1 公分攢竹下 1.3 公分處）。

《中國針灸》1984.4

膻中、乳根、通乳Ⅰ、通乳Ⅱ、通乳Ⅲ（通乳Ⅱ在乳頭上方與乳根穴相對，通乳Ⅰ、通乳Ⅲ在乳房左右兩側，三穴均在乳房根部與乳頭之間 1/2 處）為主穴，肝氣鬱滯加後谿，氣血雙虧加足三里。

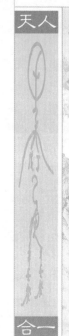

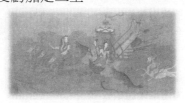

## 12. 惡露不下

產後及產褥期胞宮內遺留的餘血、濁液停留不下，或下甚少，多由血虛、氣滯血瘀所致。

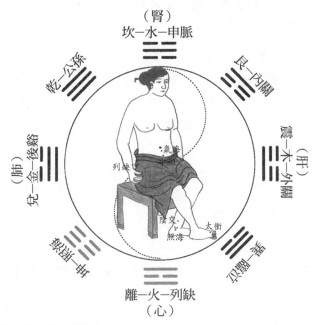

（腎）
坎—水—申脈

乾—公孫

艮—內關

震—木—外關
（肝）

兌—金—後谿
（肺）

巽—臨泣—申

氣海
列缺

陰交
照海
太衝

坤—照海

離—火—列缺
（心）

### 綠色指・針・灸三聯法

承門經驗針灸方：

氣　海：針1寸、留捻2分鐘
中　極：針1寸、留捻2分鐘
三陰交：針3分、留捻2分鐘
太　衝：針3分、留捻2分鐘
（重者酌灸期門，針瀉血海）
列缺、照海：各針2分、留捻3分鐘

**方義**：補氣攝血，活血化瘀，調和沖任。氣海、中極通利沖任，逐下惡露，三陰交瀉之可收活血下瘀之效，太衝能疏肝理氣行血散瘀。

【八脈配八卦】
坤屬照海（客）通陰蹻，離屬列缺（主）通任脈。
二脈相合達腰腹，擅治婦人血積衣不下。

### 古醫籍名家針灸方

《衛生寶鑒》

氣門二穴，在臍下3寸，兩旁各3寸，灸五十壯。婦人產後惡露不止，及諸淋，炷如小麥大。

陰交一穴，在臍下1寸。主婦月事不調，帶下，及產後惡露不止，斷產絕下經冷，可灸百壯。

關元一穴，在臍下3寸。主婦人帶下症瘕，因產惡露不止，斷產絕下經冷，可灸百壯。

凡婦人產後氣血俱虛，灸臍下1～4寸各百壯，炷如大麥大，元氣自生。

《針灸捷徑》

產後惡露不下，及血塊痛，陰交、氣海、關元、中極、三陰交、足三里。

### 現代針灸經驗方

《針灸治療學》

氣滯證：太衝、間使、氣海、關元；

血瘀證：中極、氣衝、地機。

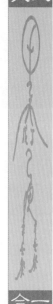

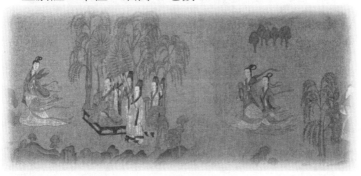

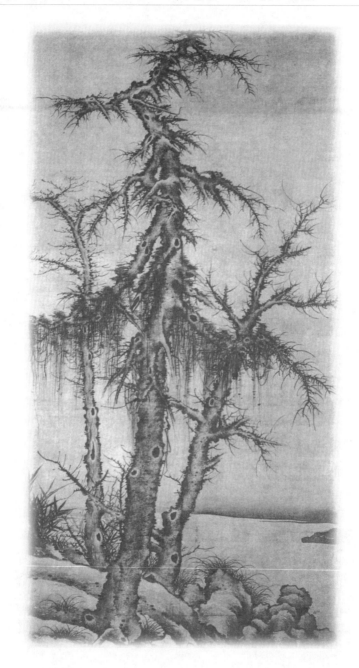

# 三、小兒科病症

## 醫心慧語

有時，我們之所以陷入困境，就是因為我們不肯放下心中的慾念。

如果我們能清醒地認識到自己的癡迷，該放手時就放手，那該是怎樣一片開闊澄明的人生境界?!

醫家之心：

用心靈去洞察病人的疾苦，用心靈去醫治病人的傷痛。你就有了一顆金子般的心靈。

若能時時自我反省過去所作所為，皆可成為修心養性的良藥。反之，若只懂得怨天尤人，到頭來吃虧的還是自己。

「滿足」是點金石，可使一切接觸到的東西變成金子。

希望不義而得之財之時，便是喪財的開始。蒙生忌恨之心時，便是喪志的開始。

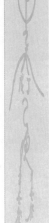

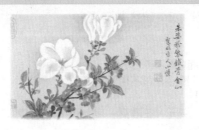

# 1. 小兒泄瀉（小兒疝氣）

多因外感、傷食、虛寒受驚所致。泄瀉又稱「下利」，是指大便次數增多，便質稀薄或呈水樣或完穀不化為特徵的一種病證。

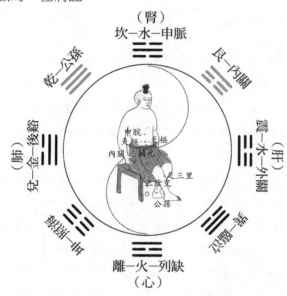

**綠色指・針・灸三聯法**

承門經驗針灸方：

中　脘：灸 10 分鐘
關　元：灸 15 分鐘
天　樞：針 3 分、留捻 1 分鐘，灸 15 分鐘
足三里：灸 5 分鐘
內關、公孫：各針 1 分、留捻 10 秒鐘

**方義：** 中脘、天樞、足三里疏調腸胃氣機，健脾利濕止瀉，關元溫元助腎，脾得運化，泄瀉可止。

【八脈配八卦】
艮屬內關（母）通陰維，乾屬公孫（父）通沖脈。
二脈相合達胃腹，擅治米穀不化及泄瀉。
【附：小兒疝氣】
針大敦，灸疝點、關元、三陰交。

## 古醫籍名家針灸方

《針灸大成‧小兒門》

大小五癇：水溝、百會、神門、金門、崑崙、巨闕。

驚風：腕骨。

瘈瘲，五指掣：陽谷、腕骨、崑崙。

搖頭張口，反折：金門。

風癇，目戴上：百會、崑崙、絲竹空。

脫肛：百會、長強。

卒疝：太衝

瀉痢：神闕

赤遊風：百會、委中。

積淡冷痢：灸臍下 2 寸及 3 寸動脈中。

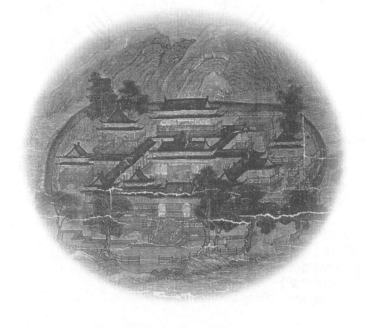

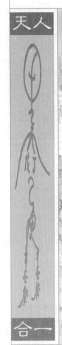

天人

合一

400

## 2. 小兒嘔吐（小兒厭食）

　　多因外感、傷乳、胃寒熱、虛火、蟲積、失驚、痰飲所致。凡食物從口中而出有聲有物者，稱為嘔吐。乳兒傷乳稱為傷乳嘔。

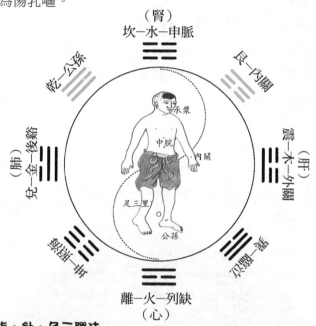

（腎）
坎－水－申脈

乾－公孫　　艮－內關

兌－金－後谿
（肺）

震－木－外關
（肝）

巽－澤－臨泣

離－火－列缺
（心）

**綠色指・針・灸三聯法**

承門經驗針灸方：
內　關：針 1 分、留捻 10 秒鐘
中　脘：灸 10 分鐘
足三里：灸 5 分鐘
公　孫：針 1 分、留捻 10 秒鐘

**方義：**中脘、足三里和胃降逆止吐，內關、公孫寬胸健脾止逆。

【八脈配八卦】
艮屬內關（母）通陰維，乾屬公孫（父）通沖脈。
二脈相合達膈脾，擅治中滿煩躁與吐逆。
【附：小兒厭食】
針承漿，灸中脘、足三里。

# 古醫籍名家針灸方

《勉學堂針灸集成》

多哭：百會

臍腫：灸對臍脊骨上，灸三壯或七壯。

四五歲不言：心俞，足內踝尖上各灸三壯。

吐乳：中庭在膻中下 1.6 寸，灸五壯。

兒生一七日內多啼，客風，中於臍至心脾：合谷、太衝、神門。

列缺七壯，承漿七壯。

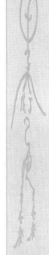

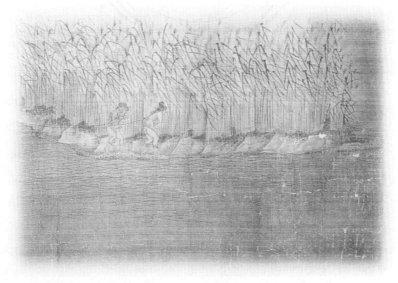

# 3. 小兒流涎（小兒語遲）

陽明積熱而致廉泉不能約制，或因脾胃寒凝，涎為脾液，脾寒則不能收約而發本病證。中醫又名「滯頤」，俗稱「流口水」。

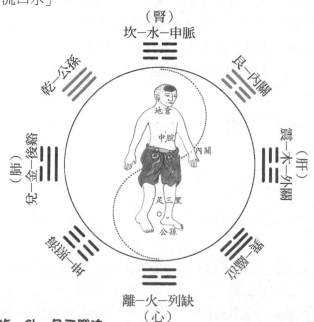

（腎）
坎－水－申脈

乾－公孫

艮－內關

兌－金－後谿
（肺）

震－木－外關
（肝）

巽－泄－申

坎－膽－谿

離－火－列缺
（心）

**綠色指‧針‧灸三聯法**

承門經驗針灸方：
地　倉：針 2 分、捻轉不留針
中　脘：灸 10 分鐘
足三里：灸 5 分鐘
內關、公孫：各針 1 分、留捻 10 秒鐘

方義：地倉疏風扶正，中脘、足三里溫脾健胃，化濕降濁。

【八脈配八卦】
艮屬內關（母）通陰維，乾屬公孫（父）通沖脈。
二脈相合達胃脾，擅能補脾化濕消痰涎。
【附：小兒語遲】
針灸心俞、針啞門，灸足內踝尖。

## 古醫籍名家針灸方

《類經圖翼》

夜啼心氣不足：中衝三壯。

小兒氣弱數歲不語：心俞。

口中轉溺：因母食寒涼所致。中脘九壯，大小十四壯。

天人

合一

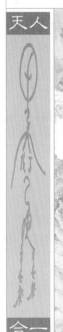

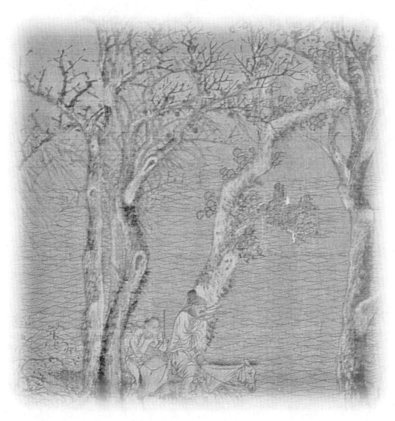

天人

合一

## 4. 小兒脾疳（小兒肌軟無力）

　　小兒脾胃虛損，運化失常，氣津乾涸，形體羸瘦，又稱「疳證」，「疳積」。多因小兒恣食肥甘，損傷脾胃，積滯中焦，日久形成疳疾。表現為面黃肌瘦，毛髮焦枯，肚大青筋，精神萎靡，飲食異常。

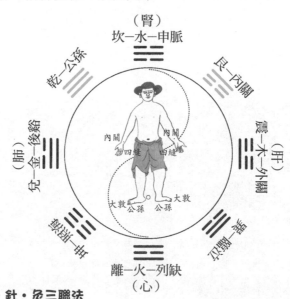

### 綠色指・針・灸三聯法

承門經驗針灸方：

大　敦：灸 15 分鐘
脾　俞：針 2 分、留捻 10 秒鐘
四　縫：針 2 分、擠出少量黃色黏液或出血
內關、公孫：各針 1 分、留捻 10 秒鐘

**方義**：健脾和胃，消鬱散滯。大敦清熱散鬱、疏肝降逆，脾俞健脾和胃。四縫是治療小兒疳積的經驗效穴。

【八脈配八卦】
艮屬內關（母）通陰維，乾屬公孫（父）通沖脈。
二脈相合達胃脾，擅能健脾和胃消積滯。
【附：小兒肌軟無力】
針足三里，灸百會、神闕。

## 古醫籍名家針灸方

《醫方類聚・雜病針灸》

《瑣王卒錄》：小兒未滿月，瘦怯者，先灸其臍，然後灸百會，則會小兒壯而少疾。

《田氏保嬰集》

小兒疳瘦；於胸下鳩尾骨尖上灸三壯，次於脊下端尾翠骨尖上灸三壯。

小兒疳瘦；脫肛體瘦，渴飲，開容瘦瘁，諸方不瘥，尾翠骨上 3 寸骨陷中，灸三壯。

小兒身羸瘦，奔豚，腹腫，四肢懶惰，肩背不舉。章門二穴，灸七壯。

脾俞二穴……又治腹脹引背，食飲多，漸漸羸瘦黃，可灸七壯。

## 現代針灸經驗方

《江蘇中醫雜誌》1986.7

四縫、中脘、天樞，隨症加取配穴。穴位挑刺療法。

《河南中醫》1983.6

魚際，於穴位縱行切開 0.4 公分，深 0.3 公分。

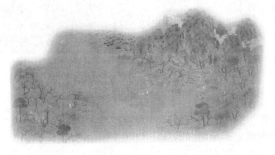

## 5. 小兒慢驚風

神疲、嗜睡、面色白或萎黃、體溫低、肢冷或似搐非搐、手足蠕動，脈沉細無力。多因脾虛肝旺而生風，或熱病後期，氣陰耗傷，肝腎兩虧，筋脈失養，虛風內動所致。

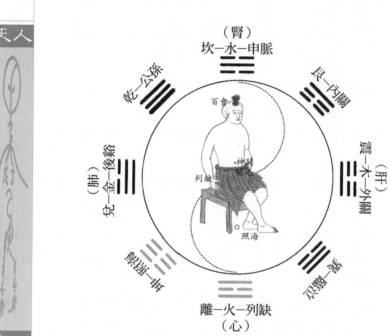

（腎）
坎一水一申脈

乾一公孫

艮一內關

兌一金一後谿
（肺）

百會

列缺
神闕
關元

震一木一外關
（肝）

巽一風一臨泣

離一火一列缺
（心）

照海

**綠色指・針・灸三聯法**

承門經驗針灸方：
百　會：針1分、留捻1分鐘，灸5分鐘
神　闕：灸10分鐘
關　元：灸15分鐘
列缺、照海：各針1分、留捻10秒鐘

> **方義：** 關元溫陽育陰，神闕益氣補脾，百會提舉清陽，醒神開竅。

【八脈配八卦】
離屬列缺（主）通任脈，坤屬照海（客）通陰蹻。
二脈相合肺脾腎，補脾潤肺腎精旺。

## 古醫籍名家針灸方

《扁鵲心書》

若脾虛發搐，或吐瀉後發搐，乃慢驚風也。灸中脘三十壯，服薑附湯而癒。

《普濟方‧驚風》

治小兒驚恐，穴瘛脈。

治小兒睡中驚掣及驚癇，灸足大趾次端。去爪甲如韭葉，各一壯。

《類經圖翼》

急慢驚風：百會（五七壯）、囟會、上星、率谷（三壯）、水溝、尺澤（慢驚）、間使、合谷、太衝（七壯）。

## 現代針灸經驗方

《中國針灸》1984.4

十宣、四縫，點刺出血；補脾俞、腎俞、足三里。

《北京中醫》1987.4

印堂（針後加灸五壯），中脘、關元、神闕、天樞（各灸五壯）。

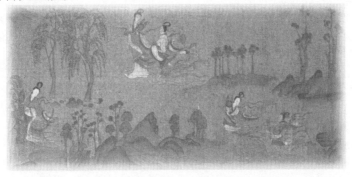

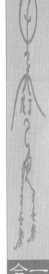

## 6. 小兒急驚風

　　高熱、神昏、牙緊、頸強、四肢抽搐。來勢急驟，常有嘔吐發熱、煩躁、睡驚或時發驚啼等先兆。熱、痰、風、驚四證為急驚風的特徵。

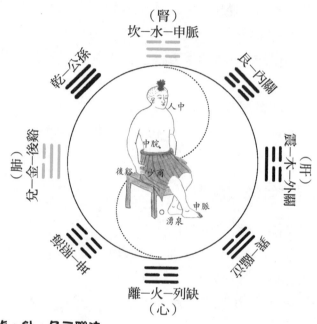

（腎）
坎－水－申脈

乾－公孫

良－內關

兌（肺）－金－後谿

震－木－外關（肝）

坤－臨泣－申

巽－臨泣

離－火－列缺
（心）

人中　中脘　後谿　少商　申脈　湧泉

### 綠色指・針・灸三聯法

承門經驗針灸方：
人中：針1分、捻轉不留針
少商：針1分、點刺出血
中脘：針3分、捻轉不留針
湧泉：針1分、捻轉不留針
後谿、申脈：各針1分、留捻10秒鐘

**方義：**少商清熱鎮驚，湧泉熄風止痙，中脘導滯滌痰，人中醒腦開竅。

### 【八脈配八卦】
兌屬後谿（夫）通督脈，坎屬申脈（妻）通陽蹻。
二脈相合通諸陽，擅能疏風清熱治驚癇。

天人

合一

## 古醫籍名家針灸方

《針灸捷徑》

小兒驚風（陽證少灸）：百會（治急慢驚，脫肛，心風，赤遊等風）、印堂（治驚風）、中脘（通治）、人中（治驚風）、神闕（治極危證）、頰車（治噤口不開）、尻尾（治急慢驚風極危、灸）。

《醫學入門》

小兒驚風少商穴，人中湧泉瀉莫深。

## 現代針灸經驗方

《江西中醫藥》1983.2

曲池、合谷、印堂（點刺放血），嚴重者加人中。

《中醫雜誌》1985.6

人中、合谷、少商（點刺放血）。

《四川中醫》1990.8

水溝（沿鼻中膈方向橫刺）、十宣（點刺放血）。

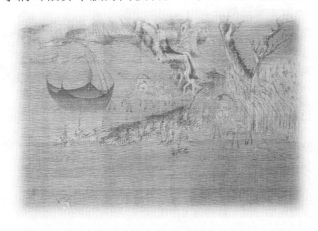

## 7. 小兒夜啼（小兒爛喉痧）

嬰兒白天如常，入夜則啼哭不安，或每夜定時啼哭，甚則通宵達旦。中醫又稱為「上燈啼」，嬰幼兒係稚陽之體，臟腑嬌嫩，脾寒、心熱、陰血虧虛或驚恐等原因均可致夜啼。

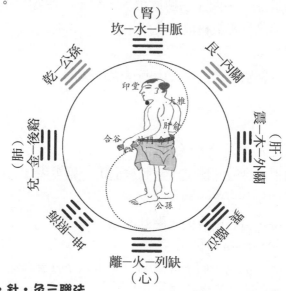

**綠色指・針・灸三聯法**

承門經驗針灸方：
印堂：針 1 分、點刺出針
神門：針 1 分、點刺出針
肝俞：灸 15 分鐘
命門：灸 15 分鐘
內關、公孫：各針 1 分、留捻 10 秒鐘

> **方義：**印堂、神門兩穴寧神醒腦，命門溫陽益腎，肝俞疏肝理氣。

【八脈配八卦】
艮屬內關（母）通陰維，乾屬公孫（父）通沖脈。
二脈相合達心脾，擅能清心寬胸溫脾寒。
【附：小兒爛喉痧】
大椎、少商點刺出血，針合谷、魚際。

## 古醫籍名家針灸方

《針灸聚英·雜病歌》

假如吐乳灸中庭，一寸六分下膻中。

夜啼百會灸三壯。

《類經圖翼·小兒病》

夜啼心氣不足：中衝三壯。

《幼幼新書·蒸忤啼哭》

《嬰童寶鑒》灸法：小兒夜啼，灸幼宮三壯，又灸中指甲後一分。

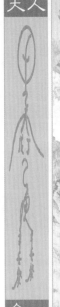

天人

合一

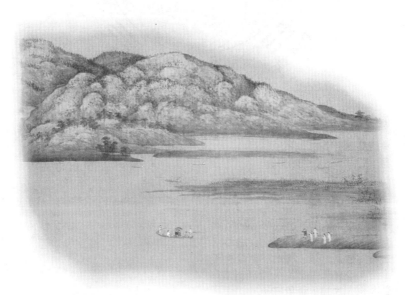

## 8. 小兒發熱（小兒氣喘）

小兒疾病中的各種發熱。有潮熱、驚熱、衣熱、餘熱、食熱、疳熱、壯熱、煩熱、積熱、風熱、虛熱、客熱、痰熱、寒熱、瘡疹熱等多種。發熱可見於多種疾病之中。

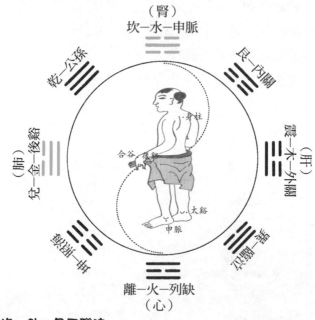

（腎）
坎—水—申脈

乾—公孫
艮—內關
兌—金—後谿
（肺）
震—木—外關
（肝）
巽—土—臨泣

離—火—列缺
（心）

### 綠色指・針・灸三聯法

承門經驗針灸方：
身　柱：灸 15～30 分鐘
合　谷：針 1 分、留捻 10 秒鐘
後谿、申脈：各針 1 分、留捻 10 秒鐘

**方義：**身柱能宣散一身之陽熱，合谷疏風解表，清熱泄火。

【八脈配八卦】
兌屬後谿（夫）通督脈，坎屬申脈（妻）通陽蹻。
二脈相合通諸陽，能散熱邪解表汗。
【附：小兒氣喘】
針太谿、太淵，灸身柱。

## 古醫籍名家針灸方

《針灸大成》

陽掌圖各穴手法仙訣：

①掐心經，二掐勞宮，推上三關，發熱出汗用之。如汗不來，再將二扇門揉之，掐之，手心微汗出乃止。

②揉勞宮，動心中之火熱，發汗用之，不可輕動。

陰掌圖各穴手法仙訣：

①掐兩扇門，發臟腑之汗，兩手掐揉，平中指為界，壯熱汗多者，揉三即止。

②掐外勞宮，和臟腑之熱氣，遍身潮熱，肚肭青筋揉之效。

③掐陽池，止頭痛，清補腎水，大小便閉塞，或赤黃，眼翻白，又能發汗。

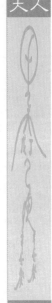

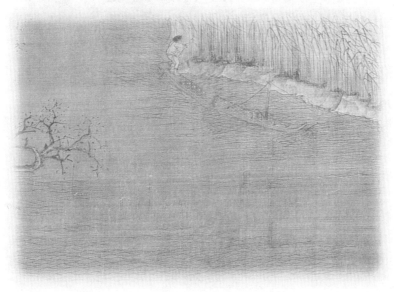

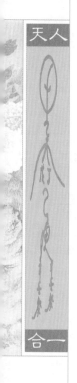

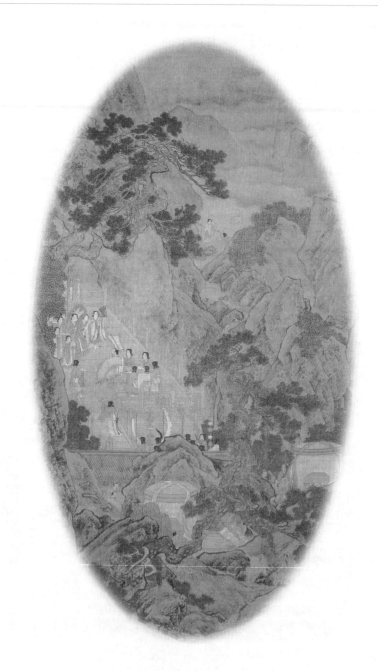

# 四、五官科病症

## 醫心慧語

人生有苦樂兩面。

太苦了，當然要提起內心的快樂；

太樂了，也應該明白人生苦的真諦。

熱鬧的快樂，會樂極生悲；

冷冰的痛苦，會苦而無味。

學會自己調，才舷充分體味人生的幸福。

醫家之心：

付出了辛苦，解除了病人的痛苦，快樂了自己之心。

不企求任何的回報，並且不斷地付出和給予，那才是愛的真諦

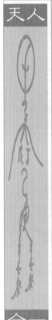

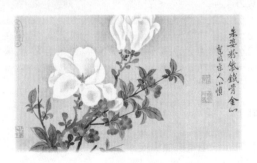

## 1. 鼻　炎

　　鼻流濁涕，量多不止或流清涕，噴嚏。中醫稱鼻淵，多由感冒經久不癒而引起，本病常伴有頭痛，鼻塞，嗅覺減退。

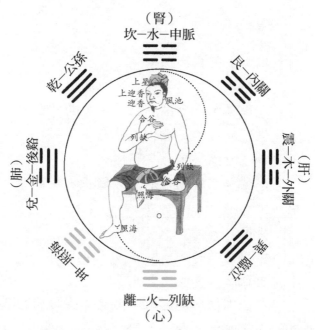

**綠色指・針・灸三聯法**

承門經驗針灸方：

迎　香：針5分、上透上迎香，留捻2分鐘
上　星：針2分、留捻2分鐘，灸15分鐘
風　池：針2分、留捻2分鐘
合　谷：針2分、留捻2分鐘
列缺、照海：各針2分、留捻2分鐘

**方義：** 迎香、上迎香、治鼻疾要穴，上星瀉熱通竅，風池疏風清熱通竅，合谷瀉陽明鬱熱通鼻竅。

【八脈配八卦】
離屬列缺（主）通任脈，乾屬照海（客）通陰蹺。
二脈相合達鼻肺，疏風宣肺療鼻疾。

## 古醫籍名家針灸方

《古今醫統大全・鼻證門》

灸法：囟會（灸七壯、治鼻癱鼻痔），上星（灸三七壯，治鼻流清涕、濁涕）、通天（灸七壯後，鼻中必出臭積一塊，方癒）、人中、百會、風池、大椎（以上穴皆可治前證）、曲差、合谷（並治鼻流臭穢）、迎香（治鼻塞不通、多涕、鼽衄）。

《醫學入門・雜病穴法歌》

鼻塞鼻痔及鼻淵，合谷、太衝（俱瀉）隨手舉。

《醫學綱目》

鼻流清涕濁涕，灸上星三七壯；又取人中、風府。不癒，又取百會、風池、風門，大癒。

《針灸資生經》

若鼻涕多，宜灸囟會、前頂。

## 現代針灸經驗方

《針灸治療學》

風寒化熱證：列缺、合谷、迎香、印堂；

肝膽火盛證：太衝、風池、印堂、上星、迎香。

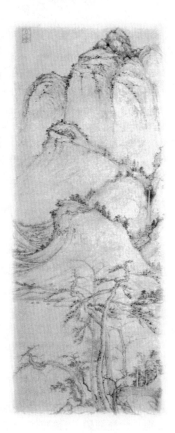

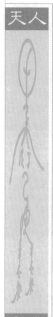

天人

合一

## 2. 鼻　衄

　　鼻中出血，多因肺胃熱盛、肝火上炎、肝腎陰虛、脾不統血所致。

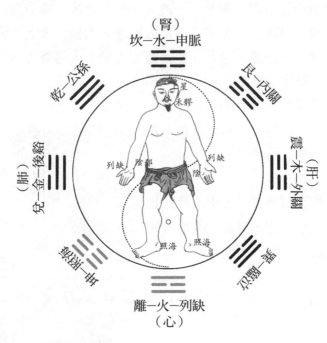

（腎）
坎—水—申脈

乾—公孫

艮—內關

兌—金—後谿
（肺）

震—木—外關
（肝）

臍端—申

離—火—列缺
（心）

星
禾髎
列缺　陰郄　列缺
陰
照海　照海

### 綠色指・針・灸三聯法

承門經驗針灸方：

禾　髎：針2分、留捻2分鐘
陰　郄：針2分、留捻5分鐘
上　星：針2分、留捻2分鐘，灸20分鐘
（重者拔去風府上三五根頭髮即止）
列缺、照海：各針2分、留捻2分鐘

**方義：**清瀉熱邪，涼血止血。

【八脈配八卦】
離屬列缺（客）通任脈，乾屬照海（主）通陰蹻。
二脈相合達肺鼻，清熱涼血止鼻衄。

天人

合一

## 古醫籍名家針灸方

《針灸甲乙經》

鼻血：上星、天牖、風池。

衄有痛：迎香。衄血不止，承漿、委中。衄血，腕骨。

《針灸大成》

鼻衄：上星（灸二七壯）、絕骨、囟會。又一法：灸項後髮際兩筋間宛宛中。鼻衄不止：合谷、上星、百勞、風府。針前不效，復針後穴：迎香、人中、印堂、京骨。

## 現代針灸經驗方

《中國針灸》1990.10

上星透囟會。

《新中醫》1990.8

合谷、上星。

《浙江中醫雜誌》1990.8

少商、身柱、火柴點燃迅速點灸，瞬時離穴，聽到啪的聲音即可。

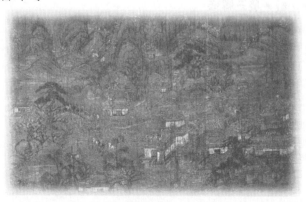

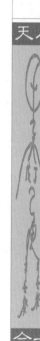

# 3. 口瘡（口臭）

口瘡指在口腔黏膜上如豆樣大的潰瘍點。

天人

合一

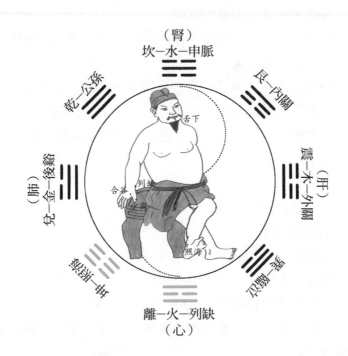

（腎）
坎─水─申脈

乾─公孫

艮─內關

兌─金─後谿
（肺）

震─木─外關
（肝）

巽─澤─臨泣

坤─風─申

離─火─列缺
（心）

## 綠色指・針・灸三聯法

承門經驗針灸方：

合　谷：針3分、留捻2分鐘
少　商：針1分、不捻轉留針10分鐘，拔針出血
舌　下：點刺出血
列缺、照海：各針2分、留捻2分鐘

**方義：**清火止痛，消腫生肌。

【八脈配八卦】
離屬列缺（客）通任脈，乾屬照海（主）通陰蹻。
二脈相合達肺胃，清熱養陰消腫痛。
【附：口臭】
針水溝、大陵、舌下點刺出血。

## 古醫籍名家針灸方

《勉學堂針灸集成》

口中生瘡：承漿、勞宮。

唇腫：內關、神門、合谷、下三里、內庭、三陰交。

口中出血不止：上星五十壯，風府針三分。

口鼻並出血：亦灸上星。

唇吻不收：合谷、下三里。

口苦：下三里、絕骨、然谷、神門。

重舌，舌裂，舌強：舌者心之竅也，神門、隱白、三陰交。

《針灸玉龍經》

上牙生瘡：人中（瀉）

下牙生瘡：承漿（瀉）

口舌生瘡：委中（瀉）

## 現代針灸經驗方

《上海中醫藥雜誌》1985.8

曲池、足三里、合谷。

《四川中醫》1986.6

上廉泉、勞宮。

《中級醫刊》1987.2

實熱型：勞宮、神門、合谷、足三里；

虛熱型：照海、太谿、三陰交。

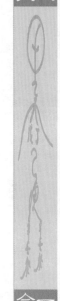

## 4. 牙　痛

　　牙痛是口腔疾病常見症狀之一，臨床辨證分為實火牙痛、虛火牙痛、齲齒牙痛三類。

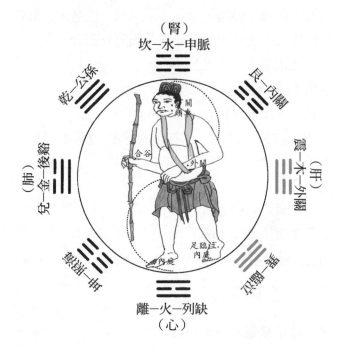

### 綠色指・針・灸三聯法

**承門經驗針灸方：**

下　關：針1寸、留捻2分鐘
頰　車：針5分、留捻2分鐘
合　谷：針3分、留捻2分鐘
內　庭：針2分、留捻2分鐘
外關、足臨泣：各針2分、留捻2分鐘

**方義：** 下關頰車疏通局部氣血、清熱瀉火，合谷疏泄陽明經氣，消腫止痛，內庭瀉之，收瀉火之功。

【八脈配八卦】
震屬外關（女）通陽維，巽屬臨泣（男）通帶脈。
二脈相合達面頰，祛風消腫止牙痛。

### 古醫籍名家針灸方

《古今醫統大全》

（1）足內踝二尖（治上牙疼，灸之），足三里（灸四十九壯，治上齒痛者立癒）。手三里（灸七壯，治下齒痛者，灸之癒），列缺（灸七壯，痛立止，永不再發）。

（2）合谷（治齒齲痛，灸之），內庭（治齒下痛，針灸皆可），陽谷（治下牙），太淵（治風牙）。

《醫學入門》

坐牙風腫連面瀉手三里，頰車。滿口牙痛牙酸，瀉合谷，足臨泣。下牙痛，瀉合谷。

### 現代針灸經驗方

《上海針灸雜誌》1987.6

上牙痛取顴髎、內庭；下牙痛取頰車、合谷。

《中醫雜誌》1989.8

太衝、下關。

《針灸治療學》

合谷、下關、頰車，風火牙痛配外關、風池，實火牙痛配內庭、勞宮；虛火牙痛配太谿、行間。

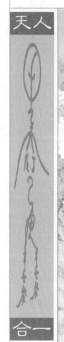

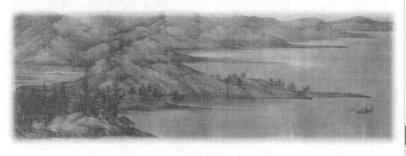

## 5. 失 音

指喉喑而言,其症聲音不揚,甚至嘶啞失音。臨證上分急性與慢性兩類。急性發病急,病程短,多因風寒或風熱邪毒侵襲肺金所致。慢性發病日久,嘶啞失音,多由肺、脾、腎虛而致。

天人

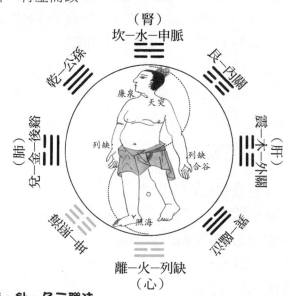

（腎）
坎─水─申脈

乾─公孫

艮─內關

兌─金─後谿
（肺）

震─木─外關
（肝）

巽─膽─臨泣

離─火─列缺
（心）

廉泉 天突

列缺

列缺 合谷

照海

合一

**綠色指・針・灸三聯法**

承門經驗針灸方:
廉　泉:針1寸、留捻1分鐘
天　突:針5分、留捻2分鐘
列　缺:針3分、留捻2分鐘
照　海:針3分、留捻2分鐘
合　谷:針2分、留捻2分鐘
（熱盛者少商點刺出血）

**方義:**廉泉引經氣上行、以利咽喉,天突化痰利咽開音,列缺開宣肺氣、主治失音,照海為治咽喉病要穴,合谷瀉風熱邪毒,清熱利咽。

【八脈配八卦】
離屬列缺（客）通任脈,乾屬照海（主）通陰蹻。
二脈相合達咽喉,宣肺利咽開喉音。

## 古醫籍名家針灸方

《針灸甲乙經》

身痛反折，口噤，喉痹不能言，三里主之。

《針灸大成》

失音不語：間使，支溝，靈道，魚際，合谷，陰谷，復溜，然谷。

《針灸玉龍經》

喉閉失音並吐血，細尋天突宜無偏。照海能於喉閉用。

《醫學綱目》

喉閉不通：少商、隱白、少衝、湧泉。

## 現代針灸經驗方

《中國針灸》1988.8

角孫、翳風。用火柴劃燃迅速點穴，剎時離穴。

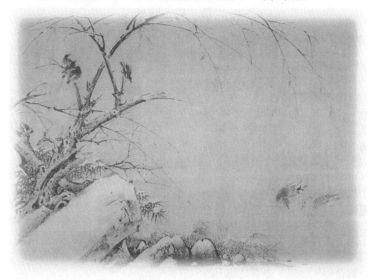

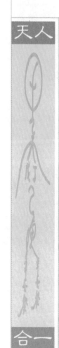

## 6. 咽喉腫痛（慢性咽炎）

指咽喉部紅、腫、熱、痛，內因多與肺、胃、脾、肝、腎等功能失常有關，外因多為風、熱、濕、疫等邪乘虛侵犯所致。中醫又稱喉痹。

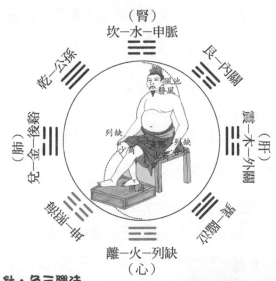

（腎）
坎－水－申脈
乾－公孫
艮－內關
兌－金－後谿
（肺）
震－木－外關
（肝）
坤－脾－公孫
巽－膽－臨泣
離－火－列缺
（心）
風池
翳風
列缺
魚際
列缺
少商
少商
合谷
照海

### 綠色指・針・灸三聯法

承門經驗針灸方：

合　谷：針 2 分、留捻 2 分鐘
少　商：點刺出血
魚　際：針 2 分、留捻 1 分鐘
風　池：針 5 分、留捻 1 分鐘
翳　風：針 5 分、向對側穴下刺提插 3～5 下出針
列缺、照海：各針 2 分、留捻 2 分鐘

方義：少商清肺熱利咽喉，合谷疏泄陽明經鬱熱，魚際瀉肺熱清咽喉，翳風清利咽喉局部鬱熱。

【八脈配八卦】
離屬列缺（客）通任脈，乾屬照海（主）通陰蹺。
二脈相合達咽喉，清熱利咽消腫痛。
【附：慢性咽炎】
翳風：向對側穴提插強刺激手法，灸 20 分鐘。
針刺合谷、照海，少商點刺出血。

## 古醫籍名家針灸方

《針灸大成》

咽喉腫痛、閉塞、水粒不下：合谷、少商，兼以三棱針刺手大指背頭節上甲根處，排刺三針。又曰喉痹：頰車、合谷、少商、尺澤、經渠、陽谿、大陵、二間、前谷。喉痹：刺宜少商、合谷、豐隆、湧泉、關衝。

《千金要方》

湧泉、然谷，主喉痹痰哽咽寒熱。

《古今醫統大全》

針灸法：天柱、天突（上穴並治喉腫，喉痛，不能言）。三間（治喉痹，咽如梗），行間（治喉痹氣逆，咽如扼狀）。少商（治喉痹，三棱針刺出血，立癒）。合谷（治喉痹，針五分，立癒），陽谷。手大指甲後第一節（或灸三壯，或刺出血，治喉痹。男灸左，女灸右）。

## 現代針灸經驗方

《四川中醫》1985.3

太衝、照海。

《陝西中醫》1988.9

照海為主穴，風熱犯肺配大椎，肝火上炎配間使，胃火旺盛配內庭，肺陰不足配魚際，腎陰不足配太谿，氣虛發熱配足三里。

《福建醫藥雜誌》1987.9

少商，點刺出血；針尺澤、曲池、合谷。

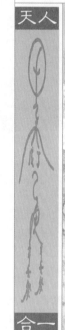

天人

合一

427

## 7. 青盲（眼底出血）

目外觀端好，瞳神無障，唯視力漸降至盲之眼疾。多因七情內傷、肝氣鬱結，或因暴怒痰火升動、氣滯血瘀等致使玄府閉塞，神氣出入升降受阻，或因氣血虧損、肝腎陰虛、陰虛火旺，或腎陽虛衰，而致臟腑之精血不能上榮於目。

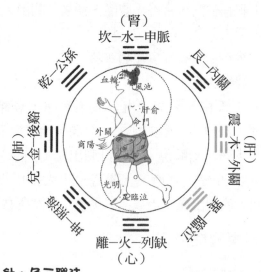

（腎）
坎－水－申脈

乾－公孫　　　艮－內關

（肺）　　血輪　風池
兌－金－後谿　　　震－木－外關（肝）
肝俞　命門
外關
商陽

坤－脾胃　　　光明　足臨泣

巽端－申　　　離－火－列缺　　　巽臨泣－脾胃
（心）

### 綠色指・針・灸三聯法

承門經驗針灸方：

攢　竹：針2分、留捻2分鐘
血　輪：針1寸、留針30分鐘
風　池：針5分、留捻3分鐘
肝　俞：針5分、留捻2分鐘、灸10分鐘
命　門：針5分、留捻2分鐘、灸20分鐘
光　明：針5分、留捻2分鐘、灸20分鐘
商　陽：點刺出血
外關、足臨泣：各針2分、留捻2分鐘

**方義：** 滋養肝腎，疏通眼絡清熱明目。攢竹、血輪疏通局部氣血經絡，肝俞、命門滋肝養腎，光明治目疾經驗效穴，商陽清陽明經熱，調暢氣血。

【八脈配八卦】
震屬外關（女）通陽維，巽屬臨泣（男）通帶脈。二脈相合達肝目，擅能清熱養肝治目疾。

【附：眼底出血】
針風池、天柱，灸合谷。

## 古醫籍名家針灸方

《針灸玉龍經》

眼目暴赤腫痛，眼巢紅：太陽（出血），大小骨空（灸）。

青盲、雀目，視物不明：丘墟（灸，針瀉），足三里，委中（出血）。

《類經圖翼》

眼目疼痛：合谷（痛而不明），外關、後谿（頭目痛）。

青盲眼：肝俞、膽俞、腎俞、養老（七壯），商陽（五壯）、光明、足三里。

## 現代針灸經驗方

《上海針灸雜誌》1988.7

膈俞、肝俞、腎俞、風池、天柱、三陰交，治療青光眼。

《中醫雜誌》1988.5

主穴取球後（在眶下緣外1/4與內3/4交界處），配穴翳明（耳後乳突最高點直下與耳垂平行線的交點處）。治療視神經萎縮。

《上海針灸雜誌》1987.6

常用穴：睛明（刺二寸深）、攢竹、瞳子髎、合谷；備用穴：風池、陽白、目窗、頭臨泣、光明。治療視神經萎縮。

## 8. 暴 盲

目外觀端好，瞳神無障，唯視力急劇下降至盲之眼病。

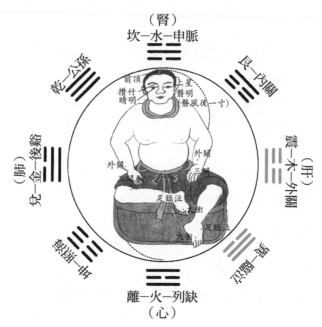

### 綠色指・針・灸三聯法

承門經驗針灸方：

上　星：點刺出血
前　頂：針2分、留捻2分鐘
睛　明、攢竹：針2分、留捻2分鐘
翳　明：針5分、提插針感放射為佳
三　間：針3分、留捻2分鐘
太　衝：針5分、留捻2分鐘
外關、足臨泣：各針3分、留捻2分鐘

方義：疏通眼部經脈，行氣散瘀，通利目竅，清熱養陰明目。

【八脈配八卦】
震屬外關（女）通陽維，巽屬臨泣（男）通帶脈。
二脈相合達肝目，擅能清熱養肝治目疾。

## 古醫籍名家針灸方

《景岳全書·眼目》

睛明、風池、太陽、神庭、上星、囟會、百會、前頂、攢竹、絲竹空、承泣、目窗、客主人、承光。以上諸穴，皆可用針，以三棱針出血。風近目之穴，皆禁灸。

大骨空（穴在手大指第二節尖。灸九壯，以口吹火滅）。

小骨空（穴在手小指第二節尖。灸七壯，以口吹火滅）。

上二穴能治迎風冷淚，風眼爛弦等證。

合谷（治陽明熱鬱，赤腫翳障，或迎風流淚。灸七壯。大抵目疾多宜灸此，永不再發也，亦可針）。

翳風（灸七壯。治赤白翳膜，目不明）。

肝俞（灸七壯。治肝風客熱，迎風流淚、雀目）。

足三里（灸之可令火氣下降）。

明目二間（灸）。

命門（灸）。

水溝（可針可灸。治目睛直視）。

手三里（灸，右取左，左取右）。

八關大刺（治眼痛欲出，不可忍者。須刺十指縫中出血癒）。

## 現代針灸經驗方

《針灸治療學》 睛明、瞳子髎，肝陽上亢配太衝、光明；氣滯血瘀配內關、膈俞。

《河北中醫》1989.11 睛明、絲竹空，點刺；足三里、內關、肝俞、肺俞、腎俞。

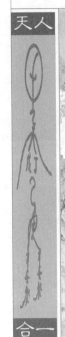

## 9. 白內障

晶體混濁，視力緩降，漸至失明之眼病。本病多見於老年人，因最終在瞳神之中出現圓形銀白色或棕褐色的翳障，中醫又稱圓翳內障。

天人

合一

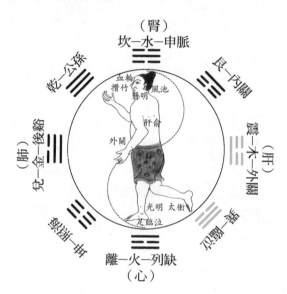

**綠色指・針・灸三聯法**

承門經驗針灸方：
攢　竹：針2分、留捻2分鐘
血　輪：針1寸、不捻留針30分鐘
肝　俞：針5分、留捻2分鐘
翳　明：針5分、提插針感放射為佳
風　池：針5分、留間捻30分鐘
太　衝、光明：針5分、留間捻30分鐘
外關、足臨泣：各針2分、留捻2分鐘

**方義：** 血輪，攢竹疏通局部氣血，風池配肝俞祛風活絡，養肝明目，翳明，光明為明目經驗效穴。

【八脈配八卦】
震屬外關（女）通陽維，巽屬臨泣（男）通帶脈。
二脈相合達肝目，擅能清熱養肝治目疾。

## 古醫籍名家針灸方

《醫學明目‧目疾門》

諸障：睛明、四白、太陽、百會、商陽、厲兌、光明（各出血）。合谷、三里、命門、肝俞、光明（各灸之）。

《針灸集成》

睛內障：問曰：此證從何而得？用此法針之不效，何也？答曰：怒氣傷肝，血不就舍，骨水枯竭，血氣耗散，初患時不能節，將恣意房室，用心過多，故得證者難治，可刺後穴：太陽、合谷、臨泣、睛明、光明、風池、天府。

《扁鵲心書》

兩眼昏黑，欲成內障，乃脾腎氣虛所致，灸關元三百壯。

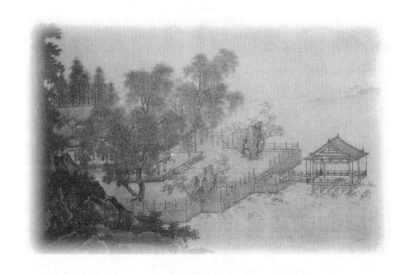

# 10. 目癢目痛

　　白睛紅赤腫痛或發癢、羞明多淚為主症的一種急性常見眼科病證。又稱天行赤眼，俗稱「紅眼病」。多由風熱外襲、裏熱熾盛、內外合邪、壅滯脈絡而致。

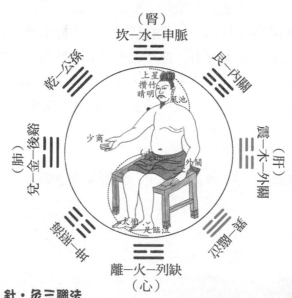

（腎）
坎—水—申脈

乾—公孫

艮—內關

上星
攢竹
晴明
風池

少商

震—木—外關
（肝）

外關

兌—金—後谿
（肺）

太衝・足臨泣

巽—風—臨泣

坤—土—照海

離—火—列缺
（心）

**綠色指・針・灸三聯法**

承門經驗針灸方：

晴　明：針1分、點刺出針
風　池：針3分、留捻1分鐘
攢　竹：針1分、點刺出針
上　星：點刺出血
太　衝：針3分、留捻2分鐘
少　商：點刺出血
外關、足臨泣：針3分，留捻2分鐘

**方義：**晴明、攢竹宣洩局部鬱熱、通絡明目；風池疏風消腫；上星、少商點刺出血能消腫解毒、疏風清熱；太衝清肝瀉熱養陰明目。

【八脈配八卦】
震屬外關（女）通陽維，巽屬臨泣（男）通帶脈。
二脈相合達肝目，擅能清熱養肝治目疾。

天人

合一

## 古醫籍名家針灸方

《醫學綱目》

眼暴赤腫：神庭、內庭、囟門、前頂、百會（各出血立癒）。

眼赤腫疼痛：陽谷（一分瀉之）、至陰。

《針灸捷徑》

暴赤眼紅腫痛：攢竹、睛明、至陰、絲竹空、合谷、臨泣。

《得效方》

赤眼，挑耳後紅筋，針攢竹穴即安，穴在兩眉頭陷中。

## 現代針灸經驗方

《上海針灸雜誌》1990.9

少澤、耳尖，三棱針點刺放血。大椎梅花樣點刺加拔火罐。

《中國針灸》1989.9

中衝，點刺放血。

《中國針灸》1988.8

睛明、太陽、合谷，配內關、間使、行間。

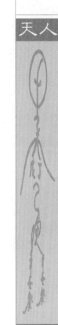

天人

合一

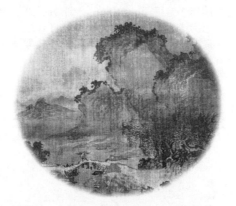

# 11.目 翳

眼內外所生遮散視線之目障。在此僅指引起黑睛混濁或潰陷的外障眼疾及病癒遺留於黑睛的痕跡。多由風熱壅盛、肝腎陰虛、氣血鬱滯、火熱薰蒸肝膽之絡，上攻於黑睛所致。

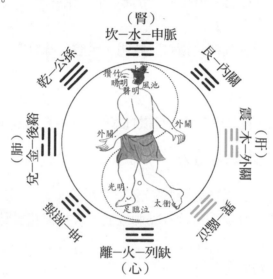

### 綠色指・針・灸三聯法

承門經驗針灸方：

上　星：點刺出血
睛　明：針2分、點刺出針
攢　竹：針2分、留捻1分鐘
風　池：針2分、留捻1分鐘
翳　明：針5分、提插麻電感出針
光明、太衝：針5分、留捻2分鐘
外關、足臨泣：各針2分、留捻2分鐘

**方義：**睛明、攢竹、風池能清肝活絡明目，光明、太衝能滋陰養肝、清熱明目，翳明是治目疾特效穴。上星能清散眼目熱邪。

【八脈配八卦】
震屬外關（女）通陽維，巽屬臨泣（男）通帶脈。
二脈相合達肝目，擅能清熱養肝治目疾。

【附：方二】
灸耳尖、耳後紫絡點刺出血。

## 古醫籍名家針灸方

《針灸捷徑》

目生翳膜：瞳子髎、上星、睛明、風池、肝俞、至陰、合谷、關衝。

《醫學綱目・目疾門》

風眼卒生翳膜疼痛，中指本節尖上（灸三壯小麥大，左灸右、右灸左）。

《景岳全書・眼目》

合谷（治陽明熱鬱，赤腫翳障，或迎風流淚，灸七壯。大抵目疾多宜灸此，永不再發也，亦可針）。

翳風（灸七壯。治赤白翳膜，目不明）。

## 現代針灸經驗方

《針灸治療學》

攢竹、睛明、瞳子髎、風熱目翳配風池、足臨泣；肝腎陰虛配肝俞，腎俞、大小骨空。

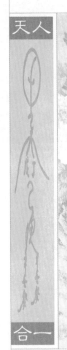

天人

合一

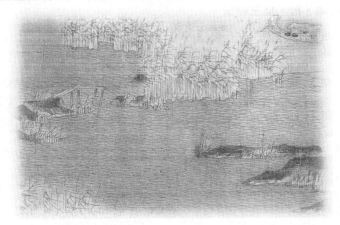

# 12. 目偏視

目珠偏離正位，或左或右，失其常態之病症。多由臟腑氣血虧虛、風邪乘虛而入，致筋脈弛張不收。

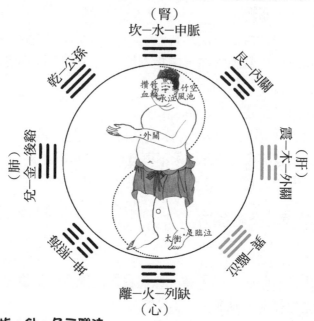

（腎）
坎—水—申脈

乾—公孫

艮—內關

兌—金—後谿
（肺）

震—木—外關
（肝）

攢竹　絲竹空
血輪　承泣　風池
　　外關

坤—地—照海

巽—風—臨泣

太衝　足臨泣

離—火—列缺
（心）

## 綠色指‧針‧灸三聯法

承門經驗針灸方：

血　輪：針 1 寸、不捻，留針 30 分鐘
攢　竹：針 2 分、留捻 2 分鐘
絲竹空：針 2 分、留捻 2 分鐘
風　池：針 5 分、留捻 2 分鐘
太　衝：針 3 分、留捻 2 分鐘
下斜配魚腰、上斜配承泣。
外關、足臨泣：各針 2 分、留捻 2 分鐘

**方義：**血輪疏風散邪、疏通目絡，攢竹、絲竹空疏風開竅明目，輔以風池疏風通絡，太衝疏肝解鬱，清肝明目。

【八脈配八卦】
震屬外關（女）通陽維，巽屬臨泣（男）通帶脈。
二脈相合達肝目，擅能清熱養肝治目疾。

天人

合一

## 古醫籍名家針灸方

《古今醫統大全・眼科》

針灸法：睛明、風池、太陽（刺出血），期門（灸四穴，治胬肉攀睛）。

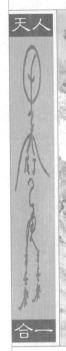

水溝，針灸治目睛直視。

二間、合谷（宜針灸治迎風冷淚）。

神庭、上星、囟會、百會、前頂（上五穴，宜三棱針刺出血，以鹽塗之，專治目不能夜視）。

肝俞（灸七壯，治肝風客熱，迎風冷淚，雀目亦治）。

合谷（灸七壯，治陽明熱鬱，翳障赤腫。大抵目疾多宜灸此穴，永不再發也）。

攢竹、絲竹空（凡近目之穴禁灸，唯刺之血出而已）、翳風（灸七壯，治赤白翳膜，且不明）。

承泣、承漿、商陽、偏歷、手三里、目窗、上關、承光（上穴皆治目瞑眩）、命門、肝俞、八關大刺（治眼痛欲出，不可忍者。須刺十指縫中，出血癒）。

## 現代針灸經驗方

《新中醫》1990.1

① 外斜症：內正穴（目正視瞳孔正中水平內眥偏上瞼）；② 內斜症：外正穴（目正視瞳孔正中外眥偏下瞼）；③ 上直肌上斜肌麻痹所致斜視：上正穴（目正視瞳孔正中上方，介於上直肌上斜肌間）；④ 兩肌麻痹所致上斜及鼻側上轉障礙：下正穴（目正視瞳孔正中下方，介於下直肌下斜肌間）。

## 13. 迎風流淚（老花眼）

多由肝腎虧虛、肝風內動、目失所養所致。

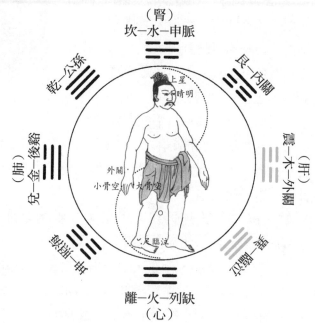

（腎）
坎－水－申脈

艮－內關

震－木－外關
（肝）

離－火－列缺
（心）

乾－公孫

兌－金－後谿
（肺）

上星
睛明

外關
小骨空　大骨空

足臨泣

**綠色指・針・灸三聯法**

承門經驗針灸方：
上星：針2分、留捻2分鐘，灸15分鐘
睛明：針1分、留捻1分鐘
大骨空：灸15分鐘
小骨空：灸15分鐘
外關、足臨泣：各針2分、留捻2分鐘

> 方義：疏風清熱養目。
> 上星疏通諸陽之邪，睛
> 明通調局部氣血，大小
> 骨空是治迎風流淚之經
> 驗效穴。

【八脈配八卦】
震屬外關（女）通陽維，巽屬臨泣（男）通帶脈。
二脈相合達肝目，擅能清熱養肝治目疾。
【附：老花眼】
針灸上星、百會、肝俞，針攢竹、風池。

## 古醫籍名家針灸方

《勉學堂針灸集成》

迎風冷淚：睛明、腕骨、風池、頭維、上星、迎香。

《針灸捷徑》

目迎風冷淚：頭臨泣、大骨空、肝俞、攢竹、小骨空、風池。

《神家針灸圖經》

治年風眼、流冷淚，及熱翳遮睛，一切眼疾，灸之。

風池二穴，童子髎二穴，肩井二穴，曲池二穴，合谷二穴。

上用花椒、蔥、艾煎水，不時洗之。

## 現代針灸經驗方

《針灸治療學》

冷淚證：睛明、攢竹、風池、肝俞、腎俞；

熱淚證：睛明、攢竹、合谷、陽白、太衝。

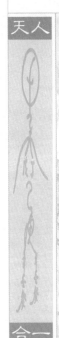

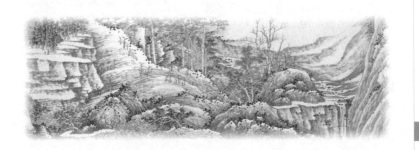

## 14. 上眼瞼下垂

上胞不能自行提起，掩蓋瞳神。

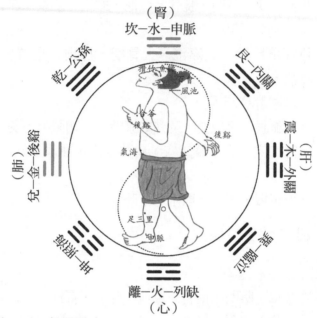

（腎）
坎—水—申脈

乾—公孫

艮—內關

震—木—外關
（肝）

兌—金—後谿
（肺）

巽—臨泣

坤—照海

離—火—列缺
（心）

### 綠色指·針·灸三聯法

承門經驗針灸方：
攢竹穴及穴下 0.5 寸穴：橫刺 1 分、不留針
魚腰穴及穴下 0.5 寸穴：橫刺 1 分、不留針
絲竹穴及穴下 0.5 寸穴：橫刺 1 分、不留針
合谷、風池：各針 5 分、留捻 2 分鐘
酌情艾灸百會、足三里、氣海。
後谿、申脈：各針 3 分、留捻 2 分鐘

**方義：**激發局部經氣，溫經通脈活絡，祛散風邪，升提陽氣，利眼瞼之開合。

【八脈配八卦】
兌屬後谿（夫）通督脈，坎屬申脈（妻）通陽蹻。
二脈相合達諸陽，蹻通氣盈利開合。
【附：方二】
針攢竹、絲竹空，灸陽谷。

天人
合一

## 現代針灸經驗方

《江西中醫藥》1985.6

魚腰、攢竹。

《上海針灸雜誌》1987.6

陷穀（針後加灸）、頭臨泣。

《針灸學報》1989.5

肝俞、脾俞，針後加灸。

《針灸學報》1990.6

主穴取攢竹、絲竹空、陽白、魚腰、太衝、太谿。每次取手足經脈上一對。配穴取合谷、大都、脾俞、百會、足三里、中樞、陰陵泉、三陰交，每次用 1～2 個。

《南京中醫學院學報》1989.2

三陰交，熱補針法加溫灸。

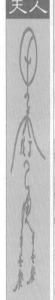

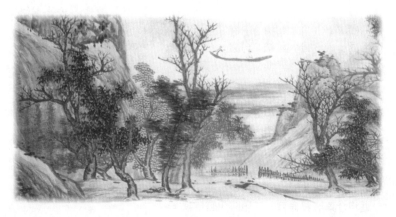

## 15. 耳鳴耳聾

　　耳鳴指自覺耳內鳴響，如蟬鳴，如潮聲，耳聾指聽覺減退或消失，二者可相伴。多因腎精不足、氣血兩虛、肝火上擾，痰火上壅所致。

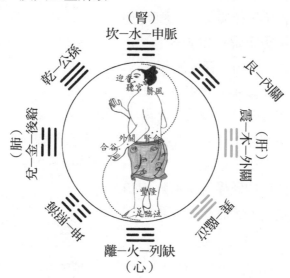

### 綠色指‧針‧灸三聯法

承門經驗針灸方：

迎　香：針5分、留捻2分鐘
聽　宮：針5分、留捻2分鐘
翳　風：針5分、提插5～8次，留30分
　　　　鐘，灸20分鐘
腎　俞：針8分、留捻2分鐘，灸15分鐘
合　谷：針2分、留捻2分鐘
外關、足臨泣：針5分、留捻2分鐘
酌情肝火旺者加太衝，痰火盛者加豐隆

**方義：** 合谷、迎香疏調陽明經氣，配聽宮、翳風調和局部氣血，使經氣疏達，外關、足臨泣清泄風熱，降鬱火，聰內耳。

【八脈配八卦】
巽屬臨泣（男）通帶脈，震屬外關（女）通陽維。
二脈相合達肝腎通耳，疏風降火耳脈通。

## 古醫籍名家針灸方

### 《針灸大全》

聽會兼之與聽宮，七分針瀉耳中聾；耳門又瀉三分許，更加七壯灸聽宮；大腸經內將針瀉，曲池合谷七分中。

### 《針灸捷徑》

兩耳虛鳴：翳風、聽會、腎俞、太谿

耳聾氣閉：翳風、聽會、合谷、足三里

耳紅痛腫：翳風、聽會、合谷、臨泣

### 《神農針灸圖經》

治耳聾，二三年不聞音聲者，灸之，中極一穴，翳風二穴，頰車二穴，風池二穴，合谷二穴，承山二穴，行間二穴，曲池二穴，下三里二穴，上用洗心散服之，忌酒發物，用蔥入耳通氣。

## 現代針灸經驗方

### 《針灸治療學》

實證：翳風、聽會、中諸、俠谿，肝膽火旺配太衝、丘墟；痰熱鬱結配豐隆、勞宮。

虛證：翳風、聽會、腎俞、關元、太谿。

《上海針灸雜誌》1989.8　外關，中度刺激。

《中國針灸》1990.10

（1）耳門、完骨、聽敏（耳垂下緣根部）；風市、合谷、外關。

（2）百會、足三里、合谷、聽會、頭竅陰、會宗。均留針 60～90 分鐘。兩組交替使用。

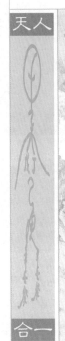

## 16. 中耳炎

耳內疼痛，又稱聹耳，多有膿液經穿孔的耳膜流出。中醫多認為由肝膽火熱，脾虛濕困，腎陰虧虛所致。

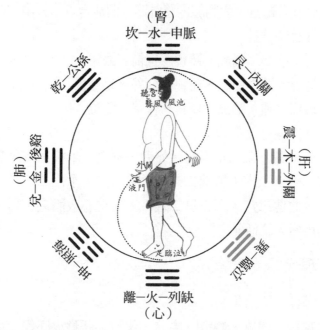

**綠色指・針・灸三聯法**

承門經驗針灸方：

聽　宮：針 5 分、留捻 2 分鐘
翳　風：針 5 分、提插針感放射為佳，留針，灸 20 分鐘
風　池：針 3 分、留捻 2 分鐘
液　門：針 3 分、留捻 2 分鐘
外關、足臨泣：針 3 分、留間捻 2 分鐘

**方義：** 迎香、聽宮、翳風疏風通絡，清利耳竅，配風池疏風清熱，液門、足臨泣清肝膽濕熱。

【八脈配八卦】
震屬外關（女）通陽維，巽屬臨泣（男）通帶脈。二脈相合肝膽耳，疏風利膽清耳竅。

【附：方二】
滑肉門深刺、針液門，針灸翳風。

## 古醫籍名家針灸方

《針灸大成》

聤生瘡，有膿汁：耳門、翳風、合谷。

《千金要方》

耳聾鳴客主人一名上關，在聽會上 1 寸動脈宛宛中針入 1 分，主耳聾鳴如蟬。又聤耳膿出，亦宜灸日三壯，至二百壯，側臥張口取之。

《聖濟總錄》

下關二穴主聤耳……各灸三壯，炷以小筋頭為之。

聽會二穴……各灸五壯，主耳聾無所聞。

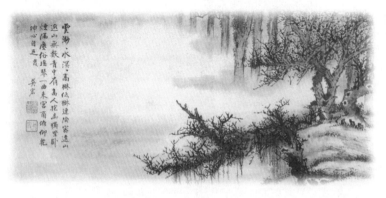

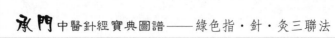
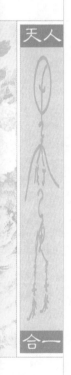

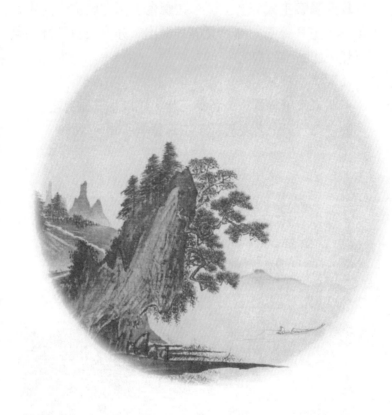

# 五、外科病症

## 醫心慧語

眾生的煩惱，是從無名妄想中生起的；
而智者的煩惱，是從仁愛之心生出的。
你有煩惱嗎？
你的煩惱是從仁愛中生出的，還是從心
性欲念中生出的呢？
其實，怕就只怕從煩惱中生煩惱啊！
醫家之心：
不貪念榮華富貴，
靜下心來做學問。
用慧者之心去醫疾病，
用慈愛之心拂去病人身心的苦痛。
你之經驗是病人贈送給你的。得到了最
珍貴的東西，你還有什麼煩惱呢？

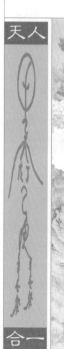

天人

合一

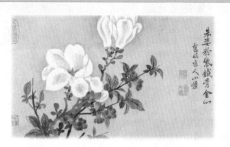

# 1. 蛇串瘡（帶狀疱疹）

是成簇的水疱沿身體側呈帶狀分佈的一種疾病，其形狀如蛇行，多好發於腰肋間，又稱「纏腰火丹」常驟然發生。多因肝火旺盛，濕熱內蘊所致。

天人

合一

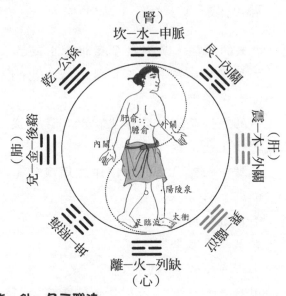

（腎）
坎─水─申脈
艮─內關
乾─公孫
震─木─外關
（肝）
兌─金─後谿
（肺）
巽─臨泣
離─火─列缺
（心）

肝俞 膽俞 外關
內關
陽陵泉
足臨泣 太衝

**綠色指・針・灸三聯法**

承門經驗針灸方：

疱疹局部：刺絡拔罐放血，灸 15 分鐘
肝　俞：針 5 分、留捻 2 分鐘
膽　俞：針 5 分、留捻 2 分鐘
內　關：針 1 寸、針感下傳為佳
陽陵泉：針 3 分、針感下傳為佳
太　衝：針 2 分、留捻 2 分鐘
外關、足臨泣：各針 2 分、留捻 2 分鐘

**方義：**局部刺絡拔罐可清瀉火毒、活血化瘀，肝俞、膽俞、陽陵泉、太衝可清肝利膽止脇痛，內關、外關能疏經通脈，理氣止痛。

【八脈配八卦】
震屬外關（女）通陽維，巽屬臨泣（男）通帶脈。
二脈相合通陽脈，清肝利膽瀉脇痛。

## 現代針灸經驗方

《針灸治療學》

風火證：局部圍針、期門、曲泉、足竅陰、中渚；

濕熱證：局部圍針、內庭、外關、俠谿、公孫。

《陝西中醫》1989.10

據患病部位取患側穴位：顏面部取合谷，頭項部取列缺，胸脇部取內關，腹部取足三里，少腹部取三陰交，腰背部取委中，臀部取環跳，四肢取陽陵泉，燈火灸。

《山東中醫雜誌》1989.8

病灶周圍，梅花針叩刺。

《針灸學報》1990.6

太衝、陽陵泉、內關，強刺激；病灶四周圍刺，施以電針。

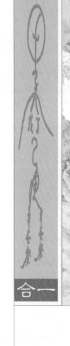

## 2. 丹 毒

　　皮膚突然鮮紅成片，色如脂塗丹染，迅速蔓延的急性感染性疾病。多由足癬感染而至。下肢丹毒多見。

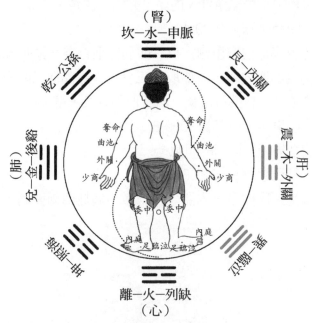

（腎）
坎─水─申脈

乾─公孫

艮─內關

兌─金─後谿
（肺）

震─木─外關
（肝）

奪命
曲池
外關
少商

奪命
曲池
外關
少商

委中　委中

內庭
足臨泣　足臨泣
內庭

坤─臨泣

巽─土─申脈

離─火─列缺
（心）

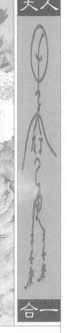

**綠色指‧針‧灸三聯法**

承門經驗針灸方：
奪命：（曲池上 5 寸）灸 60 分鐘
阿是穴：點刺放血加閃罐
委中：點刺放血 3～5 滴
內庭：針 2 分、留捻 2 分鐘（瀉）
少商：點刺出血 3～5 滴
外關、足臨泣：各針 2 分、留捻 2 分鐘

**方義**：清熱瀉毒，涼血化瘀。

【八脈配八卦】
震屬外關（夫）通陽維，巽屬臨泣（妻）通帶脈。
二脈相合通陽絡，清熱化毒散瘀腫。

## 古醫籍名家針灸方

《勉學堂針灸集成》

風丹及火丹毒：以三棱針無間亂刺當處及暈畔多出惡血，翌日更看赤氣所在如初，亂刺棄血如糞，神效。

《醫心方·治癰疽未膿方》

《醫門方》云：扁鵲瘍癰、腫、癭、疽、風腫、惡毒腫等，當其頭上灸之數十壯，無不瘥者，四畔亦灸二、三百壯。此是醫家秘法，小者灸五、六處，大者灸七八處。

## 現代針灸經驗方

《皮膚病針灸療法》

阿是穴、血海、隱白，刺血療法。

《新中醫》1988.4

阿是穴，火針點刺。

《陝西中醫》1986.6

針刺四縫穴，擠出黏液，均刺患側穴。

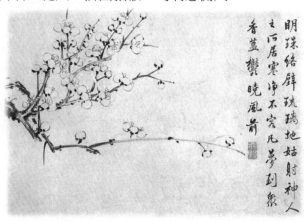

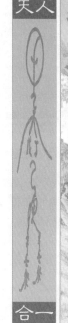

天人

合一

## 3. 附骨疽（脫骨症）

病邪深沉，局部腫、附筋著骨、推之不移、疼痛徹骨，重則破潰傷骨。好發於兒童長骨。

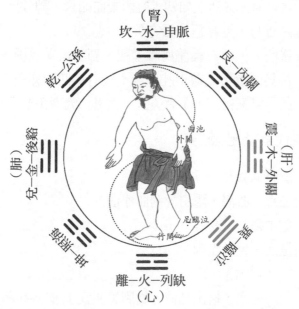

（腎）
坎—水—申脈

艮—內關

乾—公孫

（肝）
震—木—外關

（肺）
兌—金—後谿

巽—臨泣

離—火—列缺
（心）

### 綠色指・針・灸三聯法

**承門經驗針灸方：**
病變局部：圍刺放血，灸 15 分鐘
曲池：針 3 分、留撚 2 分鐘
外關：針 3 分、留撚 2 分鐘
行間：針 2 分、留撚 2 分鐘
足臨泣：針 2 分、留撚 2 分鐘

**方義：**解毒散結，疏風清熱，行瘀通絡。局部圍刺放血，使毒邪外泄。行間、曲池瀉之能疏風清熱活血，外關疏理氣機，使陽氣得振，氣血調暢。

【八脈配八卦】
震屬外關（夫）通陽維，巽屬臨泣（妻）通帶脈。
二脈相合達陽絡，清熱散鬱化瘀痛。
【附：脫骨疽】
灸絕骨、針曲池、行間、內庭。

## 古醫籍名家針灸方

《勉學堂針灸集成》

附骨疽：二白穴在間使後 1 寸，灸隨年壯，立瘥。

《類經圖翼》

附骨疽：環跳穴痛，恐生附骨疽也、大陵、懸鐘（三七壯）。

## 現代針灸經驗方

《針灸治療學》

氣滯血瘀：膈俞、關元俞、氣海、足三里、三陰交、商丘、丘墟、照海。

氣陰兩傷：關元、太谿、足三里、太淵、血海、內關。

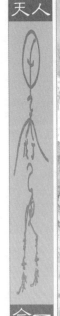

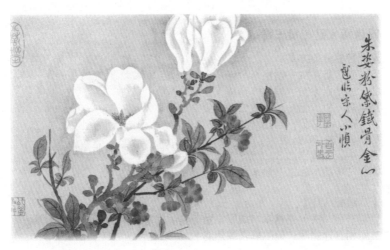

## 4. 蕁麻疹（皮膚瘙癢症）

皮膚黏膜血管擴張，通透性增強，而產生的一種瘙癢、局限暫時的表皮或黏膜的風團狀水腫反應。

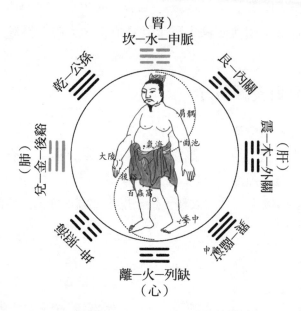

（腎）
坎－水－申脈

乾－公孫

艮－內關

兌－金－後谿
（肺）

震－木－外關
（肝）

巽－商陽－申

申脈－期門－坎

離－火－列缺
（心）

肩髃
氣海　曲池
大陵
後谿
百蟲窩
委中

### 綠色指・針・灸三聯法

承門經驗針灸方：

肩　髃：針 1 寸、留捻 3 分鐘，灸 15 分鐘
曲　池：針 5 分、留捻 3 分鐘，灸 20 分鐘
百蟲窩：針 5 分、留捻 3 分鐘，灸 20 分鐘
大　陵：針 2 分、留捻 2 分鐘
氣　海：灸 30 分鐘
委　中：點刺出血 3～5 滴
後谿、申脈：各針 2 分、留捻 2 分鐘

【八脈配八卦】
兌屬後谿（夫）通督脈，坎屬申脈（妻）通陽蹺。
二脈相合達諸陽，疏風解表寒熱清。

**方義：**疏風解表，清理寒熱，調補氣血。

【附：皮膚瘙癢症】
針曲池、血海、風池、風市，灸神闕、瘙癢局部。

## 古醫籍名家針灸方

《千金要方》

癮疹、灸曲池二穴，隨年壯、神良。

頭痛癮疹、灸天窗七壯。

《針灸玉龍經》

風毒隱疹，遍身瘙癢，抓破成瘡：曲池（灸、針瀉）、絕骨（灸、針瀉）、委中（出血）。

肺風滿面赤瘡暴生者：少商、委中（瀉）。其瘡年深者，合谷（瀉）。

《針灸聚英》

至陰屏翳，療癢疾之疼多。

## 現代針灸經驗方

《皮膚病針灸療法》

（1）風池、血海及相應脊柱兩側穴位。

（2）① 血海、膈俞、神闕，灸療法各三壯。② 肩髃、湧泉、曲池、曲澤、合谷、至陰、大杼艾灸各一壯。

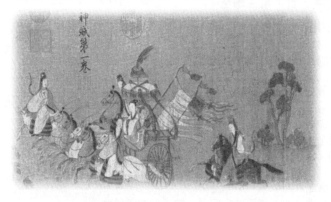

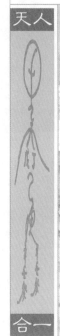

## 5. 脂溢性脫髮

多由胃腸濕熱、氣血熱盛、氣滯血瘀、肝腎陰虛所致。

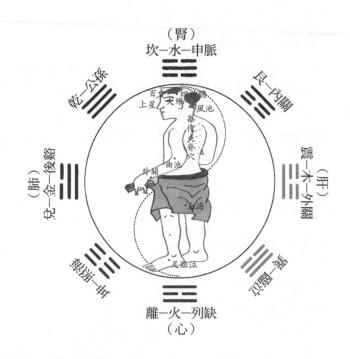

（腎）
坎－水－申脈

乾－公孫

艮－內關

兌－金－後谿
（肺）

百會 四神聰
上星 天繆
風池
華佗夾脊穴
針關 曲池
血海
足臨泣

震－木－外關
（肝）

坤－腎俞

巽－臨泣

離－火－列缺
（心）

### 綠色指・針・灸三聯法

承門經驗針灸方：
百　會：針2分、留捻2分鐘
四神聰：針2分、留捻2分鐘
風　池：針3分、留捻2分鐘
曲　池：針3分、留捻2分鐘
血　海：針5分、留捻2分鐘
華佗夾脊穴（胸段2、4、6、8、11、12）針5分、
點刺出針（前額脫髮重，加針上星、頭維）
外關、足臨泣：各針2分、留捻2分鐘

方義：疏風清熱，疏通局部血脈，養血榮髮。

【八脈配八卦】
震屬外關（女）通陽維，巽屬臨泣（男）通帶脈。
二脈相合通陽脈，疏風清熱血脈通。

## 現代針灸經驗方

《皮膚病針灸療法》

（1）大椎穴周圍局部三棱針點刺放血拔罐。適用於實證、熱證、瘀證。

（2）脫頭局部呈縱橫網狀樣皮膚針叩刺。

（3）指針：右手按摩患者雙風池穴，右手扶持前額部至微汗出。

《江蘇中醫雜誌》1982.3

頭三針：防老（百會後 1 寸），健腦、兩鬢脫髮者加頭維；瘙癢者加大椎；油脂多者加上星。

《江蘇中醫》1988.9

百會、頭維、生髮（風池、風府連線之中點）為主穴，配穴翳明、上星、太衝、風池、魚腰、絲竹空、四神聰、安眠。

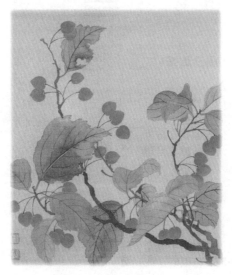

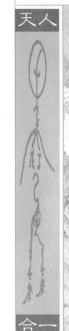

## 6. 白癜風

多由氣血不足、肌膚失養或肝氣鬱、痰濕阻、經脈瘀，氣血達不到肌膚所致。

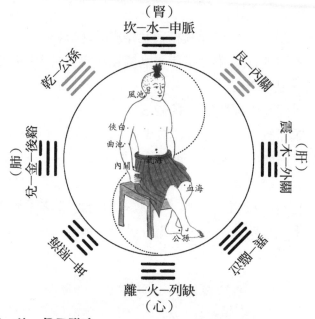

### 綠色指・針・灸三聯法

承門經驗針灸方：
皮患局部：灸 30 分鐘，使白斑高度充血為佳
俠　白：點刺放血拔罐
曲　池：針 3 分、留捻 2 分鐘
風　池：針 3 分、留捻 2 分鐘
血　海：針 5 分、留捻 2 分鐘
氣　海：灸 20 分鐘
內關、公孫：各針 2 分、留捻 2 分鐘

**方義：**調補氣血，活血祛瘀，疏通脈絡，祛風除燥。

【八脈配八卦】
艮屬內關（母）通陰維，乾屬公孫（父）通帶脈。
二脈相合肺脾腎，祛風散瘀血榮膚。

## 古醫籍名家針灸方

《千金要方》

白癜、白駁、浸淫、癧瘍著頭及胸前，灸兩乳間。隨年壯，立瘥。

## 現代針灸經驗方

《北京中醫學院學報》1989.12

（1）俠白（點刺出血再行拔火罐）、白癜風（掌側中指末節指橫紋中點至中衝穴連線的中下 1／3 交點處，點刺放血）；

（2）風池、曲池、合谷、氣海、血海、足三里、三陰交；

（3）肺俞、心俞、膈俞、肝俞、脾俞、胃俞、腎俞。患處艾灸。

《北京醫學》1980.2

梅花針局部叩刺，晚間搽 30% 的補骨脂酊。

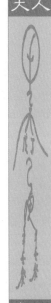

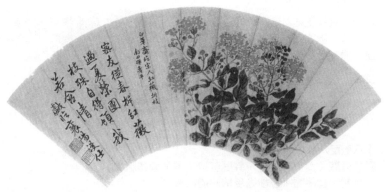

## 7. 牛皮癬

又稱銀屑病，多由營血虧損，生風生燥，肌膚失養而成。

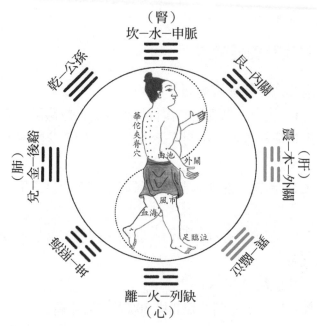

（腎）
坎—水—申脈

乾—公孫

艮—內關

震—木—外關
（肝）

兌—金—後谿
（肺）

華佗夾脊穴

曲池　外關

風市

血海　足臨泣

坤—土—照海

巽—臨泣

離—火—列缺
（心）

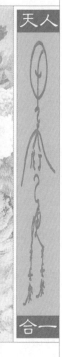

**綠色指・針・灸三聯法**

承門經驗針灸方：
曲　池：針3分、留捻2分鐘
血　海：針5分、留捻2分鐘
風　市：針5分、留捻2分鐘
華佗夾脊穴：（胸腰雙數穴）針5分、點刺出針
皮損局部：快速散在點刺、拔罐出血（重者艾灸之）。
外關、足臨泣：各針3分、留捻2分鐘

> **方義：**清熱涼血，疏風活絡，養血榮肌。

【八脈配八卦】
震屬外關（女）通陽維，巽屬臨泣（男）通帶脈。
二脈相合調陽脈，擅能祛風散熱清血燥。

## 古醫籍名家針灸方

《醫學綱目》

瘡疥頑癬：絕骨、三里（各寸半，瀉）、間使、解谿（各5分）、血郄（3寸，瀉）

渾身生瘡疥：曲池、合谷、三里、絕骨、行間、委中。

## 現代針灸經驗方

《皮膚病針灸療法》

穴注自血療法：肺俞為主穴，配穴足三里、曲池。

《針灸治療學》

風濕化熱：陰陵泉、太白、太淵、風池、阿是穴；血虛風燥：曲池、血海、三陰交、膈俞、阿是穴。

《上海針灸雜誌》1982.4

（1）大椎、肺俞、膈或督俞、風池；

（2）四神聰、曲池、血海或豐隆、足三里。

兩組交替使用。患部皮膚針叩打後拔火罐。

《浙江中醫雜誌》1990.9

華佗穴，不留針，使針處少許出血。

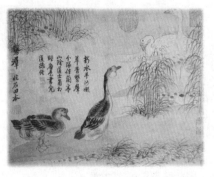

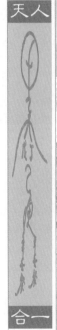

## 8. 神經性皮炎

　　皮膚苔蘚樣變伴陣發性劇癢，多由風濕熱之邪蘊於肌膚，日久血虛生風生燥所致，常與情緒有關。

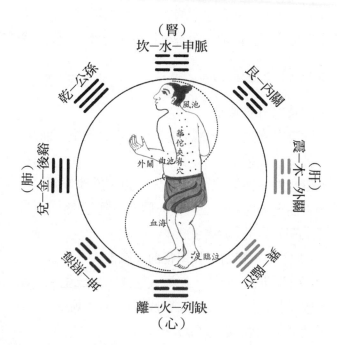

**綠色指・針・灸三聯法**

承門經驗針灸方：
曲　池：針3分、留捻2分鐘
血　海：針5分、留捻2分鐘
風　池：針5分、留捻2分鐘
華佗夾脊穴：（胸腰雙數穴）針5分、點刺出針
皮損局部：快速散在點刺、拔罐出血（重者艾灸之）
外關、足臨泣：各針2分、留捻2分鐘

> **方義：**清熱涼血，疏風活絡，養血榮肌。

【八脈配八卦】
震屬外關（女）通陽維，巽屬臨泣（男）通帶脈。
二脈相合調陽脈，擅能祛風散熱清血燥。

## 現代針灸經驗方

《皮膚病針灸療法》

（1）皮膚針治療：皮損局部，消毒後取皮膚針重叩法，由裏向外圈叩打至局部潮紅，微出血，然後該處拔罐，隔日一次。

（2）火針治療：肺俞、心膈俞、皮損區。配穴：肝鬱化火配肝俞、陽陵；風濕蘊阻配風門、脾俞；血虛風燥配風市、血海。

（3）灸法：皮損局部塗大蒜汁，艾灸之。

《吉林中醫藥》1982.1

圍刺法：用 1.5 寸針在皮損區周圍沿皮向中心進針0.5～1 寸，10～30 針不等，在皮損中心直刺 1～3 針，深0.3～0.5 寸，均不留針，隔日一次。

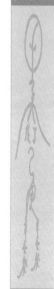

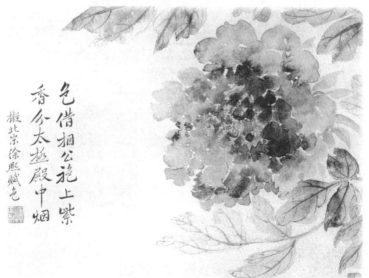

# 9. 肥胖症

過食肥甘厚膩、貪圖安逸、久臥久坐、情志不暢，導致脾胃運化失常，水濕及痰濁內停，溢於肌膚，蓄積於皮裏膜外而成本病。

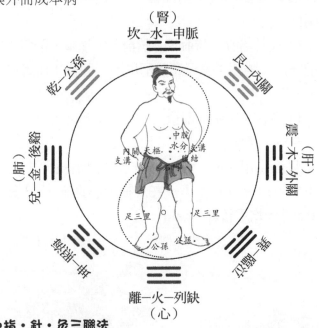

（腎）
坎—水—申脈

乾—公孫

艮—內關

兌（肺）金—後谿

震（肝）木—外關

中脘
內關 天樞 水分 支溝
支溝 石門 腹結
足三里　足三里
公孫　公孫

坤—土—申

巽—木—臨泣

離—火—列缺
（心）

## 綠色指・針・灸三聯法

承門經驗針灸方：

中脘、水分：針 1.5 寸、留針，灸 60 分鐘
石門：針 1.5 寸、留針 60 分鐘
天樞、腹結：針 1.5 寸、留針 60 分鐘
支溝：針 3 分、留針 60 分鐘
足三里：針 5 分、留針 60 分鐘
內關、公孫：各針 2 分、留捻 2 分鐘

**方義：** 中脘、足三里健脾和胃、祛濕化痰，水分、石門配支溝利濕行水、通利三焦，天樞、腹結調解大腸氣機，促進代謝。

【八脈配八卦】
艮屬內關（母）通陰維，乾屬公孫（父）通沖脈。
二脈相合達肺脾腎，二便通利痰濕消。

天人
合一

## 現代針灸經驗方

《皮膚病針灸療法》

（1）脾虛濕滯：內關、水分、天樞、關元、豐隆（平補平瀉）、三陰交、列缺（補法）。

（2）胃強脾弱：曲池、支溝、四滿、三陰交（平補平瀉）、內庭、腹結（瀉法）。

（3）沖任不調：支溝、中注（平補平瀉）、關元、帶脈、血海、三陰交、太谿（補法）。

（4）綜合療法：梁丘、公孫，每次取一穴（雙）交替使用，重刺激瀉法，加電針 20 分鐘，然後用皮內針刺入固定，飯前及饑餓時輕按 2～3 次，留針 3 天。

（5）灸療法：陽池、三焦俞為主穴，配穴地機、命門、三陰交、大椎。

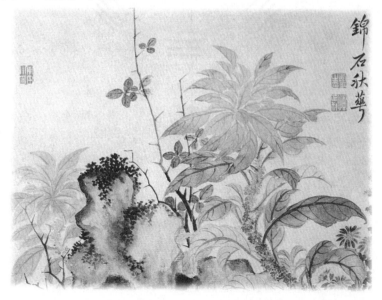

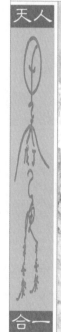

## 10. 股外側皮神經炎

　　股前外側皮膚持久性疼痛，感覺遲鈍或蟻走感、燒灼感、沉重感等，站立行走時加重。

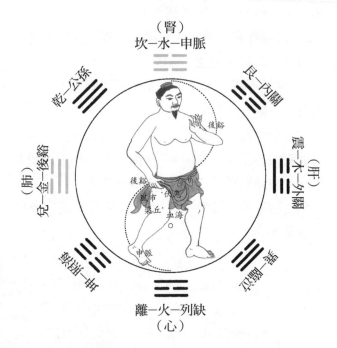

### 綠色指・針・灸三聯法

承門經驗針灸方：
風　市：針2寸、針感上下傳導為佳
伏　兔：針3分、留捻2分鐘
梁　丘：灸30分鐘
血　海：針5分、留捻2分鐘
後谿、申脈：各針2分、留捻2分鐘

方義：溫經散寒，活血化瘀，疏經通絡止痛。

【八脈配八卦】
兌屬後谿（夫）通督脈，坎屬申脈（妻）通陽蹺。
二脈相合達腰腿，擅使衛氣盈滿經脈暢。

## 現代針灸經驗方

《皮膚病針灸療法》

（1）水針治療：阿是穴、髀關、伏兔、風市，維生素 $B_{12}$ 穴位注射，每穴 0.1 毫克。

（2）循經叩刺，取患肢足少陽經及足陽明經，自上而下皮膚針叩打，致皮膚微出血。隔日一次。可配合拔罐。

（3）刺血加艾灸治療，病損區先皮膚針叩擊，後艾灸 20～30 分鐘。

《中醫雜誌》1984.1

揚刺法：風市 2.5 寸針直刺，此穴左右旁開 2～3 寸，共四點，針尖朝風市穴，呈 25°角，各斜刺一針，深 2～3 寸。平瀉平補，僅捻轉，不提插，留針 20 分鐘，隔日一次。可加針神門、風池。

《上海針灸雜誌》1990.9

走罐法：先閃後走罐沿足少陽經及足陽明經循行，致皮膚潮紅。

《中醫雜誌》1983.11

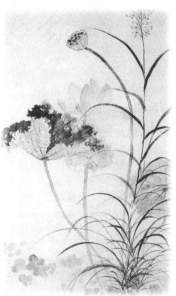

局部多刺法：皮膚感覺異常區，每隔 1.5 寸刺一針，強刺激手法，得氣後留針 30 分鐘，艾灸 10 分鐘。

## 11. 痔瘡（痔瘡出血）

多因臟腑虛、久疲勞，懷胎、中氣虛，又久坐久立，導致肛周血瘀，久而成痔。或因過食辛辣酒醇而致，風燥濕熱一注，瘀血濁氣結滯，下注肛門而成痔。

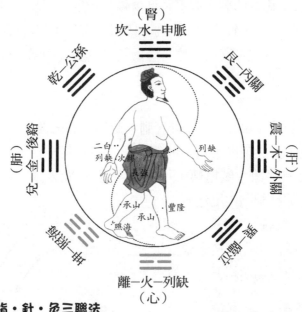

**綠色指・針・灸三聯法**

承門經驗針灸方：
次　髎：針1寸、針感下傳會陰部
長　強：針5分、留捻2分鐘，灸20分鐘
承　山：針3分、留捻2分鐘
二　白：針3分、留捻2分鐘
豐　隆：針5分、留捻2分鐘
列缺、照海：各針2分、留捻2分鐘
【八脈配八卦】
離屬列缺（主）通任脈，坤屬照海（客）通陰蹻。
二脈相合達腸肛，擅長導濕化熱散瘀結。
【附：痔瘡出血】針百會、灸會陰。

**方義：**次髎配長強可疏通瘀滯，通暢肛周氣血；二白為治痔之經驗穴，擅長化瘀散結消痔；承山清瀉濕熱而行肛周氣血；豐隆清熱利濕化痰濁。

### 古醫籍名家針灸方

《千金要方》

久冷五痔便血，夾脊中百壯。五痔便血失屎，灸回氣百壯，穴在脊窮骨上。針痔法：長強、在窮脊骨下宛宛中，主下漏五痔甘蟲食下部，針入 3 寸，伏地取之，以大痛為度。針足太陽穴，在內踝上一指，一名二陰交，亦主大便不利，針入 3 分。

《聖濟總錄》

諸痔宜灸回氣三七壯（穴在尾骨上 1.5 寸）。又連崗穴主之，在回氣穴兩邊相去 3 寸是也，各灸三七壯。

《針灸捷徑》

五痔之證：長強、二白、百會、大腸俞、承山，腸風臟毒：脾俞、長強、列缺、大腸俞。

### 現代針灸經驗方

《針灸治療學》

濕熱瘀滯：次髎、長強、會陽、承山、二白；氣虛下陷：百會、神闕、關元俞，隔關。

《中國針灸》1986.6

齦交穴，挑刺或割治法治療。

《湖北中醫雜誌》1985.5

大腸俞，三棱針挑破穴位表皮向內深刺挑出白色纖維樣物。

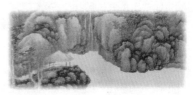

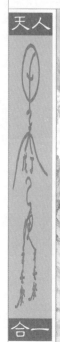

## 12. 痔瘡腫痛（痔漏脫肛）

　　臟腑氣機失常，濕熱蘊結，氣血阻滯導致肛周痔核腫脹疼痛。是痔瘡急性發作的表現。

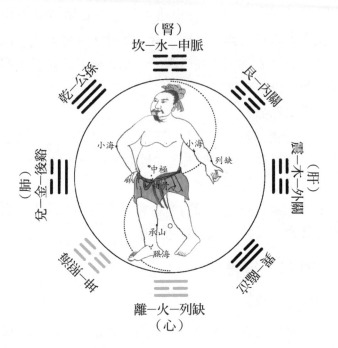

（腎）
坎－水－申脈

乾－金－公孫

兌－金－後谿
（肺）

巽－木－申

離－火－列缺
（心）

艮－火－內關

震－木－外關
（肝）

坤－土－照海

小海　　小海
列缺
中極
曲骨
承山
照海

### 綠色指・針・灸三聯法

承門經驗針灸方：
曲　骨：針5分、留捻2分鐘
中　極：針1寸、留捻2分鐘
小　海：針3分、針感下傳為佳
承　山：針3分、留捻2分鐘
列缺、照海：各針2分、留捻2分鐘

**方義**：曲骨、中極、小海配合，能清熱利濕，散瘀消腫；承山清瀉濕熱而行肛周氣血。

【八脈配八卦】
離屬列缺（主）通任脈，坤屬照海（客）通陰蹻。
二脈相合達腸肛，擅長清熱利濕消腫痛。

【附：痔漏脫肛】
針承山、長強、二白。

### 古醫籍名家針灸方

《醫學綱目》

治痔瘡。大蒜 10 片，頭垢捏成餅子，先安頭垢餅於痔頭上，外安蒜片，艾灸之。

灸法：長強（1 寸，大痛方到穴，瀉三吸，如灸，可七壯，雖灸不癒者，亦效）。

又法：脊骨凸處與臍平對是穴（灸七壯），承山（2寸半，補一呼，如灸可七壯）。

《類經圖翼》

痔漏：命門、腎俞、長強（五痔便血最效，隨年壯灸之），三陰交（痔血），承山（灸痔）。

《景岳全書》

一法：治痔疾大如胡瓜，貫於腸頭，發則疼痛僵仆。先以荊芥湯洗之，以艾灸其上三五壯，若覺一道熱氣貫入腸中，必大瀉鮮血穢血，一時許覺痛甚，後其疾乃癒。

### 現代針灸經驗方

《中國針灸》1984.4

八髎、腰俞、長強，挑治加針刺治療。

《四川中醫》1986.4

長強、承山。

《中國針灸》1988.8

濕熱內蘊型：大椎、十七椎；氣血虧損：湧泉、足三里、命門。

氣滯血瘀型：脊中、八髎，均艾炷灸十壯。

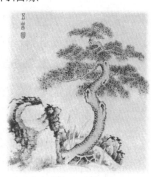

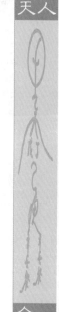

# 附錄　玉龍歌——《楊氏注解》

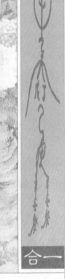

　　扁鵲授我玉龍歌，玉龍一試絕沉痾。
　　玉龍之歌真罕得，流傳千載無差訛。
　　我今歌此玉龍訣，玉龍一百二十穴，
　　看著行針殊妙絕，但恐時人自差別。
　　補瀉分明指下施，金針一刺顯明醫，
　　傴者立伸僂者起，從此名揚天下知。
　　凡患傴者，補曲池，瀉人中；患僂者，補風池，瀉絕
骨。
　　中風不語最難醫，髮際頂門穴要知，
　　更向百會明補瀉，即時蘇醒免災危。
　　頂門即囟會也，禁針，灸五壯。百會先補後瀉，灸七
壯，艾如麥大。
　　鼻流清涕名鼻淵，先瀉後補疾可痊，
　　若是頭風並眼痛，上星穴內刺無偏。
　　上星穴，流涕並不聞香臭者，瀉俱得氣補。
　　頭風嘔吐眼昏花，穴取神庭始不差，
　　孩子慢驚何可治，印堂刺入艾還加。
　　神庭入三分，先補後瀉。印堂入一分，沿皮透左右攢
竹，大哭效，不哭難。急驚瀉，慢驚補。
　　頭項強痛難回顧，牙疼並作一般看。
　　先向承漿明補瀉，後針風府即時安。
　　承漿宜瀉，風府針不可深。

偏正頭風痛難醫，絲竹金針亦可施，

沿皮向後透率谷，一針兩穴世間稀。

偏正頭風有兩般，有無痰飲細推觀，

若然痰飲風池刺，倘無痰飲合谷安。

風池刺一寸半，透風府穴，此必橫刺方透也，宜先補後瀉，灸十一壯。合谷穴針至勞宮，灸二七壯。

口眼喎斜最可嗟，地倉妙穴連頰車，

歪左瀉右依師正，喎右瀉左莫令斜。

灸地倉之艾，如綠豆，針向頰車，頰車之針，向透地倉。

不聞香臭從何治？迎香兩穴可堪攻。

先補後瀉分明效，一針來出氣先通。

耳聾氣閉痛難言，須刺翳風穴始痊，

亦治項上生瘰癧，下針瀉動即安然。

耳聾之症不聞聲，痛癢蟬鳴不快情，

紅腫生瘡須用瀉，宜從聽會用針行。

偶爾失音言語難，啞門一穴兩筋間，

若知淺針莫深刺，言語音和照舊安。

眉間疼痛營難當，攢竹沿皮刺不妨，

若是眼昏皆可治，更針頭維即安康。

攢竹宜瀉，頭維入一分，沿皮透兩額角，疼瀉，眩暈補。

兩睛紅腫痛難熬，怕日羞明心自焦。

只刺睛明、魚尾穴，太陽出血自然消。

睛明針五分，後略向鼻中，魚尾針透魚腰，即童子膠，俱禁灸。如虛腫不宜去血。

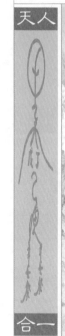

眼痛忽然血貫睛，羞明更澀更難睜，
須得太陽針血出，不用金刀疾自平。
心血炎上兩眼紅，迎香穴內刺為通，
若將毒血擠出後，目內清涼始見功。
內迎香二穴，在鼻孔中，用蘆葉或竹葉，擠入鼻內，
出血為妙，不癒再針合谷。

強痛脊背瀉人中，挫閃腰酸亦可攻，
更有委中之一穴，腰間諸疾任君攻。
委中禁灸，四畔紫脈上皆可出血，弱者慎之。
腎弱腰疼不可當，施為行止甚非常，
若知腎俞二穴處，艾火頻加體自康。
環跳能治腿股風，居髎二穴認真攻，
委中毒血更出盡，癒見醫科神聖功。
居髎灸則筋縮。

膝腿無力身立難，原因風濕致傷殘，
倘知二市穴能灸，步履悠然漸自安。
俱先補後瀉。二市者風市、陰市也。
環跳能醫兩腿疼，膝頭紅腫不能行，
必針膝眼、膝關穴，功效須臾病不生。
膝關在膝蓋下，犢鼻內，橫針透膝眼。
寒濕腳氣不可熬，先針三里及陰交，
再將絕骨穴兼刺，腫痛登時立見消。
即三陰交也。
腫紅腿足草鞋風，須把崑崙二穴攻，
申脈、太谿如再刺，神醫妙訣起疲癃。
外昆針透內呂。

腳背疼起丘墟穴，斜針出血即時輕，

解谿再與商丘識，補瀉行針要辨明。

行步艱難疾轉加，太衝二穴效堪誇，

更針三里、中封穴，去病如同用手抓。

膝蓋紅腫鶴膝風，陽陵二穴亦堪攻，

陰陵針透尤收效，紅腫全消見異功。

腕中無力痛艱難，握物難移體不安，

腕骨一針雖見效，莫將補瀉等閒看。

急疼兩臂氣攻胸，肩井分明穴可攻，

此穴元來真氣聚，補多瀉少應其中。

此二穴針二寸效，乃五臟真氣所聚之處，倘或體弱針

暈，補足三里。

肩背風氣連臂疼，背縫二穴用針明，

五樞亦治腰間痛，得穴方知疾頓輕。

背縫二穴，在背肩端骨下，直腋縫尖，針二寸，灸七

壯。

兩肘拘攣筋骨連，艱難動作欠安然，

只將曲池針瀉動，尺澤兼行見聖傳。

尺澤宜瀉不灸。

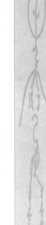

肩端紅腫痛難當，寒濕相爭氣血狂，

若向肩髃明補瀉，管君多灸自安康。

筋急不開手難他，尺澤從來要認真，

頭面縱有諸樣症，一針合谷效通神。

腹中氣塊痛難當，穴法宜向內關防，

八法有名陰維穴，腹中之疾永安康。

先補後瀉，不灸。如大便不通，瀉之即通。

腹中疼痛亦難當，大陵、外關可消詳，
若是脇疼並閉結，支溝奇妙效非常。
脾家之症最可憐，有寒有熱兩面煎，
間使二穴針瀉動，熱瀉寒補病俱痊。
間使透針支溝，如脾寒可灸。
九種心痛及脾疼，上脘穴內用神針，
若還脾敗中脘補，兩針神效免災侵。
痔漏之疾亦可憎，表裏急重最難禁，
或痛或癢或下血，二白穴在掌中尋。

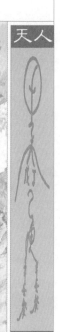

二白四穴，在掌後，去橫紋四寸，兩穴相對，一穴在大筋內，一穴在大筋外，針五分。取穴用稻心從項後圍至結喉，取草折齊，當掌中大指虎口紋，雙圍轉兩筋頭，點到掌後臂草盡處是，即間使後一寸，郄門穴也。灸二七壯，針宜瀉，如不癒，灸騎竹馬。

三焦熱氣壅上焦，口苦舌乾豈易調。
針刺關衝出毒血，口生津液病俱消。
手臂紅腫連腕疼，液門穴內用針明。
更將一穴名中渚，多瀉中間疾自輕。
液門沿皮針向後，透陽池。
中風之症症非輕。中衝二穴可安寧，
先補後瀉如無應，再刺人中立便輕。
中衝禁灸，驚風灸之。
膽寒心虛病如何？少衝二穴最功多，
刺入三分不著艾，金針用後自平和。
時行瘧疾最難禁，穴法由來未審明，
若把後谿穴尋得，多加艾火即時輕。

熱瀉寒補。

牙疼陣陣苦相煎，穴在二間要得傳，
若患反胃並吐食，中魁奇穴莫教偏。
乳蛾之症少人醫，必用金針疾始除。
如若少商出血後，即時安穩免災危。
三棱針刺之。

如今癮疹疾多般，好手醫人治亦難，
天井二穴多著艾，縱生瘰癧灸皆安。
宜瀉七壯。

寒痰咳嗽更兼風，列缺二穴最可攻，
先把太淵一穴瀉，多加艾火即收功。
列缺刺透太淵，擔穴也。

癡呆之症不堪親，不識尊卑枉罵人。
神門獨治癡呆病，轉手骨開得穴真。
宜瀉灸。

連日虛煩面赤妝，心中驚悸亦難當。
若須通里穴尋得，一用金針體便康。
驚恐補，虛煩瀉，針五分，不灸。

風眩目爛最堪憐，淚出汪汪不可言。
大、小骨空皆妙穴，多加艾火疾應痊。
大、小骨空不針，俱灸七壯，吹之。

婦人吹乳痛難消，吐血風痰稠似膠，
少澤穴內明補瀉，應時神效氣能調。
刺沿皮向後三分。

滿身發熱痛為虛，盜汗淋淋漸損軀，
須得百勞椎骨穴，金針一刺疾俱除。

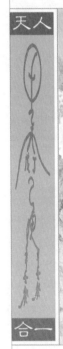

忽然咳嗽腰背疼，身柱由來灸便輕，
至陽亦治黃疸病，先補後瀉效分明。
針俱沿皮三分，灸二七壯。

腎敗腰虛小便頻，夜間起止苦勞神，
命門若得金針助，腎俞艾灸起逍遙。
多灸不瀉。

九般痔漏最傷人，必刺承山效若神，
更有長強一穴是，呻吟大痛穴為真。
傷風不解嗽頻頻，久不醫時勞便成，
咳嗽須針肺俞穴，痰多宜向豐隆尋。
灸方效。

膏肓二穴治病強，此穴原來難度量，
斯穴禁針多著艾，二十一壯亦不妨。
腠理不密咳嗽頻，鼻流清涕氣昏沉，
須知噴嚏風門穴，咳嗽宜加艾火深。
針沿皮向外。

膽寒由是怕驚心，遺精白濁實難禁，
夜夢鬼交心俞治，白環俞治一般針。
更加臍下氣海兩旁效。

肝家血少目昏花。宜補肝俞力便加，
更把三里頻瀉動，還光益血自無差。
多補少瀉，灸。

脾家之症有多般，致成反胃吐食難，
黃疸亦須尋脘骨，金針必定奪中脘。
無汗傷寒瀉復溜，汗多宜將合谷收，
若然六脈皆微細，金針一補脈還浮。

針復溜入三分，沿皮向骨下一寸。

大便閉結不能通，照海分明在足中，
更把支溝來瀉動，方知妙穴有神功。

小腹脹滿氣攻心，內庭二穴要先針，
兩足有水臨泣瀉，無水方能病不侵。
針口用油，不閉其孔。

七般疝氣取大敦，穴法由來指側間，
諸經具載三毛處，不遇師傳隔萬山。

傳屍勞病最難醫，湧泉出血免災危，
痰多須向豐隆瀉，氣喘丹田亦可施。

渾身疼痛疾非常，不定穴中細審詳，
有筋有骨須淺刺，灼艾臨時要度量。
不定穴即痛處。

勞宮穴在掌中尋，滿手生瘡痛不禁，
心胸之病大陵瀉，氣攻胸腹一般針。

哮喘之症最難當，夜間不睡氣遑遑，
天突妙穴宜尋得，膻中著艾便安康。

鳩尾獨治五般癇，此穴須當仔細觀，
若然著艾宜七壯，多則傷人針亦難。
非高手毋輕下針。

氣喘急急不可眠，何當日夜苦憂煎，
若得璇璣針瀉動，更取氣海自安然。
氣海先補後瀉。

腎強疝氣發甚頻，氣上攻心似死人，
關元兼刺大敦穴，此法親傳始得真。

水病之疾最難熬，腹滿虛脹不肯消，

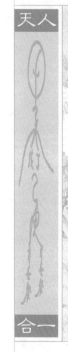

天人

合一

481

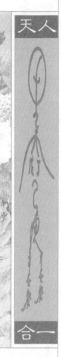

天人

合一

先灸水分並水道，後針三里及陰交。
腎氣沖心得幾時，須用金針疾自除，
若得關元並帶脈，四海誰不仰明醫。
赤白婦人帶下難，只因虛敗不能安，
中極補多宜瀉少，灼艾還須著意看。
赤瀉，白補。
吼喘之症嗽痰多，若用金針疾自和，
俞府、乳根一樣刺，氣喘風痰漸漸磨。
傷寒過輕尤未解，須向期門穴上針，
忽然氣喘攻胸膈，三里瀉多須用心。
期門先補後瀉。
脾瀉之症別無他，天樞二穴刺休差，
此是五臟脾虛疾，艾火多添病不加。
多灸宜補。
口臭之疾最可憎，勞心只為苦多情，
大陵穴內人中瀉，心得清涼氣自平。
穴法深淺在指中，治病須更顯妙功，
勸君要治諸般疾，何不當初記玉龍。

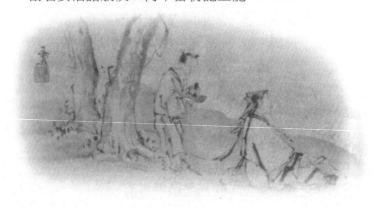

# 參考文獻

## 一、主要古醫籍參考

1. 針灸甲乙經・晉・皇甫謐
2. 備急千金要方・唐・孫思邈
3. 外台秘要・唐・王燾
4. 針灸資生經・宋・王執中
5. 針經指南・金・竇傑
6. 衛生寶鑒・元・羅天益
7. 針經摘英集・元・杜思敬
8. 針灸玉龍經・元・王國瑞
9. 世醫得效方・元・危亦林
10. 普濟方・明・朱橚
11. 針灸大全・明・徐鳳
12. 針灸聚英・明・高武
13. 醫學綱目・明・樓英
14. 古今醫統大全・明・徐春甫
15. 針灸大成・明・楊繼洲
16. 類經圖翼・明・張介賓
17. 針灸逢源・清・李學川
18. 勉學堂針灸集成・清・廖潤鴻

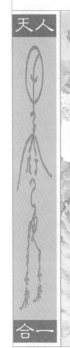

天人

合一

## 二、主要現代醫籍參考

1. 楊甲三・針灸治療學〔M〕・北京：人民衛生出版社，1989・

2. 崔述貴・實用針灸內科學〔M〕・瀋陽：白山出版社，1991・

3. 李連生・皮膚病針灸療法〔M〕・天津：天津科學技術出版社，1993・

4. 石學敏・中國傳統臨床醫學・針灸學〔M〕・北京：中國中醫藥出版社，2004・

5.鄧良月，黃龍祥・中國針灸證治通鑒〔M〕・青島：青島出版社，2004・

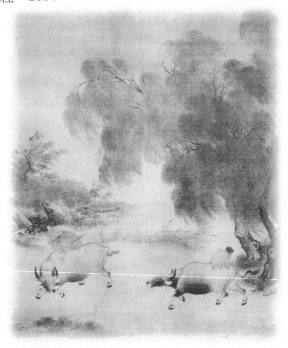

# 導引養生功

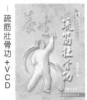
1 疏筋壯骨功 +VCD
定價350元

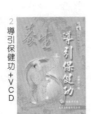
2 導引保健功 +VCD
定價350元

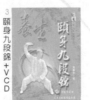
3 頤身九段錦 +VCD
定價350元

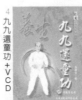
4 九九還童功 +VCD
定價350元

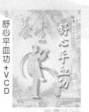
5 舒心平血功 +VCD
定價350元

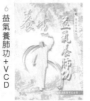
6 益氣養肺功 +VCD
定價350元

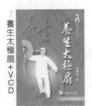
7 養生太極扇 +VCD
定價350元

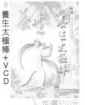
8 養生太極棒 +VCD
定價350元

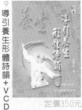
9 導引養生形體詩韻 +VCD
定價350元

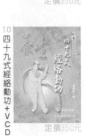
10 四十九式經絡動功 +VCD
定價350元

## 張廣德養生著作　　每冊定價 350 元

全系列為彩色圖解附教學光碟

# 輕鬆學武術

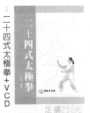
1 二十四式太極拳 +VCD
定價250元

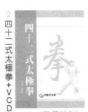
2 四十二式太極拳 +VCD
定價250元

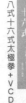
3 八式十六式太極拳 +VCD
定價250元

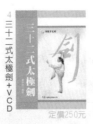
4 三十二式太極劍 +VCD
定價250元

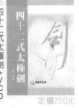
5 四十二式太極劍 +VCD
定價250元

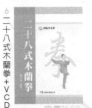
6 二十八式木蘭拳 +VCD
定價250元

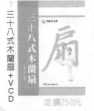
7 三十八式木蘭扇 +VCD
定價250元

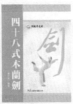
8 四十八式太極劍 +VCD
定價250元

# 彩色圖解太極武術

**1** 太極功夫扇
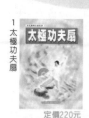
定價220元

**2** 武當太極劍

定價220元

**3** 楊式太極劍
定價220元

**4** 楊式太極刀
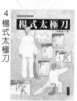
定價220元

**5** 二十四式太極拳+VCD
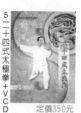
定價350元

**6** 三十二式太極劍+VCD
定價350元

**7** 四十二式太極劍+VCD
定價350元

**8** 四十二式太極拳+VCD
定價350元

**9** 楊式十六式太極劍
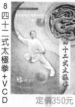
定價350元

**10** 楊氏二十八式太極拳+VCD
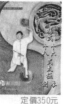
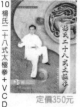
定價350元

**11** 楊式太極拳四十式+VCD
定價350元

**12** 陳式太極拳五十六式+VCD
定價350元

**13** 吳式太極拳五十六式+VCD
定價350元

**14** 精簡陳式太極拳八式十六式
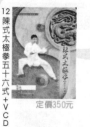
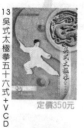
定價220元

**15** 精簡吳式太極拳三十六式 拳架‧推手
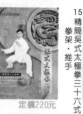
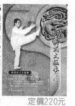
定價220元

**16** 夕陽美功夫扇

定價220元

**17** 綜合四十八式太極拳+VCD
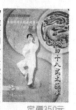
定價350元

**18** 三十二式太極拳 四段
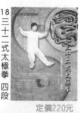
定價220元

**19** 楊式三十七式太極拳+VCD
定價350元

**20** 楊氏五十一式太極劍+VCD
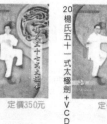
定價350元

**21** 嫡傳楊家太極拳精練二十八式

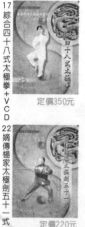
定價220元

**22** 嫡傳楊家太極劍五十一式
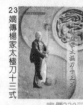
定價220元

**23** 嫡傳楊家太極刀十三式
定價220元

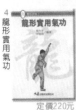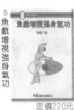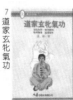
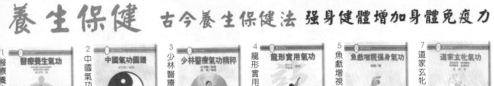
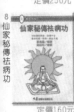
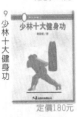
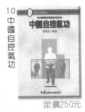
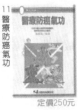
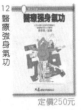
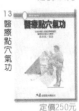

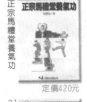
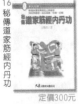
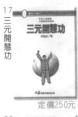
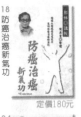
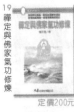

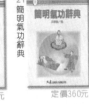
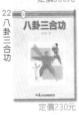
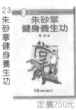
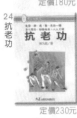
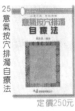

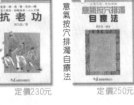
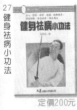

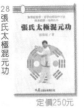

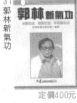
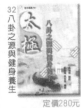
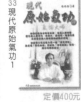
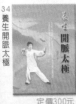
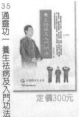
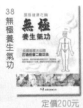
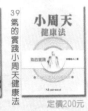
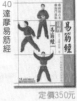

## 太極跤

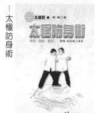

1 太極防身術
定價300元

2 擒拿術
定價280元

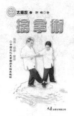

3 中國式摔角
定價350元

## 簡化太極拳

1 陳式太極拳十三式
定價200元

2 楊式太極拳十三式
定價200元

3 吳式太極拳十三式
定價200元

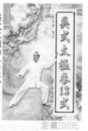

4 武式太極拳十三式
定價200元

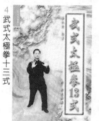

5 孫式太極拳十三式
定價200元

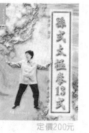

6 趙堡太極拳十三式
定價200元

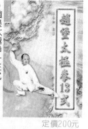

## 原地太極拳

1 原地綜合太極二十四式
定價220元

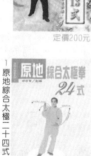

2 原地活步太極四十二式
定價200元

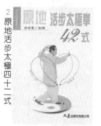

3 原地簡化太極拳二十四式
定價200元

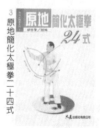

4 原地太極拳十二式
定價200元

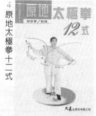

5 原地青少年太極拳二十二式
定價220元

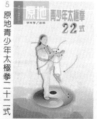

6 原地兒童太極拳十捶十六式
定價180元

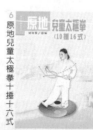

# 健康加油站

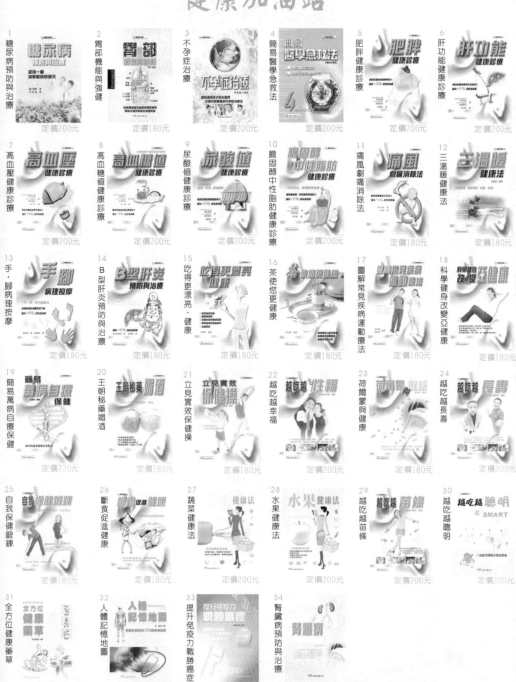

1 糖尿病預防與治療
糖尿病預防與治療
定價200元

2 胃部機能與強健
胃部機能與強健
定價180元

3 不孕症治療
不孕症治療
定價200元

4 簡易醫學急救法
簡易醫學急救法
定價200元

5 肥胖健康診療
肥胖健康診療
定價200元

6 肝功能健康診療
肝功能健康診療
定價200元

7 高血壓健康診療
高血壓健康診療
定價200元

8 高血糖值健康診療
高血糖值健康診療
定價200元

9 尿酸值健康診療
尿酸值健康診療
定價200元

10 膽固醇中性脂肪健康診療
膽固醇中性脂肪健康診療
定價200元

11 痛風劇痛消除法
痛風劇痛消除法
定價180元

12 三溫暖健康法
三溫暖健康法
定價180元

13 手・腳病理按摩
手腳病理按摩
定價180元

14 B型肝炎預防與治療
B型肝炎預防與治療
定價180元

15 吃得更漂亮、健康
吃得更漂亮、健康
定價180元

16 茶使您更健康
茶使您更健康
定價180元

17 圖解常見疾病運動療法
圖解常見疾病運動療法
定價180元

18 科學健身改變亞健康
科學健身改變亞健康
定價180元

19 簡易萬病自療保健
簡易萬病自療保健
定價220元

20 王朝秘藥媚酒
王朝秘藥媚酒
定價180元

21 立見實效保健操
立見實效保健操
定價180元

22 越吃越幸福
越吃越幸福
定價200元

23 荷爾蒙與健康
荷爾蒙與健康
定價180元

24 越吃越長壽
越吃越長壽
定價200元

25 自我保健鍛鍊
自我保健鍛鍊
定價180元

26 斷食促進健康
斷食促進健康
定價180元

27 蔬菜健康法
蔬菜健康法
定價200元

28 水果健康法
水果健康法
定價200元

29 越吃越苗條
越吃越苗條
定價200元

30 越吃越聰明
越吃越聰明
定價200元

31 全方位健康藥草
全方位健康藥草
定價200元

32 人體記憶地圖
人體記憶地圖
定價350元

33 提升免疫力戰勝癌症
提升免疫力戰勝癌症
定價280元

34 腎臟病預防與治療
腎臟病預防與治療
定價230元

# 運動精進叢書

1 怎樣跑得快
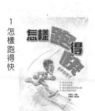
定價200元

2 怎樣投得遠
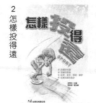
定價180元

3 怎樣跳得遠
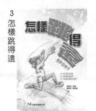
定價180元

4 怎樣跳的高
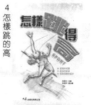
定價180元

5 高爾夫揮桿原理
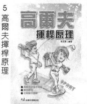
定價220元

6 網球技巧圖解
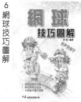
定價220元

7 排球技巧圖解
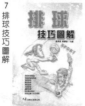
定價230元

8 沙灘排球技巧圖解
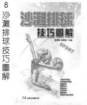
定價230元

9 撞球技巧圖解
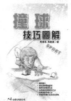
定價230元

10 籃球技巧圖解
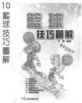
定價220元

11 足球技巧圖解
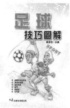
定價230元

12 羽毛球技巧圖解
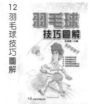
定價220元

13 乒乓球技巧圖解
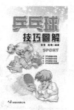
定價220元

14 曲線球與飛碟球
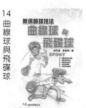
定價300元

15 街頭花式籃球
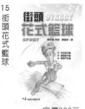
定價280元

16 精彩高爾夫
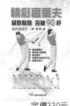
定價330元

17 巴西青少年足球訓練方法
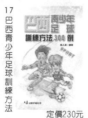
定價230元

18 籃球個人技術全圖解+VCD
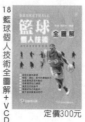
定價300元

19 門球（槌球）入門與提升180問
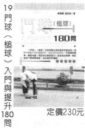
定價230元

20 美國青少年籃球訓練方式250例
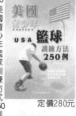
定價280元

21 單板滑雪技巧圖解+VCD
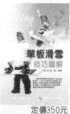
定價350元

# 快樂健美站

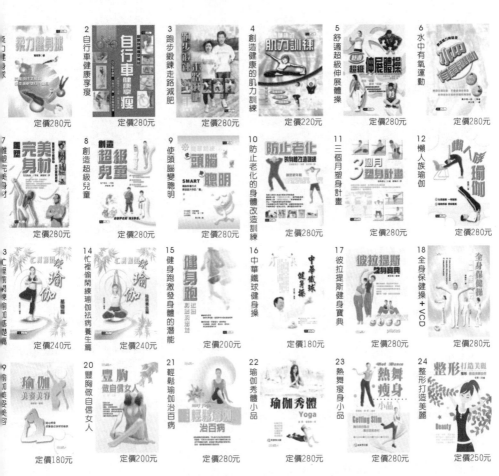

| | | | | | |
|---|---|---|---|---|---|
| 1 柔力體身操<br>定價280元 | 2 自行車健康瘦<br>定價280元 | 3 跑步鍛錬走路減肥<br>定價280元 | 4 創造健康的肌力訓練<br>定價220元 | 5 舒適超級伸展體操<br>定價280元 | 6 水中有氧運動<br>定價280元 |
| 7 完美身材<br>定價280元 | 8 創造超級兒童<br>定價280元 | 9 使頭腦變聰明<br>定價280元 | 10 防止老化的身體改造訓練<br>定價280元 | 11 三個月塑身計畫<br>定價280元 | 12 懶人族瑜伽<br>定價280元 |
| 13 瑜伽<br>定價240元 | 14 忙裡偷閒練瑜伽祛病養生篇<br>定價240元 | 15 健身跑激發身體的潛能<br>定價200元 | 16 中華鐵球健身操<br>定價180元 | 17 彼拉提斯健身寶典<br>定價280元 | 18 全身保健操 + VCD<br>定價280元 |
| 19 瑜伽美姿美容<br>定價180元 | 20 豐胸做自信女人<br>定價200元 | 21 輕鬆瑜伽治百病<br>定價280元 | 22 瑜伽秀體小品<br>定價280元 | 23 熱舞瘦身小品<br>定價280元 | 24 整形打造美麗<br>定價250元 |

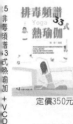

25 排毒頻譜33式熱瑜伽
定價350元 + VCD

# 常見病藥膳調養叢書

1 脂肪肝四季飲食 定價200元

2 高血壓四季飲食 定價200元

3 慢性腎炎四季飲食 定價200元

4 高脂血症四季飲食 定價200元

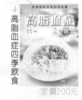
5 慢性胃炎四季飲食 定價200元

6 糖尿病四季飲食 定價200

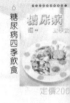

7 癌症四季飲食 定價200元

8 痛風四季飲食 定價200元

9 肝炎四季飲食 定價200元

10 肥胖症四季飲食 定價200元

11 膽囊炎、膽石症四季飲食 定價200元

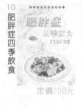

# 傳統民俗療法

1 神奇刀療法 定價200元

2 神奇拍打療法 定價200元

3 神奇拔罐療法 定價200元

4 神奇艾灸療法 定價200元

5 神奇貼敷療法 定價200元

6 神奇薰洗療法 定價200元

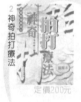
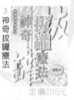
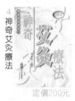
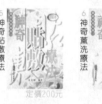
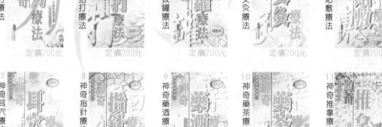
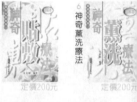

7 神奇耳穴療法 定價200元

8 神奇指針療法 定價200元

9 神奇藥酒療法 定價200元

10 神奇藥茶療法 定價200元

11 神奇推拿療法 定價200元

12 神奇止痛療法 定價200元

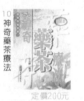
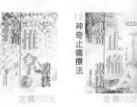

13 神奇天然藥食物療法 定價200元

14 神奇新穴療法 定價200元

15 神奇小針刀療法 定價200元

16 神奇刮痧療法 定價200元

17 神奇氣功療法 定價200元

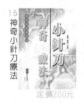

# 品冠文化出版社

# 休閒保健叢書

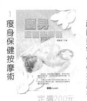

1 瘦身保健按摩術
定價200元

2 顏面美容保健按摩術
定價200元

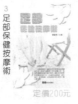

3 足部保健按摩術
定價200元

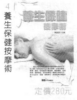

4 養生保健按摩術
定價280元

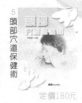

5 頭部穴道保健術
定價180元

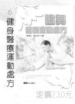

6 健身醫療運動處方
定價230元

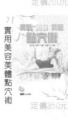

7 實用美容美體點穴術
定價350元

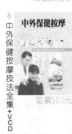

8 中外保健按摩技法全集+VCD
定價550元

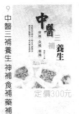

9 中醫三補養生神補食補藥補
定價300元

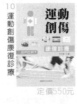

10 運動創傷康復診療
定價550元

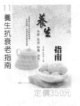

11 養生抗衰老指南
定價350元

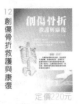

12 創傷骨折救護與康復
定價220元

# 圍棋輕鬆學

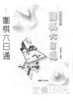

1 圍棋六日通
定價160元

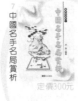

7 中國名手名局賞析
定價300元

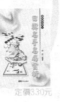

8 日韓名手名局賞析
定價330元

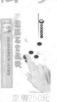

9 圍棋石室藏機
定價250元

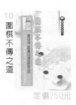

10 圍棋不傳之道
定價250元

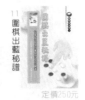

11 圍棋出藍秘譜
定價250元

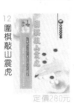

12 圍棋敲山震虎
定價280元

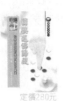

13 圍棋送佛歸殿
定價280元

# 象棋輕鬆學

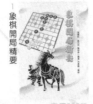

1 象棋開局精要
定價280元

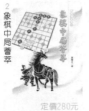

2 象棋中局薈萃
定價280元

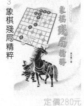

3 象棋殘局精粹
定價280元

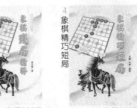

4 象棋精巧短局
定價280元

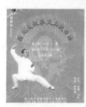

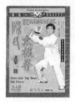

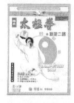
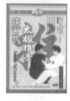

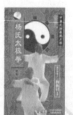

# 歡迎至本公司購買書籍

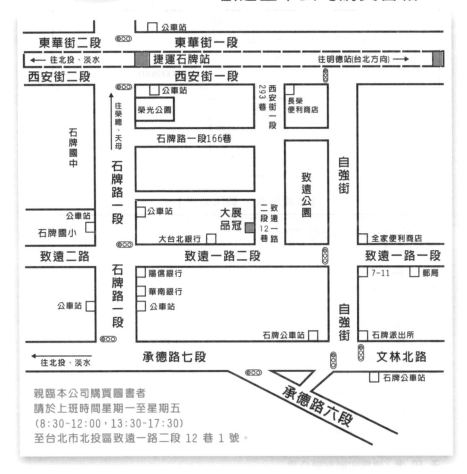

親臨本公司購買圖書者
請於上班時間星期一至星期五
(8：30~12：00，13：30~17：30)
至台北市北投區致遠一路二段 12 巷 1 號。

交通路線
1.搭乘捷運‧公車
　　淡水線石牌站下車，由出口出來後，左轉(石牌捷運站僅一個出口)，沿著捷運高架往台北方向走
(往明德站方向)，其街名為西安街，至西安街一段293巷進來(巷口有一公車站牌，站名為自強街口)，
本公司位於致遠公園對面。搭公車者請於石牌站(石牌派出所)下車，走進自強街，遇致遠路口左轉，
右手邊第一條巷子即為本社位置。

2.自行開車或騎車
　　由承德路接石牌路，看到陽信銀行右轉，此條即為致遠一路二段，在遇到自強街(紅綠燈)前的巷
子(致遠公園)左轉，即可看到本公司招牌。

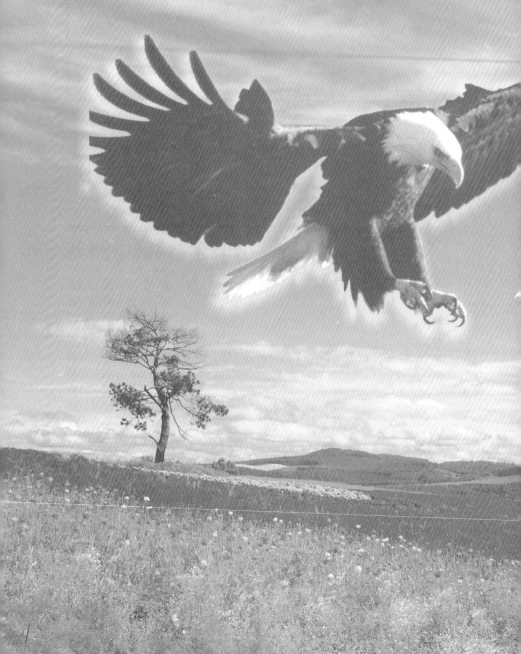

大展好書　好書大展
品嘗好書　冠群可期

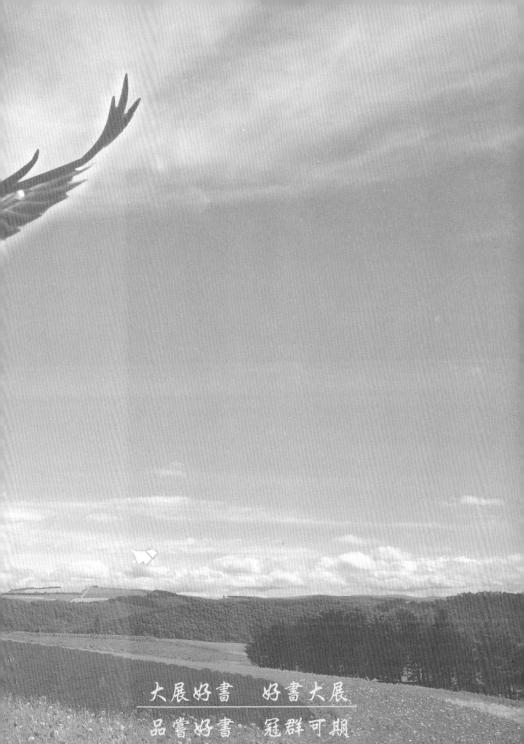

大展好書　好書大展
品嘗好書　冠群可期